高等学校教材

供基础、临床、预防、口腔医学等专业用

医院感染控制

Healthcare Associated Infection Control

主　审 陈　翔　吴安华

主　编 黄　勋　李六亿

副主编 任　南　熊莉娟

编　者（以姓氏笔画为序）

王力红	首都医科大学宣武医院	何文英	石河子大学医学院第一附属医院
王传清	复旦大学附属儿科医院	张卫红	南京医科大学第一附属医院
匡季秋	北京大学人民医院	陈建森	福建医科大学附属协和医院
任　南	中南大学湘雅医院	周鹏程	中南大学湘雅三医院
孙树梅	南方医科大学南方医院	宗志勇	四川大学华西医院
李卫光	山东第一医科大学附属省立医院	姚　希	北京大学第一医院
李六亿	北京大学第一医院	黄　勋	中南大学湘雅医院
李春辉	中南大学湘雅医院	童德军	中南大学湘雅二医院
肖永红	浙江大学医学院附属第一医院	鲜于舒铭	海南省人民医院
吴安华	中南大学湘雅医院	熊莉娟	华中科技大学同济医学院附属协和医院

编写秘书　周鹏程（兼）

人民卫生出版社

·北　京·

图书在版编目（CIP）数据

医院感染控制 / 黄勋，李六亿主编 . —北京：人
民卫生出版社，2023.8（2025.1 重印）
ISBN 978-7-117-35127-0

Ⅰ. ①医… Ⅱ. ①黄…②李… Ⅲ. ①医院 – 感染 –
控制 Ⅳ. ①R197.323

中国国家版本馆 CIP 数据核字 (2023) 第 147514 号

人卫智网	www.ipmph.com	医学教育、学术、考试、健康，购书智慧智能综合服务平台
人卫官网	www.pmph.com	人卫官方资讯发布平台

医院感染控制
Yiyuan Ganran Kongzhi

主　　编：黄　勋　李六亿
出版发行：人民卫生出版社（中继线 010-59780011）
地　　址：北京市朝阳区潘家园南里 19 号
邮　　编：100021
E - mail：pmph @ pmph.com
购书热线：010-59787592　010-59787584　010-65264830
印　　刷：北京盛通数码印刷有限公司
经　　销：新华书店
开　　本：787×1092　1/16　印张：13
字　　数：324 千字
版　　次：2023 年 8 月第 1 版
印　　次：2025 年 1 月第 4 次印刷
标准书号：ISBN 978-7-117-35127-0
定　　价：55.00 元

打击盗版举报电话：010-59787491　E-mail：WQ @ pmph.com
质量问题联系电话：010-59787234　E-mail：zhiliang @ pmph.com
数字融合服务电话：4001118166　E-mail：zengzhi @ pmph.com

序　言

医院感染控制是临床感染病学、公共卫生与预防医学、临床微生物学等多个学科的交叉学科，近年来发展十分迅速，在我国历次突发公共卫生事件的处置、日常医院感染控制方面均发挥了重要作用，但也面临着诸多问题和挑战。如何高效开展教育培训，使医务人员掌握医院感染控制的知识，践行医院感染控制的理念，宣传感染控制的措施，是医院感染控制的核心任务和重要挑战之一。但目前大多数院校没有开展对医学本科生系统性的医院感染控制教育，缺乏权威的医院感染控制教材。

中国医院感染控制教育培训起步较晚，但在国家卫生健康委、教育部等部门的大力支持下发展较快。1989 年卫生部指定在中南大学湘雅医院建立全国医院感染监控管理培训基地，开启了国家系统培训医院感染控制人才的征程，30 余年来培训了四万余名医院感染控制精英，活跃在祖国的大江南北。同时北京大学、中南大学、四川大学等高校利用自身的学科优势，开始探索开展本科生医院感染控制教育，并取得良好的效果。全国医院感染监控管理培训基地组织国内医院感染控制领域知名专家、学者编撰高等学校教材《医院感染控制》。这部教材是培训基地 30 余年来教育教学精华的总结，更是全国诸多医院感染控制领域知名专家、学者多年从医执教经验的凝练和升华。本书的出版标志着医学本科生医院感染控制教育缺位的问题正在得到初步解决。

《医院感染控制》教材在编撰过程中始终坚持"精品战略、质量第一"的原则，以培养高素质、高水平、富有医院感染控制知识和技能的医学高级专门人才为宗旨，做好顶层设计，注重医院感染控制三基（基础理论、基本知识、基本技能）的传授，注重本科生教材与学术专著、在职教育参考书的区别与联系，将"思想性、科学性、先进性、启发性、适用性"融入其中，激发学生的思维，辩证对待知识。

希望通过本教材的出版，能够促进高等医学院校医院感染控制教育的发展，使医学生牢固掌握医院感染控制的知识，将医院感染控制的底线、红线思维内化到后续的从医生涯，努力做到人人都是医院感染控制的践行者、督导者、宣传者，降低医院感染的发病率和病死率，保障医疗安全。

衷心祝愿我国感染控制事业蓬勃发展，为健康中国贡献更大力量！

陈 翔

2023 年 7 月 12 日

前　言

从严重急性呼吸综合征（SARS）到新型冠状病毒感染疫情，从多重耐药菌的防控到医院感染暴发流行，面对每一次的公共卫生事件，医院感染控制都被作为重要防控目标之一。由于场所的特殊性，医疗机构日益成为许多感染性疾病传播重要的中转站，医院感染给患者、陪护人员和工作人员的身心健康造成巨大威胁，极大地增加了社会经济负担，甚至引发某些国家医疗资源挤兑，造成严重后果。如何切实降低医院感染发病率，保障医疗安全，成为当前面临的重要课题。

我国医院感染的研究和规范化管理工作起步于1986年，在30余年的发展过程中，在常规医院感染控制和应对公共卫生事件方面都取得了长足进展和辉煌成就，但当前仍主要面临两个方面的挑战：一是来自感染的挑战，包括传染病、多重耐药菌医院感染及经典医院感染的挑战；二是来自医疗机构的挑战，如工作人员医院感染控制意识不够，专职人员匮乏及能力不够、医院感染控制组织不健全等。造成后者的重要原因之一是医学生系统性的医院感染控制教育的"缺位"。在这种形势下，加强医学生的教育，从源头培养医务人员的医院感染控制意识和技能，成为国内外专家的共识。

有鉴于此，我们邀请了国内医院感染控制领域知名专家、学者编写了本教材，意在向医学本科生系统地介绍这一领域的基础理论、基本知识、基本技能以及部分最新进展，同时向临床医务人员、疾控工作人员提供一本有参考价值和可用于教学、培训的读本。本书撰稿阶段，大多数编者在抗击新型冠状病毒感染疫情一线，百忙之中拨冗著成，既有"战斗"经验的总结，也有多年的心得体会，还有扎实的循证文献。在此，我们向各位编者致以崇高的敬意和衷心的感谢！但囿于主编的学术水平有限和时间仓促等诸因素，本书定有不足之处，恳请各位读者批评指正。

本书在编写过程中，得到了中南大学、中南大学湘雅医院领导的大力支持、鼓励和指导，并在百忙之中审阅本书及写序，为本书增色万分。在此，我们代表所有编者从内心表示深深的感谢！

主编
2023 年 6 月

目　　录

第一章　医院感染概论

医院感染控制是研究医院感染的发生发展、流行病学规律、诊断与监测、预防与控制、治疗要点的一门新兴交叉学科。医院感染控制涉及病原生物学、流行病学、传染病等临床医学、护理学、消毒学和医院管理学等多学科，主要目标是预防与控制医院感染、医源性感染，减少发生医院感染与医源性感染的危险因素，保护患者和医务人员不在医院内获得感染，降低医院感染和医源性感染的发病率和病死率。预防与控制医院感染对于提高医疗质量、保障医疗安全至关重要，对于应对新发和再发传染病等突发公共卫生事件和控制传染病疫情也尤为重要。目前全球都十分重视医院感染管理，都在研究如何预防与控制医院感染与医源性感染。

第一节　医院感染定义与相关概念

本节主要内容为感染定义及常见感染分类方法、医院感染定义与相关概念。

一、相关定义

（一）感染

感染（infection）是病原体与人体（宿主）之间相互斗争的过程。按获得感染病原体的地点不同可以将感染分为两类，社区获得性感染（简称社区感染）和医院获得性感染（简称医院感染）。尽管二者同样是感染，但在易感人群、感染途径、感染源、感染病原体构成，以及诊断、治疗、预后、预防与感染后免疫等方面却存在较大的差异，各有特点。社区感染主要在社区发病，但也可以在住院后发病（入院时已经处在潜伏期，如麻疹、伤寒等）；医院感染主要在医院内发病，少数也可在社区发病（出院时处于潜伏期或存在相关危险因素），如手术部位感染、输血后感染、导管相关感染等。

（二）医院感染

医院感染（healthcare associated infection，HAI）是指住院患者和医务人员在医院内获得的感染。对于住院患者，这种感染在入院时不存在，也不处于潜伏期；入院后获得感染，多数病例在医院内出现临床症状、体征等感染表现，少数也可以在出院后才出现临床症状、体征等感染表现，如手术部位感染。医务人员在医院内获得的感染也是医院感染，医务人员包括医生、护士以及在医院工作的其他相关人员。一般以入院当日为第一个日历日，无明确潜伏期的感染，入院后第三个日历日及之后（入院48小时之后）出现的感染为医院感染。医院感染也被称为医疗相关感染，狭义的医疗相关感染仅指医院感染，广义的医疗相关感染包括医源性感染。

（三）医源性感染

医源性感染是指在医学服务过程（诊疗过程）中由于病原体传播引起的感染。强调感染是在医学服务过程中因病原体传播所致，感染对象包括门诊患者、急诊患者，也包括医院之外的其他医疗机构，还包括照护机构等。如门诊患者在门诊注射过程中感染非结核分枝杆菌，引起肌内注射部位化脓性感染；门诊患者在进行侵入性泌尿道检查后出现急性尿道炎等。住院患者的探视者、陪护者，门诊患者的陪同人员及其他有关人员等在医院获得的感染也属于医源性感染。

（四）医院感染病原体

感染人体的病原体有两大类，一类是微生物，包括细菌、病毒、真菌、衣原体、支原体、立克次体、螺旋体和朊毒体等；一类是寄生虫，包括原虫、蠕虫与医学节肢动物，前者如疟原虫、弓形虫，后者如钩虫、蛔虫等。医院感染的病原体以微生物多见，但也可以有寄生虫，如收治的患者患有疥疮，可以传播给医务人员及关联的患者；输入的血液中有疟原虫时可以发生输血后疟疾。此外，我们还需要关注新发传染病病原体引起的医院感染与医源性感染问题。

（五）医院感染链

医院感染链由感染源、感染（传播）途径和易感者三个环节构成。感染源分为内源性与外源性。外源性感染的感染（传播）途径包括接触传播、飞沫传播和空气传播（气溶胶传播），接触传播又可分为直接接触传播和间接接触传播；内源性感染的感染途径包括体内细菌的水平移位和纵向移位。易感者包括住院患者和医务人员。住院患者由于机体抵抗力降低的基础疾病如糖尿病、肝硬化、尿毒症、恶性肿瘤等，破坏机体皮肤与黏膜完整性的侵入性操作如手术、穿刺、导管置入、内镜检查等，降低机体免疫功能的治疗措施如化学治疗（包括抗肿瘤化疗和抗感染化疗）、长时间使用糖皮质激素、抗排斥药物等原因，感染易感性明显增加；老年住院患者由于机体免疫功能衰退易感性明显增加。同时需要重视对某种传染病缺乏免疫力的人群是该种传染病的易感者，如水痘、新型冠状病毒等。

二、医院感染控制

1. **影响医院感染发生的两个因素**　就像自然因素与社会因素会影响社区感染一样，医院的建筑布局流程等医院感染控制条件与医院感染控制意识、能力等管理因素同样会影响医院感染的发生与流行。

2. **医院感染控制**　各级卫生行政部门、医疗机构及医务人员针对诊疗活动中存在的医院感染、医源性感染及相关的危险因素进行的预防、诊断和控制活动。

3. **医院感染、社区感染、传染病的区别**　详见表 1-1。

表 1-1　医院感染、社区感染、传染病的区别

项目	医院感染	社区感染	传染病
发生地点	医院（医疗机构）	社区	社区为主，也可在医院
病原体	主要是条件致病菌，致病菌和传染病病原体较少	主要是致病菌、传染病病原体	传染病病原体
传染源	内源性与外源性	外源性为主	外源性
传播途径	接触、飞沫、空气（气溶胶）	接触、飞沫、空气（气溶胶）	接触、飞沫、空气（气溶胶）

项目	医院感染	社区感染	传染病
易感者	主要是免疫功能低下或免疫功能受损、具有基础疾病者	多为免疫功能正常者,仅少数为具有基础疾病者	免疫功能正常者,或免疫功能低下或免疫受损者、具有基础疾病者
诊断	较难,尤其是病原学诊断	容易	容易
感染后免疫	一般无	一般无	一般有
病原治疗	相对较难(耐药性)	相对容易	有明确方案
病原体耐药性	相对较强	相对敏感	相对敏感,也有耐药性病原体
病毒感染	相对少见	相对常见	病毒性传染病
预防控制难易程度	相对较难	相对容易	相对容易
疫苗	基本无	一般无	多数有

第二节　医院感染诊断

　　医院感染区别于社区感染的关键在于感染的病原体是在医院内获得的,诊断医院感染的基本原则在于判断引致感染的病原体是否在医院内获得,只有在医院内获得的病原体所致的感染才是医院感染,否则就不是医院感染,这既适合于住院患者,也适合于医务人员医院感染的诊断。本节重点介绍医院感染诊断通用原则,在符合感染诊断基础上,依据以下诊断依据、诊断原则和排除标准进行医院感染诊断。

一、医院感染诊断依据

　　住院患者出现下列情况之一应诊断为医院感染。

　　1. 有明确潜伏期的感染　自入院时起至发病时的时间超过其常见潜伏期的感染,适用于有明确潜伏期的传染病的医院感染的诊断。如麻疹的最短潜伏至最长潜伏期为 6~21天,而常见潜伏期为 10 天,入院 10 天后发生的麻疹就可以诊断为医院感染的麻疹,尽管如按最短潜伏期或最长潜伏期算,或者某病例的实际潜伏期长于 10 天,或者某病例的实际潜伏期只有 8 天,就个案来说它完全不是医院感染,但这是医院感染监测定义规定的,医院感染病例监测时都按这个标准诊断。对于绝大多数传染病,常见潜伏期也有一定范围,如流行性腮腺炎的潜伏期为 8~30 天,常见潜伏期为 14~21 天;伤寒的潜伏期为 3~60 天,常见潜伏期为 7~14 天。判断是否是医院感染时,一般采用常见潜伏期的最长时间,除非有明确证据表明确实是医院获得性的;当有其他的明确证据表明某传染病病例不是医院获得性时,不应诊断为医院感染。

　　2. 没有明确潜伏期的感染　以入院当日为第一个日历日,入院第 3 个日历日及以后发生的感染。如肺部感染、肠道感染、皮肤软组织感染、脓毒症(菌血症)等,这些感染没有明确潜伏期,入院第 3 个日历日及以后出现临床表现的感染诊断为医院感染。

3. **上次住院期间获得的感染**　如有明确证据表明上次住院期间输血发生的输血后丙型肝炎病毒感染、明确表明上次住院期间未治愈的医院感染、追溯时间段内的手术部位感染等,都是医院感染。

4. **在原有感染部位的基础上出现新的感染(排除脓毒血症的迁徙病灶)**　原有感染部位可以是医院感染,也可以是社区感染。一个患者一次住院过程可以发生多个部位的医院感染,如冠心病心肌梗死患者住院期间完全卧床时可以发生下呼吸道感染,还可以因为留置血管导管发生血管导管相关感染,留置导尿管者还可以发生导尿管相关泌尿道感染。

5. **在已知病原体的基础上,14天以后再次分离到新的病原体,并且能够排除定植污染及混合感染者**　对住院的感染患者来说,在已知病原体的基础上再次分离到新的病原体时,应该是医院获得的病原体,但适用这一条时需要特别谨慎,因为从这些部位采集的标本分离的新的病原体,也未必是真正的病原体,完全可能是定植菌,甚至是污染菌。也有可能都是病原菌,只不过是先后培养所得而已。必须综合临床表现、多项/次实验室检查、影像学检查等谨慎判断,如一个患者入院后发生金黄色葡萄球菌肺炎,经过治疗临床症状明显好转,肺部啰音明显减少,肺部影像学检查明显吸收,然后患者再次出现发热、咳痰,肺部出现较多湿性啰音,胸片出现新增加絮状阴影,痰涂片及培养发现真菌如白假丝酵母菌时,应考虑为另一次医院感染,即肺部真菌感染(常称为二重感染)。

6. 新生儿经产道获得的感染。

7. **符合医院感染判定标准中不同部位医院感染诊断标准的感染**　如手术部位感染、医院获得性肺炎、导尿管相关泌尿道感染、血管导管相关血流感染等。

8. 医务人员在医院内获得的感染诊断为医院感染。

二、诊断医院感染的基本原则

1. 医院感染的判断应依靠临床表现、流行病学、实验室检查结果和影像学等资料综合判断。临床表现包括患者的症状、体征、对感染部位(如伤口)的直接观察、病历资料及其他临床资料的记录。对于某些类型的感染,临床医师可依据侵入性诊断性操作如穿刺、内镜检查或其他诊断措施(如手术探查)等直接观察结果判断。判断为医院感染时,应按《医院感染管理办法》与医疗机构具体要求及时报告。

2. 应排除非感染性疾病引起相应的症状、体征、实验室结果和影像学改变。

3. 住院患者及医务人员在医院内获得的感染判断为医院感染,在诊疗过程中因病原体传播引起的感染判断为医源性感染。

4. 判断为医院感染时,应排除入院时已经存在的感染和入院时已经处于潜伏期的感染;同时应注意医院感染可以在医院内出现临床表现,也可以在出院后出现临床表现。

5. 判断为医院感染时,应尽可能明确感染的病原体;判断病原体时,应排除定植或污染菌。不应仅依据病原体检查阴性排除医院感染,或仅依据病原体检查阳性判断为医院感染。

三、医院感染排除标准

(一)下列情况不判定为医院感染

1. **与并发症直接有关的感染**　除非病原体或临床表现强烈提示新的感染,如住院患者胃肠道穿孔导致急性化脓性腹膜炎,食管吻合口瘘所致胸膜腔感染,肠吻合口瘘所致腹腔感染等;以及入院时已经存在感染的自然扩散;除非病原体或临床表现强烈提示发生了新的感染。

2. 新生儿经胎盘获得的感染(如单纯疱疹病毒、风疹病毒、巨细胞病毒、梅毒螺旋体、弓形虫等感染),并在出生后48小时内出现临床表现等证据。

3. **潜在感染的再激活** 如由于免疫功能降低导致水痘-带状疱疹病毒感染的激活、单纯疱疹病毒感染的激活、潜在结核的激活等不是医院感染。

4. 定植不是感染,当然不是医院感染。

5. **非感染因子所致炎症** 如物理因子、化学因子、局部缺血和免疫异常所致炎症,不是感染,当然不是医院感染。

（二）注意事项

及时正确判定医院感染是及时治疗医院感染的前提,只有及时诊断才能及时治疗,取得较好的治疗效果;延误诊断、延误治疗可能影响患者预后。及时正确判定医院感染是医院感染病例监测的基础,无论是人工监测还是信息系统辅助监测,良好的监测结果是判断干预效果的基础。及时判定医院感染有利于及时发现医院感染暴发、疑似医院感染暴发、医院感染聚集性发生,及时采取调查控制措施,防止恶性医院感染事件的发生。

医院感染诊断中,早发现是关键,特别是病原学诊断,早发现才能及时采取针对性措施进行治疗与预防控制。诊断医院感染时,须充分采集和利用临床资料、流行病学资料和实验室辅助检查进行综合判断。首先判断是不是感染,确定感染后再判断是否为医院感染,病原体是什么,做哪些检查可以明确病原体,临床医师还需重点考虑如何采集合格标本明确病原学诊断,如何经验性抗感染治疗,如何依据病原学检查结果与药物敏感性试验结果调整抗感染治疗方案、综合治疗方案等。医院感染控制专职人员则应更多考虑感染来源、是否传播、如何控制和预防其他人员感染等问题。

第三节 医院感染控制发展简史

了解医院感染控制发展简史,对于了解医院感染预防与控制的发展历程、守正创新、开拓进取具有重要意义。本节重点介绍医院感染管理发展历史简况和我国医院感染预防与控制面临的重要挑战与应对措施。

一、医院感染管理发展简况

医院感染的研究起始于18世纪中叶,产褥热的成功控制首先引入了医院感染与手卫生的概念与实践,医院感染当时被称为医院内感染(nosocomial infection)。在第一次世界大战和第二次世界大战中,医院感染控制主要集中在外科感染的预防与控制。至20世纪50年代,美国医院暴发金黄色葡萄球菌感染,在金黄色葡萄球菌对不耐酶青霉素类药物耐药的年代,依靠接触隔离与消毒措施为主的医院感染管理才有效控制了金黄色葡萄球菌医院感染。随后由于手术部位感染与器械相关感染在医院感染中占据主导地位,欧美国家在医院感染预防与控制中开展了大量的研究,如20世纪70年代美国开展了医院感染控制成效的研究(SENIC研究),发现医院感染带来沉重的疾病负担,防控医院感染具有很好的成本效益;随之先后开展医院感染全院综合性监测与目标性监测,目标性监测主要集中在血管导管相关血流感染、导尿管相关泌尿道感染、呼吸机相关肺炎、手术部位感染等方面,由于全院医院感染发病率监测费时费力,在明确医院感染发病率的基础上,美国已停止全院综合性医院感染发病率监测多年。欧洲国家则以现患率调查代替全院综合性发病率监测;2010年和2015年,美国也先后在10个州几乎同时开展了现患率调查。目前随着医院感染研究与实践的发展,医院感染监测除目标性医院感染发病率监测外,还包括血液透析不良事件监测、多重耐药菌感染监测等内容,尤其是多重耐药菌医院感染监测正在受到广泛关注与前所未有的重视。

我国医院感染控制起步较晚,最早提及医院感染控制可以追溯到20世纪60年代某军队医院在年终总结中提到当年该医院住院患者发生伤寒的医院感染。20世纪80年代初湖南医学院湘雅医院(现中南大学湘雅医院)等数家大医院开始研究金黄色葡萄球菌、铜绿假单胞菌的医院感染。1986年在卫生部医政司领导下成立了全国医院感染监控协调小组,负责全国医院感染监控工作的组织、指导和监督管理;参照美国NNIS系统,成立了由17家医院和8所卫生防疫站组成的医院感染监测系统,1987年发展到26家医院;1989年卫生部医政司要求各省、自治区、直辖市选派省、地、县三级具有代表性的医院各一家参加,监测系统扩大到103家医院,1992年发展到134家医院,开展医院感染的全面综合性监测。1989年卫生部医政司在湖南医科大学(现中南大学湘雅医学院)建立了全国医院感染监控管理培训基地,开始了医院感染相关知识的规范化培训,主要针对医院感染管理专职人员和兼职人员。为了将监测、控制、管理和培训统一起来,1998年卫生部委托全国医院感染监控管理培训基地负责全国医院感染监测网日常监测工作。至此,全国医院感染监控管理培训基地与全国医院感染监测网组织监测网医院同时开展全院综合性医院发病率监测与目标性监测,2000年湘雅医院开展医院感染现患率调查,取得成功经验,2001年推广至监测网,并邀请部分网外志愿参加(当年178家医院参加),以后按原卫生部要求每2年组织1次全国医院感染现患率调查,至2022年有3 130家医院参加第十一次全国医院感染现患率调查,取得我国医院感染现患率趋势及有关感染等的重要数据。

1988年11月卫生部颁布了《建立健全医院感染管理组织的暂行办法》,对医院感染管理组织形式、任务和职责、组成人员等做了具体规定。1989年卫生部在《综合医院分级管理标准(试行草案)》中"院内感染的控制"项下提出了8条具体标准和要求,并在该文件中制定了医院感染发生率和漏报率监测的标准。1994年10月卫生部颁布《医院感染管理规范(试行)》,文件指出医院必须做好医院感染管理工作,必须从组织落实、开展必要的监测、严格管理措施三个关键环节入手,并对三个环节的管理提出了具体要求。2000年为进一步规范医院感染管理,在对1994年规范执行情况调查评价的基础上,经过充分讨论和征求意见,于11月重新修订《医院感染管理规范(试行)》,进一步加强了医院感染管理。此间先后成立了中华预防医学会医院感染控制分会和中国医院协会医院感染管理专业委员会,推动了医院感染控制学术交流。

2003年,面对严重急性呼吸综合征(SARS)对医院感染控制提出的严峻挑战及抗击SARS中暴露出来的医院感染控制问题,以及国务院颁布的《突发公共卫生事件应急条例》和《医疗废物管理条例》中对医院感染控制提出的新要求,在总结过去医院感染控制工作的经验和吸取有关经验教训后，卫生部顶层设计了我国医院感染管理政策体系，将医院感染管理向前推进一大步，同时卫生行政部门、医疗机构、医务人员对医院感染控制的认识得到较大提高。2006年卫生部以部长令的形式颁布了部门规章《医院感染管理办法》，并成立国家卫生标准委员会医院感染控制专业委员会，负责逐步完善我国医院感染管理标准规范体系建设。先后发布《医院感染监测规范》《医务人员手卫生规范》《医院隔离技术规范》及有关消毒供应中心管理、技术操作、消毒灭菌效果监测等医院感染管理系列卫生标准，进一步推动医院感染的科学防控。医院感染控制标准委员会成立以来，先后发布医院感染控制标准22部，部分标准已经及时更新。2013年国家卫生计生委医院管理研究所成立国家医院感染质量管理控制中心，同时成立国家医院感染质量管理控制中心专家委员会，推动全国医院感染管理质量提升；2019年国家卫生健康委发布医院感染与控制十项基本制度，2021年国家卫生健康委医政医管局成立国家卫生健康委医疗机构感染控制专家委员会，负责对全国医院感染工作进行指导。

从20世纪末开始，全国各省、自治区、直辖市和新疆生产建设兵团先后建立省级医院感染管理质量控制中心，同时各地、市、州先后成立医院感染管理质量控制中心，推动地、市、州医院感染管理质量，部分县、区、旗也陆续成立质控小组，积极推动当地医院感染控制工作。

二、我国医院感染预防与控制面临的挑战与应对

从感染的角度看，现阶段我国医院感染控制面临三大挑战，分别是多重耐药菌医院感染的挑战、新发与再发传染病医院感染的挑战，以及经典医院感染（如外科手术部位感染及器械相关感染）的挑战。这三大挑战归根到底挑战的还是我们的防控理念，挑战我们如何做好依法管理与科学防控，如何具备医院感染控制意识与能力，如何改善医院感染控制条件等。

为应对这些挑战，国家卫生行政主管部门2006年发布《医院感染管理办法》，在国家卫生标准委员会成立了医院感染控制专业委员会，2013年国家卫生计生委医院管理研究所成立国家医院感染质量管理控制中心，在原有全国医院感染监测网的基础上，先后建立全国细菌耐药监测网和抗菌药物临床应用监测网。国家卫生标准委员会医院感染控制专业委员会在国家卫生计生委的领导下，逐步建立和完善有关医院感染控制标准体系，建立医院感染质量管理指标体系，2015年国家卫生计生委发布我国医院感染管理质量控制指标。2016年国家多部委局联合发布了《遏制细菌耐药国家行动计划》，国家医院感染质量管理控制中心推出安全注射和手卫生两个国家行动计划。需要将医院感染控制知识与能力的教育纳入医学生的学历教育中。

有医院就有医院感染，医院等医疗机构是应对这些挑战的主战场。必须坚持依法管理、科学预防的原则，建立健全医院感染管理组织和医院感染管理制度。必须投入必要的人、财、物，为医务人员控制医院感染创造必要的条件。通过培训、督查、指导、反馈等措施，切实开展医院感染监测和提高医院感染控制措施执行的依从性，采取干预措施减少医院感染危险因素，降低医院感染发病率，保障医患安全。

医务人员需要医院感染基础理论、基本知识、基本技能的教育与培训，临床医务人员要增强预防感染意识。认真掌握与本职工作有关的感染预防控制知识技能，特别是医院感染病例识别与报告、手卫生、隔离与标准预防、无菌操作、感染病原学送检与合理应用抗菌药

物、多重耐药菌感染与定植患者管理等关键环节。

目前各级卫生行政部门、医疗机构、医务人员正以饱满的热情、务实的创新精神和不断增加的执行力迎接这些挑战，以保证患者与医务人员的安全，促进医院感染控制学科发展。

第四节　医院感染危害与医院感染控制的成本效益与效果

一、医院感染的危害

医院感染是医疗卫生服务提供过程中最常见的不良事件之一。医院感染的危害多种多样且十分严重，包括延长住院时间，出现并发症、致残，甚至死亡；医院感染还会给患者及其家庭造成不良的社会影响和心理影响。同时，医院感染会造成卫生系统的超负荷和成本增加。在欧盟国家，六种最常见的医院感染在残疾和过早死亡方面的负担是其他32种传染病总负担的两倍。医疗机构通常是传染病暴发的起点或扩增器，可能造成传染病在社区中的进一步传播，毫无准备的卫生系统无法承受医院感染暴发的冲击，如2014~2016年西非埃博拉疫情和2019年至今的新型冠状病毒感染。今后随着侵入性操作及新医疗技术在临床上的普遍使用，抗菌药物的广泛使用导致耐药菌不断产生，社会人口老龄化趋势日趋明显，医院感染的危害程度及影响范围将进一步扩大。

1. 医院感染严重影响患者、医务人员及其他来访人员的生命安全。在整个新型冠状病毒感染期间，尤其是在2020年的第一波疫情期间，新型冠状病毒在医疗机构中的传播一直是一个重要问题，COVID-19住院的确诊患者中高达41%是在医疗机构中被感染的；卫生工作者COVID-19的感染率从0.3%到43.3%不等，据WHO估计，自大流行开始至2021年5月，全球有80 000至180 000名医护人员因COVID-19丧生。

2. 医院感染不仅会增加患者的直接经济负担，也增加了包括因医院感染误工、需要陪护等所致的间接经济损失；同时因医院感染会延长住院时间，降低医院的病床周转，增加医务人员的工作量等，从而大大增加了医院和国家的医疗卫生经济负担。有学者在综合性医院感染经济损失的研究中发现：每例医院感染患者平均增加药费2 874~6 696元，增加住院医疗费用6 056~11 778元，住院日延长为7~9.8天；重症监护病房的经济损失更高，平均每例医院感染患者增加医疗费68 906元，住院天数延长18.3天。

3. 耐药菌感染是医院感染重点关注的问题之一。如果发生耐药菌医院感染，患者的病死率将大大增加。研究表明，感染耐药微生物患者的病死率至少比感染敏感微生物的患者高两到三倍。同时耐药菌感染也给患者、医疗机构及国家造成巨大的经济负担，在欧盟/欧洲经济区国家，影响最大的三种耐药菌造成的负担，占抗微生物耐药造成总负担的70%（就残疾和过早死亡而言）。

二、医院感染控制的成本效益与效果

医院感染控制是针对诊疗活动中存在的医院感染、医源性感染及其相关的危险因素，运用相关的理论与方法，总结医院感染的发生规律，并为降低医院感染而进行的有组织、有计划的预防、诊断和控制活动。鉴于医院感染的巨大危害，我们必须做好医院感染控制，从而预防医院感染的发生，降低医院感染带来的危害。为了促进医院对医院

感染控制的重视及支持,更合理地进行医院感染控制的相关决策,必须从经济学角度对医院感染带来的损失以及医院感染控制的成本、成本效益、成本效果进行分析。美国疾控中心早在 20 世纪 70 年代就着手进行医院感染控制的效果研究(SENIC),SENIC 研究发现:已经建立了有效的感染控制计划的医院,其医院感染率呈现持续下降的趋势,如果预防程度保持或高于 32% 的有效性水平,则预防医院感染所带来的经济效益将远远超过感染监测和控制工作的支出。武迎宏等对北京市 2008~2012 年的医院感染控制工作进行了成本效益分析,得出结论:医院感染控制工作投入 1 元,即可得到 8.2 元的经济收益。该市每年医院感染率仅需降低 0.14%,所节约的费用即可超出支付的管理成本。

（一）医院感染的经济损失研究

医院感染所造成的经济损失包括直接经济损失和间接经济损失。直接经济损失是指与医院感染事件直接相联系、能用货币计算的损失,包括直接医疗费用损失、直接非医疗费用损失。直接医疗费用损失包括:床位费、住重症监护室(ICU)费、检验费(如血液、生化、微生物学、放射学等)、抗菌药物及其他药物费、治疗费、外科费用、输血费、输氧费、营养支持费用等的增加,以及由于医院感染加重基础疾病导致基础疾病医疗费用的增加,没有包括医院感染所造成的死亡、缺勤、家属陪护及其他间接费用。间接经济损失主要指医院感染导致住院时间延长,患者和家属的误工费,以及患者后期因劳动能力降低甚至丧失后造成收入的减少。因间接经济损失计算较复杂,现阶段大多数医院感染经济损失研究主要是针对直接经济损失。

（二）医院感染控制的成本研究

医院感染控制由一些具体的活动组成,需要医院投入人力、物力、财力等资源。清楚地界定成本的对象和范围,对于计算成本十分重要。成本计算的对象中,人力投入包括专职和兼职人员;物力投入包括办公设备、监测设备以及各种耗材、信息的投入等。成本核算的范围可以科室、项目或医院等为单位。通过成本的估算,可以较合理地分析医院感染控制的成本效益。

（三）医院感染控制成本效益及成本效果

1. 医院感染控制的成本效益　在医院感染管理中是指医院感染控制的投入(成本)和产出(效益)的分析、比较和评价,常以货币形式体现,且大多数情况只评价直接成本与直接效益。

医院感染的成本与效益受诸多因素的影响,随研究者、研究方法、患者、感染部位、时期、地区、医院等的不同而异,也受付费方式的影响,但趋势和结论一致,那就是医院感染控制有很好的成本效益。

2. 医院感染控制的成本效果　是指医院感染控制的投入(成本)与医院感染控制目标的实现程度(效果)的分析。医院感染管理效果常用降低医院感染率、提高患者生命质量、延长患者寿命、节省医疗资源、提高医院的声誉等表示。

国内外的医院感染研究和感染控制工作均表明,在医疗机构通过实施有效的感染控制措施,可以明显地降低医院感染发生率、提高医疗质量、保障患者和医务人员的安全,无论是全球关注的 MDRO 感染控制还是 COVID-19 的感染控制,均证明了医院感染控制具有很高的成本效果。

第五节   医院感染管理体系与组织构架

医院感染管理是针对诊疗活动中存在的医院感染、医源性感染及相关危险因素,运用相关的理论与方法,总结医院感染的发生规律,并为降低医院感染而进行的有组织、有计划的预防、监测和控制活动。医院感染管理是一项医院管理与临床感染学、流行病学、临床微生物学、护理学等的交叉学科,医院感染管理活动的开展需要通过一系列的活动,遵循医院管理的规律,通过建立医院感染管理的体系和组织构架来完成医院感染预防与控制的各项活动。

一、医院感染管理体系

医院感染管理的预防、监测和控制活动需要通过建立医院感染管理的各项体系来完成。医院感染管理的管理体系也是围绕预防、监测与控制活动而建立,WHO 在 21 世纪初总结了全球医院感染实践,提出了医院感染管理需要有全面的统筹,需要有合理的人员配比、建筑布局和设备设施为基础,采用综合的防控措施,以有效预防医院感染的发生和暴发事件的出现。总结医院感染管理工作中的核心体系,主要包括以下几个方面。

1. **医院感染管理规范与制度体系**   医院感染的预防与控制是一项需要群体落实的针对医患安全的活动。因此,不论是国家、地区还是医院层面,都需要制定和实施以循证为依据的规范、指南和制度以及与之相适应的流程,以制定统一的建议和行为规范,从而达到减少医院感染的目的。规范与制度是指导临床开展医院感染预防与控制活动的依据,也是医院感染知识与技能教育和培训的基础。因此规范与制度体系应该包括医院感染管理的职责分工、组织构架、医院感染预防与控制的措施要求及措施实施情况的监督要求等。

2. **医院感染监测体系**   医院感染监测是医院感染管理活动的主要手段,医院感染监测体系是监测医院感染的发病和患病情况、医院感染病原体特点和病原体耐药性、医院内环境卫生学等医院感染的过程与结局。通过医院感染监测工作可以实现以下目的:①了解医院感染的流行病学、风险因素,做到医院感染病例的预测预警,提升防控效能;②实现医院感染聚集和暴发事件的早发现、早控制;③通过消毒效果监测、消毒过程监测、环境卫生学监测等监测活动,了解医院感染的重要措施和重要环节,对过程指标的异常早改进,避免不良结局的产生;④评价防控措施的效果,做到循证感染控制、科学防控。

随着信息技术的发展,医院感染监测工作主要通过信息化手段实现。医院感染监测的信息化需要通过综合和处理医院信息系统中与感染相关的信息,实现医院感染病例及暴发的前瞻监测与预警,从而有效提升医院感染控制的效率与质量。

3. **医院感染管理培训与教育体系**   医院感染培训与教育是针对规范与制度要求进行各类人员的分内容、分层次的培训与教育。其对象不仅包括卫生技术人员,还包括保洁、护理辅助人员等。培训内容应包括医院感染控制知识与技能;培训形式既有理论讲授,又有实际操作。培训需要在医院、科室和各类人员等多层面组织。

4. **医院感染管理督导、反馈与改进体系**   医院感染管理措施的落实涉及医疗服务流程、患者护理、后勤保障等多个环节,需要医、护、技、工勤等人员密切协作,医院感染风险也是由防控薄弱环节所致。督导、反馈和改进是保障感染控制措施有效落实和感染控制工作持续改进的重要机制。通过督导、反馈防控措施执行中的问题、医院感染监测结果等，实现有效的持续改进。

二、医疗机构医院感染管理组织构架

医院感染管理体系的运行和工作的开展需要全员参与，有效的工作组织需要组织构架来支持。经过几十年的探索，国内外对于医院层面医院感染管理的组织构建达成了基本的共识，医院感染管理组织构架包括医院感染管理委员会、感染管理部门和临床感染管理小组三级组织。

1. **医院感染管理委员会（以下简称委员会）** 医院感染管理委员会是医疗机构中医院感染管理的最高组织和决策机构，负责审定医疗机构医院感染管理计划及医院感染控制总体方案，并对医院感染管理工作进行指导和评价。

委员会的负责人由院长或者主管医疗的副院长担任，统筹协调全院医院感染管理的相关资源如人力、物力和财力等。委员会成员应涵盖医院感染管理的关键部门如感染管理、医务管理、护理管理、药事管理等管理部门，以及主要临床医技科室和消毒供应中心与手术部（室）等平台部门。

2. **感染管理部门** 感染管理部门是感染管理工作的常设机构，负责落实"委员会"的决策和全院感染管理工作的业务指导与培训。配备专（兼）职人员，人员专业背景包括医生、护士、流行病学专业人员等，具体职责包括制度的制（修）订，工作计划的制订，培训的计划、组织和实施，医院感染的监测，各项防控措施落实的督导与反馈等。另外专（兼）职人员要有医院感染暴发的发现、调查与处置能力以及开展感染控制科学研究的能力。

3. **临床医技科室感染管理小组（简称临床感染管理小组）** 临床医技科室是感染控制工作的实操者，防控效果的直接决定者。因此"临床感染管理小组"是三级感染管理组织中的基石。"临床感染管理小组"需要根据医院的制度要求，制定本部门感染控制的制度与流程，并推动和监督感染控制措施的具体落实，包括医院感染及聚集事件等的及时发现、报告和处置。

三、卫生行政部门医院感染管理组织构架

1. 卫生行政部门建立医院感染管理质量控制中心，规范各级医疗机构的感染控制工作。国家、省、自治区、直辖市等建立相应的医院感染管理质量控制中心，明确各自的职责，根据感染管理质量控制工作的要求，制订年度工作计划和长远发展规划，不断规范各级医疗机构的感染控制工作，使医疗机构的感染控制工作同质化，提升感染管理的水平，保障医患安全。

2. 卫生行政部门建立医院感染预防与控制专家组指导全国和当地的感染控制工作。国家、省、自治区、直辖市等建立相应的专家组，以指导全国、当地医院感染预防与控制的技术性工作。专家组常由多学科专家组成，主要包括医院感染管理、疾病控制、传染病学、临床检验、流行病学、消毒学、临床药学、护理学等专业的专家。国家感染管理专家组的主要职责是：①研究起草有关医院感染预防与控制、医院感染诊断的技术性标准和规范；②对全国医院感染预防与控制工作进行业务指导；③对全国医院感染发生情况及危险因素进行调查、分析；④对全国重大医院感染事件进行调查和业务指导；⑤完成国家卫生健康委交办的其他工作。

第六节 标 准 预 防

一、标准预防的重要意义

标准预防由美国医院感染控制行动指导委员会于 1996 年提出,1997 年在全美实施,不断完善至今,2007 年世界卫生组织向全球推广,是得到成员国广泛认同和推进的预防患者和医务人员发生感染的基础性预防措施,也是医疗机构内预防感染性疾病交叉传播的基础行为规范。

我国《医院感染管理办法》、国家感染管理文件及相关行业标准中要求的感染控制措施均是以标准预防措施为基础,是我们诊疗工作中的行为准则,是保障患者和医务人员安全的基本规范,在新型冠状病毒感染疫情防控中起到了非常重要的作用。

二、标准预防的概念

(一)标准预防的定义

标准预防(standard precautions)是基于患者的体液(血液、组织液等)、分泌物(不包括汗液)、排泄物、黏膜和非完整皮肤均可能含有感染性病原体的原则,针对医院患者和医务人员采取的一组预防感染措施。

(二)标准预防的内涵

标准预防强调以下几方面的内容:①标准预防是预防患者和医护人员发生医院感染的基本措施,医患双方需共同遵守;②实现双向防护,既防止疾病从患者传至医务人员,又防止疾病从医务人员传至患者;③既要防止血源性疾病传播,又要防止非血源性疾病传播;④当已经明确疾病的主要传播途径如经空气传播、飞沫传播和接触传播时,应在标准预防基础上采取相适应的空气隔离、飞沫隔离和接触隔离措施,多种途径传播的疾病要联合应用多种隔离方式;⑤对医护人员持续开展标准预防理念及基本措施的培训是标准预防落实的关键因素。

三、标准预防措施

(一)标准预防的主要措施清单

标准预防包括以下主要措施:①实施手卫生;②正确使用个人防护用品;③呼吸道卫生/咳嗽礼仪;④规范用后诊疗器械、器具的清洁消毒或灭菌;⑤环境表面的清洁消毒;⑥织物的规范处置;⑦安全注射;⑧预防锐器伤;⑨医疗废物的处置。

(二)标准预防的主要措施内涵

1. 实施手卫生 在接触患者前,清洁或无菌操作前,接触患者后,可疑血液、体液、分泌物污染手后,接触患者周围环境后均要流动水洗手或实施卫生手消毒。在应对疾病流行期间,还应增加洗手或卫生手消毒的时机,如进入或离开医疗机构时,接触公共设施时,医疗机构应提供更便利的手卫生设施,如在各入口处、自助机周边、电梯间、过道扶手、写字台等放置充足的速干手消毒剂。在医务人员脱摘防护用品时也应做好手卫生。

2. 正确使用个人防护用品 根据预期的暴露情况和诊疗操作的无菌技术要求,正确选择和使用手套、医用隔离衣、医用口罩、护目镜或防护面屏等个人防护用品。

3. **呼吸道卫生/咳嗽礼仪**　当各类人员在打喷嚏、咳嗽时用纸巾盖住口鼻并立即丢弃,接触呼吸道分泌物后实施手卫生;当患者病情允许时,需佩戴医用口罩。患者在候诊区内相互间保持1m以上的间距。通过实施呼吸道卫生/咳嗽礼仪可以有效降低对周围易感人群的传染性,降低传染源对环境的污染。

4. **规范用后诊疗器械、器具和物品的清洁消毒或灭菌**　重复使用的诊疗器械、器具和物品如餐饮具可成为疾病传播的重要媒介,应根据国家法规经由专门培训的人员进行规范的清洗、消毒或灭菌。

5. **环境表面的清洁消毒**　医院环境中高频接触的物体表面如公共区域扶手、电梯按钮、自助机按钮、候诊椅、门把手,病室的床栏、床头桌、床旁椅、门把手等和地面,容易滋生各类病原体,应定期清洁,保持干燥,遇污染时及时清洁、消毒。在传染病流行期间,适当增加清洁消毒频次,确保环境安全。

6. **织物的规范处置**　医用织物应一人一用一消毒,被体液(血液、组织液等)、分泌物、排泄物污染的被子、衣物,应做好标识,密闭运送。处理使用过的织物时,尽量减少抖动,做好相应防护。

7. **安全注射(safe injection)**　是指注射时对接受注射者无害,实施操作的医护人员不暴露于可避免的危险,注射的废弃物不对他人造成危害。其中包括注射人员戴无菌手套进行注射,被注射者的注射部位干净且已消毒。众所周知,注射是医疗机构中使用最广泛的有创操作,不安全的注射可以造成注射部位感染、血流感染和经血传播传染病的感染。安全注射要求包括:①每次注射均使用一次性使用无菌注射器及针头,输液及给药装置只能用于一位患者;②尽量使用单剂量包装的注射剂药瓶或安瓿,如果使用多剂量药瓶或安瓿要专人专用,不用于多个患者,每次使用更换新的注射器及针头;③应严格遵守无菌操作;④一次性使用无菌物品应一人一用一丢弃。

8. **预防锐器伤**　锐器伤是造成医务人员感染的重要威胁,是最常见的职业暴露。预防措施包括:①在进行侵袭性诊疗、护理操作过程中,保证光线充足;②宜使用具有防刺性能的安全注射装置;③禁止用手直接接触使用后的锐器,禁止双手回套针帽;④使用后的一次性锐器应直接放入耐刺、防渗漏的专用锐器盒中;⑤重复使用的锐器,应放在防刺、防渗漏的容器内运输和处理。

9. **医疗废物的处置**　依据《医疗废物管理条例》及其配套文件正确处置医疗废物,包括按照要求做好医疗废物的分类、收集、交接和暂存,并做好登记,记录资料保存三年。

第七节　医院感染风险管理

一、风险管理概述

风险管理(risk management)是企业或组织通过对风险的鉴定、衡量、分析和控制,以最低的成本使风险所致的损失达到最低程度的管理方法。风险管理是一门颇具常识性且系统化的学科。狭义的风险管理是使用各种专业性或创意性的系统化措施来达到事故发生前预防损失,事故发生时减轻损失,发生后弥补损失的目的。风险管理理论最初起源于金融行业,从20世纪30年代就开始萌芽,但直到80年代末才开始蓬勃发展起来,现已运用到农业、航天航空、气象等不同行业,在医疗系统也已运用到医疗、预防、医院感染控制等多个领域。不同单位、不同项目都可以运用风险管理的手段进行风险管控。目前,国内关于医院感染及医疗质量风险评估方面的文献,多数是危险因素分析,极个别进行单项目的风险评估,而且多数局限于部门层面的评估,从医院全院层面进行医院感染控制的风险评估不多见。

　　风险管理可分为风险识别、风险评估(风险估计及风险评价)和风险控制几个方面。风险评估是在识别潜在危害后,对其危害发生的概率和严重程度的估计并评估各种风险降低措施的过程。风险管理要遵从目的明确、风险与业务同时抓、预防为主、全面的动态管理(全员参与)、重在控制、在管理中发展提高的基本原则。风险管理要求各组织要加强风险教育,建立良好的组织体系,加强医患沟通,健全内部控制和审核,建立明确的目标,并符合 SMART(具体、可测量、可达成、相关联、有时效)原则,同时要做好风险管理效果评价。

二、医院感染风险管理

(一)医院感染风险识别

　　风险识别可采用专家头脑风暴法等方法,分别从管理、过程及结果三方面进行识别。管理风险指标包括医院感染管理规章制度与流程不健全、医院感染管理制度落实不全、感染控制知识缺乏等;过程风险指标包括各项防控措施落实不到位,如缺乏手卫生或手卫生方法不规范、清洁消毒不到位、没有落实隔离措施等,有高风险操作如使用呼吸机、中心静脉导管和导尿管等;结果风险指标包括发生医院感染,多重耐药菌(MDRO)感染,器械相关性感染如呼吸机相关性肺炎、中央导管相关血流感染(CRBSI)、导尿管相关泌尿道感染(CAUTI)等。

(二)确定风险指标权重系数

　　采取文献检索、德尔菲专家咨询、失效模型和效应分析(failure modes and effects analysis,FMEA)等方式,分别对风险指标根据其涉及范围、重要性和影响力的综合作用赋予相应的权重系数。确定权重系数是一项非常重要的工作,同样的因素,如果取不同的权重,最终评判结果将会不一样。将风险评估理论与医院感染管理相关联,对我国医院感染管理模式创新有着一定的意义和作用。

(三)医院感染风险评估

　　风险评估是在识别潜在危害后,对其危害发生的概率和严重程度的估计并评估各种风险降低措施的过程。医院感染风险评估方法主要有以下三种。

　　1. 定性评估　采用词语或叙述的方法,描述危险事件的频率及后果严重程度,多用于风险级别较低、缺乏足够数据进行定量分析的情况。如发生感染风险分为高、中或低等。

　　2. 半定量评估　定量与定性评估相结合,即其中的部分指标为定性描述,部分指标能赋予一定数值。

　　3. 定量评估　需要大量的数据作为基础,对于评估的指标能给出准确的数据,评出的结果客观、精准,对于风险管控的意义较大,主要在核电工业、航空业等领域有强制的规定。

　　医院感染风险评估对风险指标分别从"发生可能性、后果严重程度、当前管理体系完整性"三方面进行分析并赋值。发生可能性可以是定性的,也可以是定量的,如各类感染率、防控措施的依从性等;后果严重程度通常采取业内资深专家咨询的方式定性或估值赋值;当前医院感染管理体系完整性也主要是根据各单位或部门的实际情况定性或估值赋值。

（四）医院感染风险评价

在医院感染的风险评估工作中，可以对某个地区、某个医院、医院的某个部门或某一类特定感染进行风险评估，用以指导医院感染管理和防控，如对某个医院的感染控制工作进行风险评估，我们对该院所有部门按照评估的风险因素从"发生可能性、后果严重程度、当前管理体系完整性"三方面，再结合权重系数，计算所有部门的风险分值；分值越高，说明该部门发生医院感染的风险越大。

（五）医院感染风险控制

医院感染的风险控制主要是通过风险评估准确找出高风险部门、高风险因素或环节进行干预，有效指导医院感染控制资源的合理配置，提前做好风险沟通，提升管理的效能。同时应对风险进行监测并采取防控措施，并在风险情况变化时及时调整，不断提升医院感染管理水平，保障患者安全。

风险是在不断地变化，风险管理的精髓是动态管理。因此，医院感染的风险也是在动态变化，要及时进行医院感染的风险评估，指导医院感染的风险管理，提升感染控制效能。

第八节 循证感染控制

一、循证医学概述

（一）循证医学的定义

循证医学（evidence-based medicine，EBM）即遵循证据的临床医学，其核心思想是医务人员应该认真地、明智地、深思熟虑地把从科学方法中获得的最佳证据运用到临床决策。循证医学是一种理念，是一个将最佳证据与医师的临床经验以及患者的需求和价值观三者结合起来的、对患者进行最有利的临床决策的过程，而不是指某一特定的内容。目前，EBM的理念和方法已经从最初的临床医学逐步扩展到医疗卫生的其他领域，涵盖了包括内科学、外科学、口腔科学、护理学、心理学、卫生管理、公共卫生、卫生决策等在内的各种学科，形成了以循证思维为主体的多个分支学科群。

（二）循证医学的实践

循证医学从临床问题出发，将临床技能与当前可得最佳证据结合，同时考虑患者价值观、意愿及临床环境后作出最佳决策。循证临床决策的基础是临床技能，关键是最佳证据，实践必须考虑患者意愿和决策环境。即决策的三要素：①"证据"及其质量是实践循证医学的决策依据，高质量的证据应该具有科学性及真实性；②专业技能和经验是实践循证医学的基础，若忽视经验，即使得到了最好的证据也可能用错，因为最好的证据在用于每一个具体个体时必须因人而异；③充分考虑用户的期望或选择是实践循证医学的独特优势，循证医学提倡医生在重视疾病诊断、治疗的同时，力求从患者角度出发去了解患者患病的过程及感受。在卫生决策领域中也要充分考虑利益相关者的偏好。

实践循证医学一般包括五个步骤。

1. 提出明确的问题　从实际问题出发，将问题具体化为可以回答的问题，并将问题按PICOS要素进行拆分，即：

　√ P（patients/participants/population）：研究对象（类型、特征、所患疾病类型）；

　√ I（intervention）：干预措施；

√ C(comparison): 对照措施;

√ O(outcomes): 结局指标;

√ S(study design): 研究设计方案。

PICOS 要素在不同的研究问题中含义有所差异,如观察性研究中干预措施(I)可以转换为暴露因素(exposure, E),即评价暴露因素对结果的影响。

2. 系统检索相关文献,全面收集证据。

3. 严格评价,找出当前可得最佳证据 参考证据分级标准,严格评价证据的真实性、可靠性、临床重要性、相关性及适用性,优选出最佳证据。

4. 应用最佳证据,指导实践 经过严格评价文献,将从中获得的真实、可靠并有应用价值的最佳证据用于指导决策。

5. 后效评价循证实践的结果 关注当前最佳证据指导实践的结果,若成功可用于指导进一步实践;反之,应具体分析原因,找出问题,再针对问题进行新的循证研究和实践,以持续改进,止于至善。

二、证据的分级与应用

(一)临床研究证据的分类

临床研究证据种类繁多,常用的循证医学证据资源如下。

1. 原始研究(primary studies) 即直接在患者中进行的单个有关病因、诊断、预防、治疗和预后等试验研究后获得的第一手研究证据。主要包括单个的随机对照试验、交叉试验、队列研究、前后对照研究、病例对照研究、非传统病例对照研究、横断面调查设计、非随机同期对照试验及描述性研究等。

2. 二次研究证据(secondary research evidence) 二次研究证据是尽可能全面收集某一问题的全部原始研究证据,进行严格评价、整合处理、分析总结后所得出的综合结论,是对多个原始研究证据再加工后得到的更高层次的证据。其主要包括:系统综述、临床实践指南、临床决策分析、临床证据手册、卫生技术评估报告及卫生经济学研究等。

(二)临床研究证据的分级

证据质量与推荐强度分级的发展主要经历了 3 个阶段。第一阶段以随机对照试验为最高质量证据,单纯考虑试验设计,但其缺点是分级过于简单,科学性不够。第二阶段以系统评价 /Meta 分析作为最高级别的证据,代表有 2001 年美国纽约州立大学下城医学中心提出的 "证据金字塔" 和同年应用牛津大学循证医学中心推出的标准。第三个阶段是 2004 年针对当时证据分级与推荐意见存在的不足,包括临床专家、循证医学专家、医学编辑、卫生政策专家在内的 GRADE 工作组正式推出的 GRADE 系统。在 GRADE 分级方法中,无严重缺陷的随机对照试验称为高质量证据,无突出优势的观察性研究属于低质量研究;但同时会有其他影响证据质量的因素。推荐强度反映对一项干预措施是否利大于弊的确定程度,GRADE 系统只有强弱两级推荐。

三、循证医院感染控制实践

(一)国际循证医院感染控制实践

患者安全是医疗卫生的重要工作内容,医院感染预防与控制是患者安全和医疗质量管理的重要组成部分,国际上循证医院感染控制实践开展较多,开展较为成熟的有世界卫生组织(简称 WHO)和美国,详述如下。

1. **WHO 循证医院感染控制实践** 2005 年 WHO 发布了"医务人员手卫生指南(高级草案)[*Guideline on Hand Hygiene in Health Care(Advanced Draft)*]",指南编制过程是对医务人员手卫生全面的循证实践,并于 2009 年发布正式版《医务人员手卫生指南》。2012 年制定了《WHO 指南制定手册》,并于 2015 年更新版本,该手册在如何计划、制定和出版 WHO 指南方面提供分步指导,并提出通过建立 WHO 指南指导小组(简称"指导小组")、指南制定小组(GDG)、外部评审小组以及系统评价团队来保证指南制定的及时性和高质量。在规划阶段主要是由指导小组和 GDG 形成 PICO 格式的关键问题,确定结局的优先顺序;在制定阶段主要由系统评价团队对每一关键问题的证据进行系统评价,评估每一结局的证据质量,并由 GDG 运用 GRADE 框架制定推荐意见,再由外部评审小组开展同行评审;最后在出版阶段确定指南文件。在 2014 年 WHO 发布的第十二个工作总规划表明"WHO 的合法性和技术权威源于其坚持将系统使用证据作为所有政策的基础"。目前 WHO 已根据该指南制定流程在医院感染控制等多个方面制定了指南。

2. **美国循证医院感染控制实践** 美国开展医院感染预防与控制工作在全球处于领先地位,是由在美国疾病预防控制中心下设的医疗感染控制实践咨询委员会(HICPAC)负责提供关于感染控制实践的建议和指导。HICPAC 早期发布的指南是通过广泛的检索和综述现有的研究和证据编制的,例如《医疗机构手卫生指南》(*Guideline for Hand Hygiene in Healthcare Setting*)(2002 年);随着循证医学的发展,HICPAC 也逐步形成自己的循证实践规范,其推荐意见是基于系统评价形成的证据及证据质量评估,并通过纳入对主要结局指标的偏好和价值观、主要解决的利弊平衡,最后提出最优指导意见。目前 HICPAC 已发布并不断更新的指南有《隔离防控指南:预防医疗机构病原传播》[*Guideline for Isolation Precautions:Preventing Transmission of Infectious Agents in Healthcare Settings* (2007)]、《手术部位感染防控指南》[*Centers for Disease Control and Prevention Guideline for the Prevention of Surgical Site Infection* (2007)]等。

（二）我国循证医院感染控制实践

我国开展有组织的医院感染管理工作是在 20 世纪 80 年代,在工作开展之初建立了医院感染监测网络,通过监测指导科学防控,1986 年卫生部组织召开的第一次全国医院感染管理研讨会上,讨论制定了"医院内感染监测、控制研究计划",起步阶段明确了通过监测与调查得到更多的证据来指导防控实践,是医院感染循证的基础。经过三十多年的发展,我国医院感染控制科学研究有了长足的发展。2011~2022 年期间,我国医院感染控制的 CNKI 收录的论文发表数量每年度均在 5 000 篇以上,内容涵盖了多重耐药菌医院感染控制、医院感染管理经验介绍、护理在医院感染中的作用、消毒灭菌及其监测与管理、手卫生与医院感染的控制、医院感染管理知识培训等内容。另外,我国在医院感染控制领域,涌现出了越来越多的系统综述/Meta 分析。

虽然我国在医院感染循证实践方面已取得了较大的发展,但与 WHO 和美国相比,我国在证据评价与应用方面的循证实践的开展缺乏组织计划性和权威性,系统综述质量良莠不齐,对我国指南和政策制定的支持不足。原始研究质量还有待提高,系统综述工作开展缺乏组织计划性,在循证指南的编制上还处于起步和探索阶段。

（吴安华 李六亿）

思考题

1. 医院感染的定义是什么？医院感染有哪些危害？
2. 医院感染控制的成本效益与效果分析如何？

第二章　医院感染流行病学

医院感染流行病学主要研究医院人群中医院感染的发生频率、分布特点、传播过程、危险因素、控制措施的决策与评价等。在流行病学分支中一般归为临床流行病学范畴，是医院感染预防与控制的基础之一。加强医院感染的流行病学研究，改进医院感染研究方法，探索新的监控措施，制订更有效的感染控制计划，对最终降低医院感染率有着决定性的作用。

第一节　医院感染的感染链

一、医院感染感染源的概念

医院感染可分为外源性感染和内源性感染两类。医院感染的感染源除了人和动物外，还包括了非生物性的环境储源。

（一）外源性医院感染

外源性医院感染是由易感者体外的病原微生物，通过不同传播途径进入易感宿主体内而引起的感染。感染链由感染源、传播途径和易感宿主三个环节组成。

（二）内源性医院感染

内源性医院感染则是自身携带或定植的微生物，在一定条件下，通过位置、性质、数量的改变或使微生态环境失衡而引起的感染。

（三）医院感染感染源

医院感染感染源或病原微生物储源是指病原微生物自然生存、繁殖并排出的场所或宿主（人或动物）。

二、外源性医院感染的感染链

（一）感染源

1. 已感染的患者　指患有感染性疾病的患者，这类患者有因感染而引起的临床症状和体征，常伴随病理学损害或生理学改变。这类感染患者体内的病原体可以在感染部位大量繁殖并不断排出，其数量多且致病力较强，而且许多是耐药菌或多重耐药菌。细菌经过传代，毒力和感染性有增强趋势，成为外源性医院感染中的主要感染源。如果感染仅引起免疫反应，而没有明显的临床症状和体征，则为亚临床或者隐性感染源，这类患者往往是暴发流行的主要感染源。

2. 病原携带者（或被定植的人）　携带有致病微生物或条件致病微生物的患者、工作人员和患者陪护人员，这类人群可因为感染后获得免疫力或部分免疫力，不具有任何临床感染症状,但其体内的病原体并未清除仍可向外排出,有些呈现定植状态。常见的感染性疾病病原携带者可分为三种:潜伏期病原携带者、恢复期病原携带者和无症状病原携带者。病原携带者作为感染源的意义,不仅取决于携带者的类型、排出病原体的数量、持续时间,更重要的是取决于携带者的职业、生活行为、活动范围,以及环境卫生状况、生活条件及卫生防疫措施等。

3. 动物感染源　受感染的动物和某些昆虫也可成为医院感染的感染源。作为感染源的动物种类繁多,其中以鼠类等啮齿类动物最为重要,与其有关的主要疾病有 20 余种,如鼠疫、钩端螺旋体病、兔热病、肾综合征出血热、多种立克次体病等。疥螨通过密切接触传播时有报道,甚至引起流行。当前,虫媒传染病导致的医院感染虽然较少,但仍可能成为感染源。动物作为感染源的危害程度取决于易感者与受感染动物接触的机会和密切程度、受感染动物的种类和数量、是否存在该病传播的适宜条件及人们的卫生知识水平和生活习惯等。现在医院条件以及人群卫生习惯大幅度得到改善,动物源性医院感染所占比例较低。

4. 环境储源　医院环境中常有各种病原微生物存在,革兰氏阳性球菌,如金黄色葡萄球菌、凝固酶阴性球菌和肠球菌等,这些细菌耐干燥,可在医院环境中存活较久。革兰氏阴性杆菌,如大肠埃希菌、不动杆菌、铜绿假单胞菌等,在潮湿环境中不仅能存活,还能繁殖。非结核分枝杆菌,如脓肿分枝杆菌、偶发分枝杆菌等,存在于潮湿环境和水系统中。因此,空气、物品、食品、血液和血制品、生物制品及水系统,这些都是导致医源性传播的重要感染源。有研究显示,污染环境表面是易感患者获得病原微生物的重要来源,但通常不会直接与感染传播有关,环境的微生物绝大部分通过手和器械等传播给患者。在医院感染暴发期间,环境物体表面对于医院感染致病菌的传播起着很明显的作用。

(二)传播途径

外源性感染的传播途径有多种形式,主要分为接触传播、空气传播、飞沫传播等几种类型。各种疾病或微生物的播散有各自途径,大多数病原体的传播途径常有 2 种或 2 种以上。在多种途径中,常有主要与次要的区别,控制和预防方法因此不同。

1. 接触传播　病原体通过手、媒介物直接或间接接触导致的传播。接触传播是医院感染最常见的传播方式之一,根据病原体从感染源排出到侵入易感者之前是否在外界停留,又可分为直接接触传播和间接接触传播。

(1)直接接触传播:患者或医务人员直接与感染源接触而获得感染,直接从感染源传播给易感者。患者间常常可经直接接触而引起交叉感染,如多重耐药菌感染。

(2)间接接触传播:病原体从感染源排出后,经过某种或某些感染媒介如医务人员手、医疗仪器设备、病室内的物品等传播给易感者。在间接接触传播中,医务人员的手在传播病原体中起着重要作用。近年来报道的血液透析患者感染丙型肝炎病毒和乙型肝炎病毒暴发事件,多数为经手或器械的间接接触传播。医院中血液、血液制品、药物及各种制剂、水、食物等均为患者共用或常用,因其受到病原体污染引起医院感染。

2. 空气传播　主要是以空气为媒介,在空气中带有病原微生物的微粒子(直径≤5μm),随气流流动,也称微生物气溶胶传播,是引起呼吸道感染的主要途径之一。医院许多医疗过程也会产生气溶胶,如呼吸治疗装置的湿化器、雾化器、微生物实验室操作、空调系统、气管插管、人工呼吸、吸痰、支气管镜检等。微生物气溶胶种类繁多而构成复杂,但传播医院感染主要由从感染源排出的带菌飞沫水分蒸发,形成脱水蛋白质外壳,内含病原体,粒径多数≤5μm,此微粒能在空气中悬浮较长时间,并可随气流飘浮到较远处,所以可造成多人感染,甚至导致医院感染暴发流行。某些呼吸治疗装置(如湿化器或雾化器)、微生物实验室操作及空调系统等也可产生微生物气溶胶,引起感染。空气传播在结核分枝杆菌感染等呼吸道传播疾病中起着重要作用。

3. **飞沫传播** 人在咳嗽、打喷嚏或谈笑时,可从口腔、鼻孔喷出很多微小液滴;医护人员在进行诊疗操作如支气管镜或吸痰操作时也能产生许多液体微粒,这些液体微粒称为飞沫(>5μm),呼吸道感染性疾病患者产生的飞沫,因其含有呼吸道黏膜分泌物及大量病原微生物,当易感者与其密切接触,通过吸入或黏膜直接接触、间接接触(手、衣物的污染),再经由手接触鼻腔或眼结膜等方式引起感染。飞沫由于颗粒大,在空气中悬浮时间不长,很快降落于地面或物体表面,其播散距离一般≤1m。许多细菌和病毒可通过飞沫传播,飞沫传播是2003年流行的SARS冠状病毒、2019年底开始流行的新型冠状病毒等的主要传播途径。

(三)易感人群

医院感染主要在患者中发生,是因为患者或多或少有着不同程度的免疫功能降低,以至于毒力较弱的微生物也可引起感染。人群作为一个整体对感染性疾病的易感程度称为人群易感性。人群易感性的高低取决于该人群中易感的人所占的比例。影响宿主的易感因素,主要是病原体的定植部位和宿主机体防御功能。

1. **人体对感染的防御功能** 人体对感染的防御功能,可分为特异性的和非特异性的两类。特异性防御功能是机体同抗原物质相互作用的结果,具有特异性,有自动免疫和被动免疫两种,对传染病病原体的预防作用具有重要意义。非特异性防御功能主要为人体的屏障结构、体液中的多种非特异性杀菌或抑菌物质、机体吞噬细胞系统对微生物的吞噬或杀灭,人体皮肤、黏膜上正常菌群对侵入微生物的拮抗作用等。非特异性防御功能对各种条件致病微生物的侵袭或感染的防御具有重要意义。

2. **影响人群易感性主要因素** 患者对多数病原微生物或条件致病菌普遍易感。影响人群易感性的主要因素包括既定的社会因素和可改变的个人因素。

(1)婴幼儿及老年人:出生后6个月以上的婴儿,由于从母体得到的抗体逐渐消失,而获得性免疫尚未形成,缺乏特异性免疫;而老年人的生理防御功能逐渐减退,机体抵抗力下降,因此对许多病原体易感。

(2)易感人群数量:流行区的居民因隐性或显性感染而获得免疫力。但一旦大量缺乏相应免疫力的非流行区居民进入,则会使流行区人群的易感性增高。反之,则降低人群易感性。

(3)免疫人群减少:当人群的病后免疫或人工免疫水平随时间逐渐消退时,或免疫人群死亡时,人群的易感性升高。

(4)病原体变异:病原体变异后,人群将普遍缺乏免疫力,导致人群对变异病原体易感性升高。

(5)机体免疫功能严重受损或抑制者:如各种造血系统疾病、恶性肿瘤、糖尿病、慢性肾病及肝病等,这些疾病严重影响人体的细胞免疫和体液免疫,使患者对病原微生物易感。接受各种免疫抑制治疗者,如抗肿瘤药物、皮质激素以及放疗、化疗等。

(6)接受各种侵袭性操作的患者:各种侵袭性操作可直接损伤机体皮肤和黏膜屏障的作用,使得某些定植在人体的条件致病菌直接侵入而引起感染。

（7）营养不良者：会影响皮肤黏膜的防御功能、抗体生成能力以及粒细胞的吞噬能力，从而使患者易发生医院感染。

三、内源性医院感染的感染链

内源性医院感染的感染源即是患者自己，病原体来自其自身储菌库的正常菌群或外来的已定植菌，通过移位等途径，传播到易感部位。

（一）内源性感染的微生态学原理

人体及动物宿主携带有大量的正常微生物群，在正常情况下，分布在消化道、呼吸道、泌尿生殖道及皮肤这些特定部位的正常微生物群形成机体的生物屏障，对外袭性致病性微生物起拮抗作用。微生态学认为内源性感染是机体受失血性休克、创伤、免疫功能低下、不合理使用抗菌药物、应激损伤等促使细菌移位的临床因素影响下，正常微生物群定位转移的结果。其中的肠道正常菌群移位引起感染最引人关注。肠道易位的细菌主要为兼性厌氧菌，其中革兰氏阴性杆菌占了很大一部分，近年来艰难梭菌感染也越来越引起重视。肠道细菌移位的主要原因有肠道内菌群失调、肠黏膜屏障通透性增加和宿主免疫功能下降等。各种原因尤其在抗菌药物治疗期间引起的肠道菌群失调，均可导致细菌移位扩散。

（二）感染源

患者自身的病原菌多为条件致病微生物，在一定条件下，可引起自身感染。实际上，这种引起感染的微生物，有的是人体正常菌群，有的是正在身体其他部位引起感染的微生物，而有的是入院后从医院外环境中而来的条件致病菌，可在人体定植。一旦机体抵抗力降低或有经由该部位的侵入性操作（如经呼吸道、尿道或中心静脉插管、气管切开或手术等），则可发生感染。

（三）感染途径

内源性医院感染的机制比较复杂，其感染途径尚不十分清晰，但目前存在这样的几种学说。

1. 原位菌群失调　也称菌群紊乱，即原位菌群失调是指正常菌群虽仍生活在原来部位，亦无外来菌入侵，但发生了数量或种类结构上的变化，即出现了偏离正常生理组合的生态学现象。根据失调程度不同，原位菌群失调可分为三度。

（1）一度失调：在外环境因素、宿主患病或所采取的医疗措施（如使用抗菌药物或化学药物治疗）的作用下，一部分细菌受到了抑制，而另一部分细菌却得到了过度生长的机会，造成某些部位正常菌群的结构和数量发生暂时性的变动，即为一度失调。失调的因素被消除后，正常菌群可自然恢复，临床上称这为可逆性失调。

（2）二度失调：正常菌群的结构、比例失调呈相持状态；菌群内由生理波动转变为病理波动。去除失调因素后菌群仍处于失调状态，不易恢复，即具有不可逆性。多表现为慢性腹泻（肠炎）、肠功能紊乱及慢性咽喉炎、口腔炎、阴道炎等，临床常称为比例失调。

（3）三度失调：亦称菌群交替症或二重感染，是较严重的菌群失调症。原正常菌群大部被抑制，只有少数菌种占决定性优势。发生三度失调的原因常为广谱抗菌药物的大量应用使大部分正常菌群消失，而代之以过路菌或外袭菌，并大量繁殖而成为该部位的优势菌。三度失调表现为急性重病症状，如难辨梭菌引起的伪膜性肠炎。白假丝酵母菌、铜绿假单胞菌和葡萄球菌等都可能成为三度失调的优势菌。

2. 移位菌群失调　在医院中更严重的是移位菌群失调，也称定位转移或易位。即正常菌群由原籍生活环境转移到外籍生活环境，或转移到本来无菌的部位定植或定居，如肠道中的大肠埃希菌、铜绿假单胞菌转移到呼吸道或泌尿道定居。其原因多为不适当地使用抗菌药物，即该部位的正常菌群被抗菌药物抑制或消灭，从而为外来菌或过路菌提供了生存的空间和定植的条件。包括横向转移和纵向转移两种形式。

3. **血行易位** 正常菌群在一定诱因条件下，迁移到远隔的组织或脏器，形成病灶而引起的感染。血行易位可分为血管内易位和组织脏器易位。血管内易位是血行易位的一种特殊形式，它可发生在微生物定位转移之前或之后。菌血症是最常见的，多数为一过性，因而常易被忽略。

（四）易感部位

内源性医院感染的发生与易感部位的性质和状态有非常密切关系。易感部位分为有菌部位和无菌部位。

1. **有菌部位** 一般为人体的正常储菌库，正常微生态环境能够阻挡外来细菌的定植。当这种平衡或定植抵抗力被破坏，依据破坏的程度就会造成外来菌的不同感染。破坏定植抵抗力最危险的因素就是抗菌药物，其次为各种疾病的状态。

2. **无菌部位** 主要是指人体内的无菌组织和脏器。一般情况下不易发生感染。但在局部或全身抵抗力低下时，有可能成为易感部位。局部穿刺、介入治疗、大量使用糖皮质激素、放疗和患有免疫力低下的疾病，是无菌部位发生感染的常见诱因。

第二节 医院感染流行病学特征与防控要点

一、医院感染的流行病学特征

医院感染的"三间分布"是医院感染在时间、空间和医院不同人群中的分布规律。

（一）医院感染的时间分布

1. **短期波动** 有时也称时点流行或暴发。医院感染在一集体或固定人群中，短时间内发病数突然增多，称为短期波动。常见因医疗器械、食物、空气或水源被污染而发生的医疗器械或环境相关性医院感染、食物中毒、胃肠炎等，多因医院人群在短期接触同一致病因子而引起。发病高峰与疾病的常见潜伏期基本一致，故可从发病高峰推算出暴露时间。

2. **季节性** 与传染病的较明显季节性表现不同，医院感染发病率的季节性变化不明显，季节性分布主要取决于病原体的特点及传播力，如医院内呼吸道疾病的暴发多在冬春季节，诸如病毒感染或暴发在冬季更常见。某些细菌导致医院感染表现出的季节性，可能与环境温度影响病原体生长繁殖有关。

3. **长期变动** 长期变动是指在一个相当长的时间内，通常为几年或几十年，或更长的时间内，疾病的感染类型、病原体种类及宿主随着人类生活条件改变、医疗技术进步和自然条件的变化而发生显著变化。医院感染病原体的种类和构成不断变化。主要医院感染类型的病原体也不相同，且多为条件致病菌，20世纪40年代以前，医院感染的病原体以革兰氏阳性球菌为主，20世纪60年代开始，革兰氏阴性杆菌取代阳性球菌成为医院感染的主要病原体。20世纪90年代开始，革兰氏阳性球菌耐药性，甚至是多重耐药性的革兰氏阳性球菌所占比例有所提高。与美国不同，近年来我国医院感染病原体以革兰氏阴性需氧杆菌为主，其次为革兰氏阳性菌和真菌，2022年，全国医院感染监测横断面调查报告的病原体统计分析提示,医院感染病原体中革兰氏阴性菌、革兰氏阳性菌和真菌分别占 69.01%、21.10%、6.98%。多重耐药菌株感染呈上升趋势。

（二）医院感染的空间分布

医院感染的空间分布差异受多方面因素的影响,受人群的风俗习惯和卫生水平等社会生活条件的影响,还与国家经济、文化、资源和完善的医院感染监测系统存在关联。因此,世界各国、国家内不同地区、不同性质的医院,医院感染差异较大。

1. **不同国家的医院感染发生情况不同** 2011 年 WHO 关于全球地方性医院感染研究表明高收入国家较低收入国家有着更完善的医院感染监测系统,整体有着更低的医院感染发生率,为 5.7%~7.5%,中低收入国家由于缺乏足够的医疗资源,有着更高的医院感染率,为 5.7%~19.1%。在撒哈拉南部的国家,由于工作人员工作量过大、洗手设施缺乏或不规范导致手卫生不足,医院感染率高达 28%~45.8%。然而,在医院感染率最高的重症医学科中,中低收入国家的医院感染率小于 35%,高收入国家的医院感染率反而超过 50%。

2. **不同级别和类型医疗机构的医院感染分布不同** 由于医务人员素质、医院条件、医院管理水平、医院规模、对医院感染的认识以及患者病情构成不同,不同的医疗机构医院感染率差异较大。2014 年全国医院感染监测网数据显示:随着医院规模增大医院感染率呈上升趋势,1 766 家接受调查的医院中,<300 张床位的医院感染率为 1.61%,300~599 张床位的医院感染率为 2.1%,600~899 张床位的医院感染率为 2.89%,≥900 张床位的医院感染率为 3.36%。教学医院与非教学医院的医院感染率也有差异,非教学医院比教学医院低。

3. **不同科室医院感染分布不同** 不同科室间医院感染率的差异是由患者病情严重程度、免疫状态、住院时间长短、侵入性操作执行情况以及科室医务人员手卫生、医院感染防范意识、消毒隔离措施落实情况等不同所引起。针对不同科室间医院感染的报道较多,但体现出的医院感染率的差异基本一致,多数医院感染好发于重症监护室、神经外科、血液内科等病情危重、免疫缺陷患者较多的科室。2014 年,全国医院感染监测网医院感染横断面调查结果分析显示,内科组医院感染比例为 39.69%,外科组医院感染比例为 39.86%,综合 ICU 医院感染比例为 8.35%,儿科医院感染比例为 5.11%,其他科室医院感染比例为 3.47%,妇科组医院感染比例为 1.48%。

（三）医院感染的人群分布

年龄、性别、不同的基础疾病、有无某种危险因素等不同人群特征会影响医院感染的发生。

1. **医院感染的年龄分布** 不同年龄人群医院感染的发生率差别较大,医院感染主要发生于婴幼儿、低体重儿、高龄老人等人群,有调查表明心血管外科术后患者 0~12 月龄组的医院感染率是>10 岁组的 4.7 倍,心瓣膜置换术 50 岁以上组的医院感染率是 20~50 岁组的 2.4 倍,这主要与婴幼儿和老年人抵抗力较低有关。在众多的横断面调查研究报道中,<2 岁及>60 岁组的医院感染率均高于 2~60 岁年龄组。

2. **医院感染的性别分布** 性别间的差异主要与解剖生理或内分泌有关,如处于孕期和泌乳期的妇女免疫力降低,是许多感染性疾病的高危人群。女性由于尿道解剖学结构,更容易发生导尿管相关的尿路感染。某些手术类型中女性医院感染率更高,一项巴西研究表明心脏病手术过程中女性发生医院感染的概率是男性的 2.23 倍。

3. **不同基础疾病的患者医院感染发病率不同** 全国医院感染监测网 2009 年全面综合性监测资料报告,各系统疾病医院感染发病率存在明显差异:病情越重、免疫系统受损越严重的患者,发生医院感染的风险越高,其中以白血病医院感染发病率最高,达 23.09%,其次为颅内出血,感染率为 10.63%,肝和肝内胆管恶性肿瘤感染率为 7.30%。医院感染发病率较低的疾病主要是眼和附属器疾病、耳和乳突疾病等,其感染率均在 1.0% 以下。此外妊娠、分娩和产褥期医院感染发病率也低于 1.0%。

4. 有无危险因素的患者医院感染发病率不同　研究表明,无论是否年轻,住院时间长、住院过程中有侵入性操作危险因素存在的患者医院感染发病率较无危险因素者高,如使用泌尿道插管、动静脉插管、呼吸机、气管切开、血液透析,使用免疫抑制剂、激素或进行放疗、化疗,进行手术等都与医院感染有关。患者置入侵入性设备后医院感染的发生率是非置入患者的 28.21 倍,是否中心静脉置管的感染率分别为 25.8%、9.4%。意大利一项研究表明,是否气管插管的感染率分别为 14.5%、4.9%,是否使用导尿管的感染率分别为 23.6%、6.0%。

5. 医务人员医院感染　我国医务人员结核病的年均患病率在 415/10 万 ~2 240/10 万之间,葡萄牙为 130/10 万,中低收入国家如巴西、印度、泰国、越南、马拉维等在 558/10 万 ~6 000/10 万之间。WHO 报告指出全世界 3 500 万医护人员,每年有 300 万的医务人员发生血源性病原体暴露,医务人员总计有 17 万感染艾滋病,200 万感染乙型肝炎,90 万感染丙型肝炎。湘雅医院 2015~2018 年职业暴露调查表明职业暴露人群职业分布主要以护士为主,占 66.7%,其次为医生 26.72%,医技 3.0%,工勤 / 医疗辅助人员占 3.56%,手术室、急诊科、中心 ICU 为医务人员发生职业暴露最常见的地点。

二、医院感染控制要点

医院感染的防控目标是预防患者、医务人员、探视者等医院暴露人群发生医院感染。因此,需要制订医院感染的预防方案,该方案包括建立医院感染管理体系,制订医院感染预防计划、干预措施以及提高干预措施的依从性。

(一)建立医院感染的管理体系

预防医院感染需要建立医院感染管理体系,该体系的核心问题是管理方式、管理人员以及管理计划。我国《医院感染管理办法》中要求医疗机构应建立医院感染管理委员会,协调统筹医院感染管理。需要根据医院的规模、复杂程度、提供服务的数量以及机构的需求确定医院感染控制专业人员的数量。基于医疗机构的任务以及战略目标,制订医院感染预防战略规划,并以此为依据制订年度计划。组织并协调各科室和外部资源,实施干预措施,并对干预措施进行评价。

(二)医院感染控制的主要措施

1. 采用最佳的监测系统　持续、系统地收集分析医院感染资料对于任何医院感染控制计划来说都是必需的,有益于提高医疗质量。监测系统应该包括结果监测和过程监测,评估每一项控制措施的依从性,以及是否取得期望的结果。

2. 做好消毒隔离　消毒隔离是长久以来医院感染预防与控制的常规手段。每所医院应有消毒剂使用的指南,根据环境和医疗器械的危险程度、污染的微生物特性以及污染程度,选择合适的消毒或灭菌方法。隔离系统也是感染控制计划的必要组成部分,在标准预防的基础上,根据可能的感染性疾病传播途径,实施基于传播途径的隔离措施。

3. 落实侵入性操作相关感染集束化控制措施　医疗机构中越来越多的侵入性操作在临床中应用,特别是呼吸机、导尿管、动静脉置管等。许多研究表明,难以预防的动静脉插管相关血流感染,通过感染预防的集束化措施,即聚焦于一些组合措施,包括手卫生、最大无菌屏障、使用氯己定醇消毒皮肤、最佳穿刺位置和适当的维护、每日评估、尽早拔除导管等措施,能够起到很好的预防效果。

4. **洗手和手消毒** 许多研究已经明确洗手和手消毒是预防医院感染的良好方法,各医疗机构应该遵循手卫生的原则,持续不断进行手卫生教育,提供良好的手卫生条件,定期检查手卫生依从性。

5. **合理使用抗菌药物** 根据国家规定,制订医院合理使用抗菌药物方案,限制某些抗菌药物的使用,提高治疗性抗菌药物使用前送检率,监测药敏结果的变化,根据药敏结果科学使用抗菌药物,建立多学科协作机制,开展抗菌药物使用合理性评价,不断提高合理使用抗菌药物的水平。

（任　南）

思考题

1. 外源性医院感染的传播途径主要是哪些?
2. 菌群紊乱的表现及级别是哪些?
3. 医院感染控制要点有哪些?

第三章　隔离与职业防护

　　隔离是预防与控制医院感染的重要技术,其中与隔离相关的职业防护是隔离技术的重要组成部分。我国隔离实践有着几千年的历史,早在秦朝就有设置"传染病"隔离场所的记载。1877年,美国在医学教科书中首次阐述了传染病患者的隔离策略,还设立了独立的传染病医院、传染病简易隔离病房等隔离救治机构。新中国成立初期,感染性疾病的发病率较高,爱国卫生运动和医疗救治中的隔离技术应用均在感染性疾病的防治中起到了重要的作用。在2003年突发严重急性呼吸综合征(曾称传染性非典型肺炎)疫情和近年的新型冠状病毒感染全球大流行等新发传染病流行中,医院隔离技术是保障传染病患者收治正常秩序的重要前提和保证,本章重点介绍具体隔离技术和职业防护技术。

第一节　隔离概念与分类

一、隔离及其相关概念

　　隔离(isolation)又称隔离预防,是指采用各种方法、技术,防止病原微生物从患者、携带者及场所传播给他人的措施。

　　感染性疾病的传播需要构成感染链,感染链中感染源、传播途径和易感人群同时存在方可发生感染传播。隔离是切断感染链的具体方法,相关概念如下。

　　1. 感染链(infection chain)　感染的发生必须具备的三个相互关联的环节,即感染源、传播途径和易感人群,这三个环节共同构成了感染链。

　　2. 感染源(source of infection)　感染源指病原微生物自然生存、繁殖并排出的宿主或场所。

　　医院感染的感染源可能来源于患者、医务人员、患者家属、探视者等人员中的感染者或病原携带者及其活动环境,感染既可为活动性感染,也可以是无症状带菌或潜伏期的感染。这些感染者或病原携带者可分为传染病感染者或病原携带者及非传染病感染者或病原携带者。前者如麻疹、流行性腮腺炎、细菌性痢疾、流行性感冒等,传染性具有时限性,可据此判断其感染者或病原携带者的隔离时间和接触者的检疫期。后者如耐甲氧西林金黄色葡萄球菌(MRSA)感染者或携带者、碳青霉烯类耐药的肠杆菌科细菌感染者或携带者等,这些感染者或携带者多是此类病原体的定植者,定植时间往往较长,较难消除,其感染性没有明显的时限性。

　　3. 传播途径(route of transmission)　传播途径指病原微生物从感染源传播到易感人

群的路径。不同的病原微生物传播途径不同,医疗机构内感染的传播途径被归纳为空气传播、飞沫传播和接触传播。

(1)空气传播(airborne transmission):是指由悬浮于空气中、能在空气中远距离传播(>1m),并长时间保持感染性的飞沫核(≤5μm)导致的传播,例如活动性肺结核、水痘、麻疹是三种主要的经空气传播的疾病。

(2)飞沫传播(droplet transmission):则是指带有病原微生物的飞沫核(>5μm),在空气中短距离(≤1m)移动到易感人群的口、鼻黏膜或眼结膜等导致的传播。与空气传播相比,飞沫传播的传播范围比较局限,而空气传播可能在更大的范围内实现,因而空气传播传染病的隔离措施要较飞沫传播传染病更加严格。

(3)接触传播(contact transmission):是病原微生物通过手、物体表面等媒介物直接或间接接触导致的传播,手是医院感染最常见的媒介。

4. 易感人群(susceptible host) 指对某种疾病或传染病缺乏特异性免疫力而容易感染的人群。

影响感染性疾病发生发展的因素很多,大多数与宿主自身健康状况和免疫状况有关,另外感染源作用于宿主的特征也是非常重要的因素,包括致病性、毒力和抗原特性,如感染剂量、疾病发生机制、暴露途径等。正是由于上述因素的差异,同样暴露于病原微生物环境中,有些人不发病,而有些人可能发展成严重疾病甚至死亡。

二、隔离基本原则

隔离是针对外源性感染的措施,基本原则是严格管理感染源、阻断感染传播途径、保护易感人群,以达到切断感染链,降低外源性感染发生的目的。隔离技术手段有两类。第一类是通过建筑布局形成物理屏障;第二类是通过规定和限制患者和医务人员的活动区域与流线,配合采用消毒、个人防护等技术形成的人员行为屏障。物理屏障和行为屏障在隔离措施的实施中必须配合使用,相辅相成,缺一不可。

隔离的基本原则包括以下内容。

1. 遵循"标准预防"的原则,对所有的就诊患者采取基础的隔离与防控措施,同时按照"基于疾病传播途径的预防"的原则,针对特定疾病选择隔离防护措施。

2. 医疗机构在新建、改建与扩建时,建筑布局应符合医院卫生学要求,并应具备隔离预防传染病防控的功能,区域划分应明确,并设置规范清晰的标识。

3. 医疗机构应明确诊疗服务流程,做到洁污分开、人流物流分开;同时应注意新建与改建医疗机构的空调通风系统应按照功能分区,并符合隔离要求。

4. 所有医疗机构的工作人员,包括卫生技术人员和辅助工勤人员需要同等接受培训和遵循隔离的各项要求。

三、隔离技术分类

隔离技术是为达到隔离预防目的而采取的一系列操作和措施。在医疗机构,因诊疗活动的开展,所有医患均面临医院感染的风险,因此隔离措施是针对所有医疗机构内的医患双方的。经过国内外几十年的实践和归纳,对现代医院感染的隔离概念形成了一个完整的分类体系。

该分类体系根据患者所患疾病包含标准预防与基于传播途径的隔离预防两个层级。标准预防是针对医疗机构所有患者和医务人员的。基于传播途径的隔离预防措施是根据患者所患疾病的医院感染传播途径,在标准预防的基础上增加的措施,根据医院感染传播途径又分为空气隔离、飞沫隔离和接触隔离三类措施。应当注意的是,感染性疾病可能同时通过两种或两种以上的医院感染传播途径,在选择基于传播途径的预防措施时可同时采取两种或两种以上类型的隔离措施。标准预防与基于传播途径的预防与感染性疾病的关系如图3-1所示:

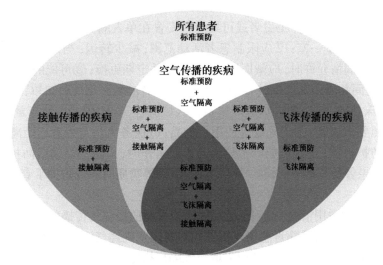

图 3-1　感染性疾病的传播途径与隔离措施的对应关系

（一）标准预防

标准预防（standard precaution）是基于患者的体液（血液、组织液等）、分泌物（不包括汗液）、排泄物、黏膜和非完整皮肤均可能含有病原体的原则,针对医院患者和医务人员采取的一组预防感染措施。包括手卫生、根据预期可能的暴露选用个人防护用品（手套、隔离衣、口罩、帽子、护目镜或防护面罩等）、安全注射,以及穿戴合适的防护用品处理患者污染的物品与医疗器械等。标准预防的措施在本书第一章标准预防的章节中已详细介绍。

（二）基于传播途径的隔离预防

基于传播途径主要有三种与传播途径对应的隔离技术,分别是空气隔离、飞沫隔离和接触隔离;有些通过多种传播途径的感染性疾病应联合应用多种隔离预防措施。

1. 接触隔离

（1）接触隔离的适用情况:适用于确诊或可疑感染了经接触传播疾病（如肠道感染、多重耐药菌感染、经血传播感染、皮肤感染等）的患者,在标准预防的基础上,还应采用接触隔离措施。

（2）接触隔离的具体措施:①患者应安置在单人隔离房间,无条件时同种病原体感染的患者可安置于一室;隔离病室应有隔离标志,并限制人员出入;②限制患者活动范围,尽量减少转运;如需要转运时,应采取有效措施,减少对其他患者、医务人员和环境表面的污染;③医务人员接触隔离患者的血液、体液、分泌物、排泄物等物质时,应戴手套;离开隔离病室前,接触污染物品后应摘除手套,洗手或手消毒,手上有伤口时可戴双层手套;④医务人员进入隔离病室从事可能污染工作服的操作时,应穿医用隔离衣;离开病室前,脱下隔离衣,按要求悬挂,并每天更换进行清洗和消毒;也可以使用一次性医用隔离衣,用后按医疗废物管理要求进行处置。

2. 飞沫隔离

(1)飞沫隔离的适用情况:确诊或可疑感染了经飞沫传播的疾病,如百日咳、白喉、病毒性腮腺炎、流行性脑脊髓膜炎、冠状病毒相关的传染病等疾病,在标准预防的基础上,还应采用飞沫隔离预防措施。

(2)飞沫隔离具体措施:①患者或可疑患者安置在单人隔离病房,无条件时,相同病原体感染的患者可安置于一室;②应限制患者活动范围,减少转运;当需要转运时,医务人员应注意防护;患者病情允许时,应戴医用外科口罩,并定期更换;③可能的情况下患者之间、患者与探视者之间相隔距离应保持在1m以上,探视者应戴医用外科口罩;④加强通风,空气可不进行特殊处理;⑤医务人员应严格执行区域流程,在不同的区域穿戴不同的防护用品,离开时按照要求摘脱,并正确处理使用后物品;⑥医务人员与患者近距离(1m以内)接触,应戴医用防护口罩;进行可能产生喷溅的诊疗操作时,应戴护目镜或防护面屏,穿医用隔离衣;当接触患者及其血液、体液、分泌物、排泄物等物质时应戴防护手套。

3. 空气隔离

(1)空气隔离的适用情况:适用于已经确诊或可疑的经空气传播的疾病,如活动性肺结核、水痘、麻疹等,新型冠状病毒感染也可在相对密闭空间经气溶胶传播。预防经空气传播的疾病需要在标准预防的基础上,还应采取空气隔离措施。

(2)空气隔离的具体措施:①患者应安置在负压隔离病房内,使用特殊的空气处理和通风系统;一间负压隔离病房宜安排一名患者,无条件时可安排同种呼吸道感染疾病患者于同一房间;诊疗工作应有计划,集中治疗护理,减少出入频率;限制患者到室外活动;出院时患者物品应消毒处理后,方可带出医院;②没有负压隔离病房时,相同病原微生物感染患者可安置于一室,疑似患者应单独安置;也可将患者安置在独立的、通风良好的隔离区域内,达到区域隔离预防的要求,单间隔离;隔离病房/室内两病床之间距离不少于1.1m;不同种传染患者应分室安置,严格空气消毒;各区应配置符合手卫生要求的手卫生设施;③无条件收治时,应尽快转送至有条件收治呼吸道传染病的医疗机构进行收治,并注意转运过程中医务人员的防护;④当患者病情允许时,应戴医用外科口罩,并限制其活动范围;⑤医务人员应严格执行区域流程,在不同的区域,穿戴不同的防护用品,离开时按要求摘脱,并正确处理使用后物品。

第二节　常见隔离方法与要求

一、建筑布局与物理隔离

医院建筑布局形成的空间隔离是隔离中构成物理屏障的方法,无论标准预防还是基于传播途径的预防,都要通过建筑布局形成的空间隔离来实现。

(一)建筑分区

医院内建筑区域划分:根据患者获得感染危险性的高低和污染程度分为三个区域。同一等级分区的科室宜相对集中,高度风险区域的科室宜相对独立成区,收治感染患者区域与采取保护性隔离区域应分开设置,宜与中、低度风险区域分开,空调通风系统应区域化,手卫生设施应方便可及。

1. **低度风险区域**　没有患者存在或患者只作短暂停留的区域,如行政管理部门、图书馆、会议室、病案室等。

2. **中度风险区域**　有普通患者的诊疗,患者体液(血液、组织液等)、分泌物、排泄物对环境表面存在潜在污染可能性的区域,如普通病区、门诊科室、功能检查室等。

3. **高度风险区域**　有感染或病原体定植者诊疗的区域,以及对高度易感患者采取保护性隔离措施的区域,如感染性疾病科、手术部(室)、重症监护病区(室)、移植病区、烧伤病区(室)等。

(二)不同诊疗区域的建筑布局要求

1. **普通病区**　普通病区是医院中所占比例最大的区域,病区内病房(室)、治疗室、换药室等各功能区域内的房间应布局合理,分区明确,洁污分明,标识清晰。新建、改建病房(室)宜设置独立卫生间,多人房间的床间距应大于0.8m,床单元之间可设置隔断设施,并宜方便清洁与消毒。病室内单排病床床位数不应超过3张,通道净宽不应小于1.1m;双排病床不应超过6张,床端通道净宽不应小于1.4m。

病区内设施、设备应符合医院感染控制的要求:①病区内应设置方便医务人员使用的完备的流动水洗手和卫生手消毒设施;②病室内应有良好的通风设施,首选自然通风,自然通风不良时宜采取机械通风,在无人情况下还可采取紫外线灯照射或化学方法消毒;治疗室、换药室等诊疗区域没有与室外直接通风条件时,应配置空气净化装置,使消毒后空气中的细菌总数≤4cfu/(15min·直径9cm平皿);③病区内应设有适于隔离的房间,感染性疾病患者与非感染性疾病患者应分室安置,同种感染性疾病、同种病原体感染患者宜集中安置。

2. **感染性疾病病区**　感染性疾病病区适用于主要经接触传播、飞沫传播和空气传播疾病患者的隔离。该病区应设在医院相对独立的区域,并符合传染病防控的建筑布局要求。病区内应做到分区明确,标识清晰,不同种类的感染性疾病患者应分区安置,还应配备适量的非手触式开关的流动水洗手设施。

(1)接触传播疾病患者的隔离病区:其建筑布局与隔离要求应符合上述对感染性疾病病区的要求。

(2)飞沫传播疾病患者的隔离病区:该病区在符合感染性疾病病区总体要求的基础上,在患者隔离时应做到:①疑似患者应单独安置;②确诊患者宜单独安置;③同种疾病患者安置于一室时,两病床之间距离不少于1.2m。

(3)空气传播疾病患者的隔离病区:该病区在符合感染性疾病病区总体要求的基础上,要求设置"三区"和"两通道"。"三区"指清洁区、潜在污染区和污染区。

1)"三区":做到人流、物流、空气流之间有物理隔断:①清洁区指进行呼吸道传染病诊治的病区中,不易受到患者体液(血液、组织液等)和病原体等物质污染,及传染病患者不应进入的区域,包括医务人员的值班室、卫生间、男女更衣室、浴室以及储物间、配餐间等;②潜在污染区是进行呼吸道传染病诊治的病区中,位于清洁区与污染区之间,有可能被患者体液(血液、组织液等)和病原体等物质污染的区域,包括医务人员的办公室、治疗准备室、护士站、内走廊等;③污染区是经空气传播疾病患者诊治的隔离收治病区,传染病患者和疑似传染病患者接受诊疗的区域,以及被其体液(血液、组织液等)、分泌物、排泄物污染物品暂存和处理的场所,包括病室、患者用后复用物品和医疗器械等的处置室、污物间以及患者用卫生间和入院、出院处理室等。

2）"两通道"：是进行呼吸道传染病诊治的病区中的医务人员通道和患者通道，医务人员通道出入口设在清洁区一端，患者通道出入口设在污染区一端。

3）另外应在"两通道"和"三区"之间设立缓冲间，即进行呼吸道传染病诊治的病区中清洁区与潜在污染区之间、潜在污染区与污染区之间设立两侧均有门的缓冲间，两侧的门不能同时开启，为医务人员的穿脱防护用品准备间。

4）经空气传播疾病患者的隔离病区中应建立明确的工作流程并严格执行，各区之间应界线清楚，标识明显，应严格各区域、两通道等的管理。疑似患者应单独安置，确诊患者宜单独安置，当同种疾病患者安置于同一病室时，两病床之间距离应不少于1.2m。该病区的患者出院所带物品应消毒处理。进入该病区隔离区域的人员，在标准预防措施的基础上，还应采用经空气传播疾病的隔离与预防措施，做好个人防护。经空气传播疾病的隔离病区，宜设置负压隔离病房。

（4）负压隔离病区（室）：是用于隔离通过和可能通过空气传播的传染病患者或疑似患者的病区（室），通过机械通风方式，使病区（室）的空气由清洁区向污染区流动，使病区（室）内的空气静压低于周边相邻相通区域空气静压，相邻相通不同污染等级房间的压差应不小于5Pa。负压隔离病区（室）排出的空气应经消毒或过滤处理，确保对环境无害。

负压隔离病区（室）在使用过程中，应遵循以下隔离要求：①一间负压病室宜安排一名患者，无条件时可以安排同种疾病患者；②应限制患者到室外活动，如需外出时戴医用外科口罩；③该病区（室）患者出院所带物品应消毒处理；④进入负压隔离病室的人员在标准预防措施的基础上，还应采用经空气传播疾病的隔离与预防措施，做好个人防护。

3. **门诊**　普通门诊要求流程明确，标识清晰，路径便捷，不同科室间宜分科候诊。儿科门诊应相对独立成区，设立单独的预检分诊台、隔离观察室等。门诊换药宜分别设立清洁伤口与污染伤口换药室。感染疾病科门诊、门诊手术室等应符合手术室设置的有关规定、感染控制相关规范等要求进行设置。

在上述建筑布局的基础上，门诊还应符合以下隔离要求：①普通门诊、儿科门诊宜分开候诊，感染性疾病科门诊中应分设发热门诊、肠道门诊等，发热门诊应与其他感染性疾病科门诊完全分隔，不同患者应分开候诊；②诊室应当通风良好，应配备适量的流动水洗手设施和/或卫生手消毒设施；③应建立预检分诊隔离制度并落实，通过挂号时询问、咨询台咨询和医师接诊时询问等多种方式对患者开展传染病的预检，必要时可建立临时预检点进行预检；④经预检为需要隔离的传染病患者或疑似传染病患者，应及时将患者分诊至感染性疾病科或相应分诊点就诊，同时对接诊处采取必要的消毒措施；⑤门诊手术室宜参照医院手术部（室）感染控制相关规范要求进行管理。

4. **急诊**　急诊科应设单独出入口，流程清晰，路径便捷；并设预检分诊、普通诊室和适于隔离的诊室。在急诊科应执行预检分诊制度，及时发现传染病患者及疑似患者，及时采取隔离措施。各诊室内应配备非手触式开关的流动水洗手设施和/或卫生手消毒设施。急诊观察室应按病区要求进行管理；如设置急诊ICU，其建筑布局与隔离要求可按照重症监护病房要求管理。应特别注意的是，接诊不明原因发热及不明原因肺炎患者时，应在标准预防的基础上按照空气传播疾病进行空气隔离预防。

二、隔离技术与行为隔离

医疗机构需要在患者隔离的同时实施诊疗活动，还需要采用隔离技术实现在正常开展诊疗活动中达到隔离的效果，通过对进入诊疗区域内的隔离人员实施行为隔离，与建筑布局形成的物理隔离配合使用达到隔离的效果。主要的行为隔离技术包括了标准预防和基于传播途径的预防技术，标准预防的方法与要求在第一章中已有详细描述，本章节重点描述手卫生和个人防护两项重要技术。

1. **手卫生**　手是医院感染接触传播最重要的媒介之一，因此手卫生也是隔离技术中最重要的技术之一，在本书的第七章有详细内容，此处对手卫生的技术仅做简单概述。

手卫生是医务人员通过流动水洗手或卫生手消毒，有效减少手部致病微生物的携带，有效切断感染链，实现行为隔离的效果。手卫生的有效实施包括严格掌握手卫生指征，在接触患者前、清洁或无菌操作前、接触患者后、可疑血液体液分泌物污染手后、接触患者周围环境后都需要进行手卫生；选择合适的手卫生方式，在手部无明显污染时可以使用速干手消毒剂消毒手来代替流动水洗手；采用正确的手卫生方法，洗手或消毒双手的揉搓要采用六步洗手法揉搓。

2. **个人防护**　通过穿戴个人防护用品是隔离技术中起到医务人员职业防护和患者间隔离的重要技术，个人防护用品的使用方法与穿戴顺序将在本章第三节中详细介绍。本章主要介绍防护用品的选择原则。

（1）手部防护：进行有可能接触患者体液（血液、组织液等）、分泌物、排泄物等的诊疗、护理、清洁等工作时，应戴手套做好手部防护。

（2）呼吸道防护：预防呼吸道传染病的防护用品是医用口罩，应该根据可能接触的疾病种类和社区流行的呼吸道传染病情况选择一次性使用医用口罩、医用外科口罩、医用防护口罩。

（3）面部防护：在诊疗、护理操作过程中，有可能发生体液（血液、组织液等）、分泌物等喷溅到眼部时佩戴防护面屏/防护面罩。另外，医用外科口罩、医用防护口罩也有防止面部喷溅的防护作用，特别是在吸痰或气管插管操作时。

（4）躯干与四肢防护：有可能发生体液（血液、组织液等）、分泌物等大面积喷溅或者有可能污染身体时，应穿隔离衣或医用防护服，有时也使用防水围裙防喷溅。

（5）脚部防护：对于脚部的防护一般采用医用清洁与消毒的包裹性好的鞋。对于甲类传染病等烈性传染病，为了实现更好的微生物控制，也会使用一次性靴套用于脚部防护。

第三节　职业防护与职业暴露

一、个人防护用品及其使用方法

医院感染是医院工作人员重要的职业风险，针对致病微生物的职业防护是医院感染控制的重要技术，也是医院工作人员职业健康的重要组成部分。预防感染相关的职业防护主要是通过正确选择和佩戴个人防护用品实现，防护用品的选择根据本章第一节中标准预防加基于不同传播途径的预防要求。个人防护用品的正确使用方法如下所述。

（一）口罩

1. 根据不同的操作要求选用不同种类的医用口罩 ①一般诊疗活动,可佩戴一次性使用医用口罩或医用外科口罩;②手术部(室)工作或诊疗护理免疫功能低下患者、进行有体液喷溅的操作或侵入性操作时应戴医用外科口罩;③接触经空气传播传染病患者、近距离(≤1m)接触飞沫传播的传染病患者或进行产生气溶胶操作时,应戴医用防护口罩。

2. 口罩的佩戴与摘脱方法

【医用外科口罩】

（1）佩戴方法:①检查口罩,区分上下反正,有鼻夹的一侧朝上,鼻夹明显的一侧朝外;②将口罩罩住鼻、口及下颌,口罩下方带系于颈后,上方带系于头顶中部;③将双手指尖放在鼻夹上,从中间位置开始,用手指向内按压,并逐步向两侧移动,根据鼻梁形状塑造鼻夹;④调整系带松紧度。步骤见图3-2。

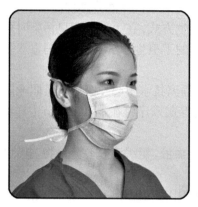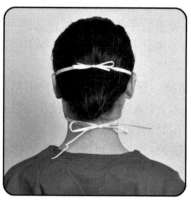

图3-2 医用外科口罩佩戴法

（2）脱摘方法:不接触口罩前面的污染面,先解开下面的系带,再解开上面的系带。用手仅捏住口罩的系带放入废物容器内。

【医用防护口罩】

（1）佩戴方法:①一手托住防护口罩,有鼻夹的一面向外;②将防护口罩罩住鼻、口及下颌,鼻夹部位向上紧贴面部;③用另一只手将下方系带拉过头顶,放在颈后双耳下;④再将上方系带拉至头顶中部;⑤将双手指尖放在金属鼻夹上,从中间位置开始,用手指向内按鼻夹,并分别向两侧移动和按压,根据鼻梁的形状塑造鼻夹;⑥每次佩戴医用防护口罩进入工作区域之前,应做佩戴气密性检查。步骤见图3-3。

（2）检查方法:将双手完全盖住防护口罩,快速地呼气,若鼻夹附近有漏气应调整鼻夹;若四周有漏气,应调整到不漏气为止。

（3）脱摘方法:①用手慢慢地将颈部的下头系带从脑后拉过头顶;②拉上头系带摘除口罩;③不应用手触及口罩的前面,仅捏住口罩系带放入医疗废物容器内。步骤见图3-4。

（二）护目镜、防护面屏

1. 可能发生患者体液(血液、组织液等)、分泌物、排泄物等喷溅诊疗、护理操作时,应使用护目镜或防护面罩保护眼部和面部。

2. 护目镜、防护面罩的佩戴与脱摘方法。

（1）佩戴方法:戴上护目镜或防护面罩,调节舒适度,步骤见图3-5。

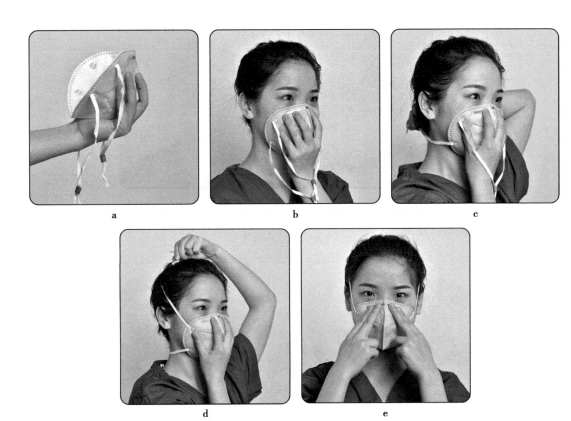

图 3-3　医用防护口罩佩戴方法

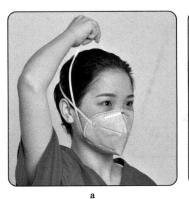 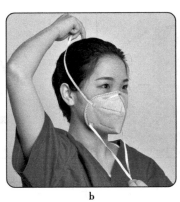 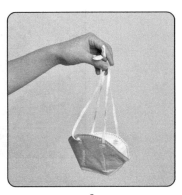

图 3-4　医用防护口罩脱摘方法

（2）脱摘方法：捏住靠近头部或耳朵的一边摘掉，放入回收容器或医疗废物容器内，步骤见图 3-6。

（三）防护手套

1. 根据不同操作的需要，选择合适种类和规格的手套　①接触患者的体液（血液、组织液等）、分泌物、排泄物、呕吐物及污染物品时，应戴一次性检查手套；②进行手术、换药等无菌操作以及接触患者破损皮肤、黏膜时，应戴一次性无菌外科手套。

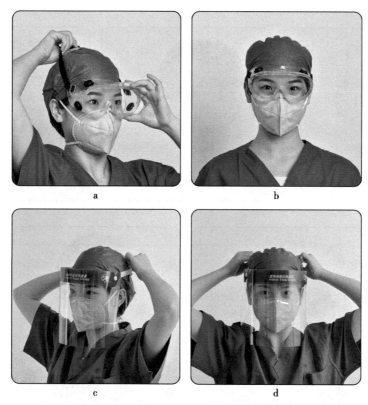

图 3-5 护目镜、防护面罩的佩戴方法

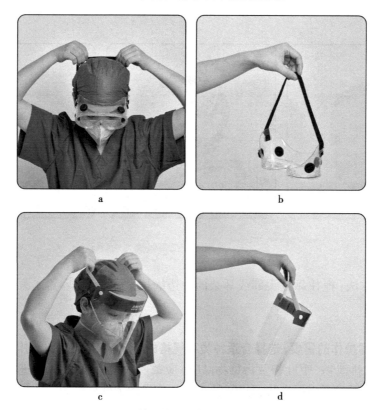

图 3-6 护目镜、防护面罩的脱摘方法

2. 手套的佩戴与脱摘方法

（1）一次性无菌外科手套佩戴方法：①完成外科手消毒后，打开手套包，一手掀起口袋的开口处。②另一手捏住手套翻折部分（手套内面）取出手套，对准五指戴上。③捏起另一只袋口，以戴着手套的手指插入另一只手套的翻边内面，将手套戴好；然后将手套的翻转处套在工作衣袖外面。步骤见图3-7。

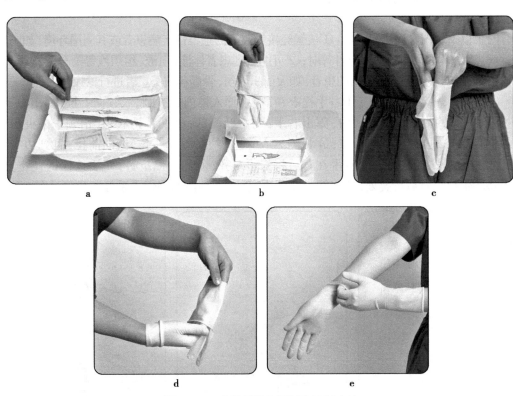

图 3-7　一次性无菌外科手套佩戴方法

　　一次性检查手套多数为非独立包装，佩戴过程无严格无菌操作要求，需要完成手卫生后再佩戴手套。

（2）脱摘方法：①用戴着手套的手捏住另一只手套污染面的边缘将手套脱下；②戴着手套的手握住脱下的手套，用脱下手套的手捏住另一只手套清洁面（内面）的边缘，将手套脱下；③用手捏住手套的里面放入医疗废物容器内。步骤见图3-8。

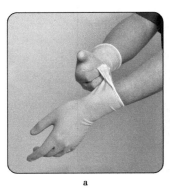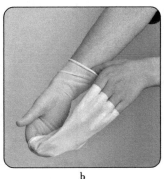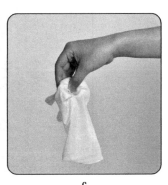

图 3-8　一次性无菌外科手套脱摘方法

（四）医用隔离衣与医用防护服

医用隔离衣（一次性或复用）或医用防护服是具有局部或全身防水阻菌性能的防护用品，可以根据需要选择医用隔离衣或医用防护服用于防护，隔离衣和医用防护服只限在规定区域内穿脱。

医用隔离衣与医用防护服的穿脱方法

【医用隔离衣】

（1）以下情况穿医用隔离衣：①接触经接触传播的感染性疾病患者或其周围环境，如肠道传染病患者、多重耐药菌感染患者等时；②可能受到患者体液（血液、组织液等）、分泌物、排泄物污染时；③对实施保护性隔离的患者，如大面积烧伤、骨髓移植等患者进行诊疗、护理时。

（2）医用隔离衣的穿法：①右手提衣领，左手伸入袖内，右手将衣领向上拉，露出左手；②换左手持衣领，右手伸入袖内，露出右手，勿触及面部；③两手持衣领，由领子中央顺着边缘向后系好颈带，整理好袖口；④将隔离衣一边（约在腰下5cm）渐向前拉，见到边缘捏住，同法捏住另一侧边缘；⑤双手在背后将衣边对齐；⑥向一侧折叠，一手按住折叠处，另一手将腰带拉至背后折叠处；⑦将腰带在背后交叉，回到前面将带子系好。步骤见图3-9。

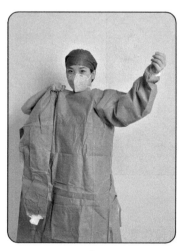
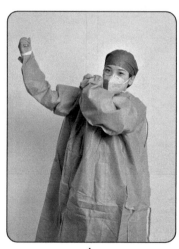
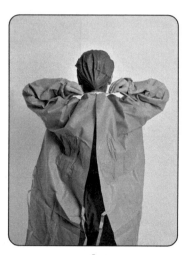

a　　　　　　　　　　b　　　　　　　　　　c

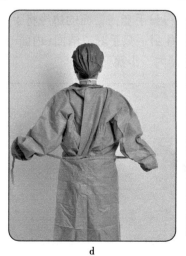
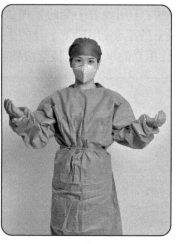

d　　　　　　　　　　e

图3-9　医用隔离衣的穿法

（3）医用隔离衣的脱法：①解开腰带，在前面打一活结；②充分暴露双手，进行手卫生，③解开颈后带子；④右手伸入左手腕部袖内，拉下袖子过手；⑤用遮盖着的左手握住右手隔离衣袖子的外面，拉下右侧袖子；⑥双手转换逐渐从袖管中退出，脱下隔离衣；⑦左手握住领子，右手将隔离衣两边对齐，污染面向外悬挂污染区；如果悬挂污染区外，则污染面向里。不再使用时，将脱下的隔离衣，污染面向内，卷成包裹状，放入医疗废物容器内或放入回收袋中。步骤见图3-10。

【医用防护服】

（1）以下情况穿医用防护服：①接触甲类及乙类按甲类管理的传染病患者时；②接触传播途径不明的新发传染病患者时；③为埃博拉等高致病性、高病死率的传染病患者进行诊疗护理操作时。

（2）医用防护服的穿法：遵循先穿裤，再穿衣，然后戴帽，最后拉上拉锁的顺序。

（3）医用防护服的脱法：脱时应避免防护服外面污染内层衣物及皮肤。①先将拉链拉到底；②向上提拉帽子，使帽子脱离头部；③脱袖子，由上向下边脱边卷；④污染面向里卷至全部脱下；⑤放入医疗废物袋内。步骤见图3-11。

（五）防护帽子

1. **以下情况下使用帽子**　①进行无菌技术操作；②进入隔离呼吸道传染病患者的污染区；③7级以上洁净环境场所和保护性隔离区域、洁净医疗用房。

2. 帽子要能够遮盖全部头发，分为布质帽子和一次性使用帽子，布质帽子应保持清洁，每次或每天更换与清洁；一次性使用帽子应一次性使用。

（六）防水围裙

1. 可能受到患者的体液（血液、组织液等）、分泌物及其他污染物质污染、进行复用医疗器械的清洗时，应穿防水围裙。

2. 分为重复使用的围裙和一次性使用的围裙。重复使用的围裙，每班使用后应及时清洗与消毒。遇有破损或渗透时，应及时更换。一次性使用围裙应一次性使用，受到明显污染、遇到破损或渗透时应及时更换。

（七）防护鞋套

1. **以下情况应该穿防护鞋套**　①进入隔离呼吸道传染病患者的污染区、负压隔离病室时；②进入洁净场所医疗用房前穿鞋套或更鞋。

2. 应在规定区域内穿鞋套，离开该区域时应及时脱掉。发现破损应及时更换。防护鞋套应具有良好的防水性能，并一次性使用。

二、个人防护用品的穿脱顺序

个人防护用品可以单独使用或多种配合使用，多种配合使用时应该遵循一定的穿脱顺序，尤其是在进入和离开隔离呼吸道传染病患者的区域时，要在指定的地点，按照指定的顺序完成防护用品的穿戴与脱摘。下面详述进入和离开呼吸道传染病隔离病区如何穿戴脱摘防护用品。

1. **穿戴防护用品应遵循的程序**

（1）清洁区进入潜在污染区前：洗手→戴帽子→戴医用防护口罩→进入潜在污染区。手部皮肤破损的戴一次性使用橡胶检查手套。

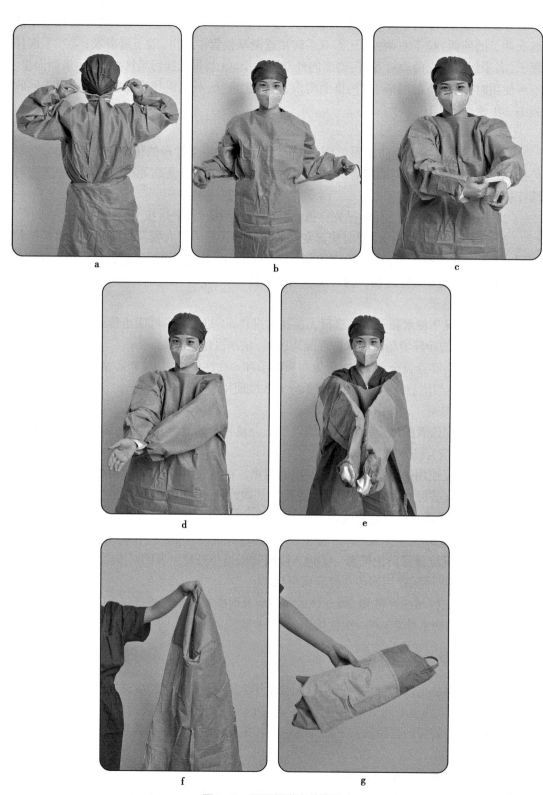

图 3-10 医用隔离衣的脱法

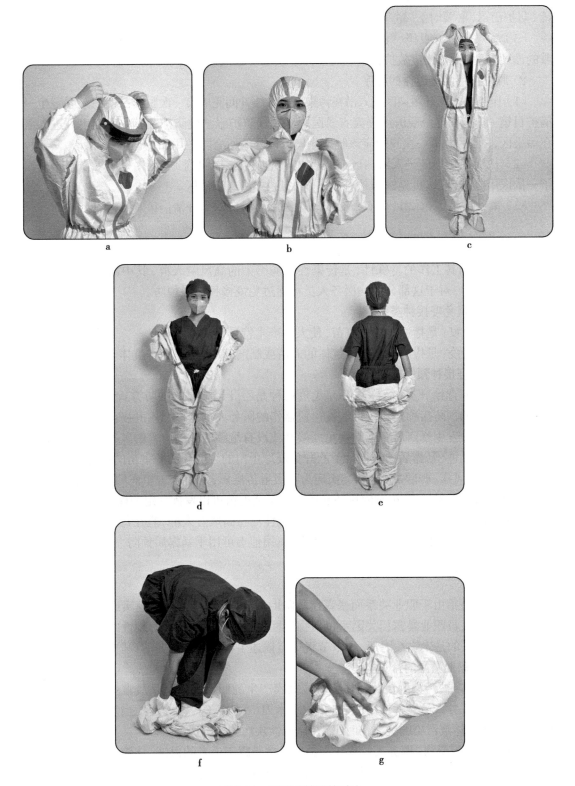

图 3-11　医用防护服的脱法

（2）潜在污染区进入污染区前：穿医用隔离衣或医用一次性防护服（必要时）→戴护目镜／防护面罩（必要时）→戴手套（必要时）→穿鞋套（必要时）→进入污染区。

（3）为患者进行吸痰、气管切开、气管插管等操作，可能被患者的分泌物及体内物质喷溅的诊疗护理工作前，应戴护目镜或防护面罩或电动送风过滤式呼吸防护器。

2. 脱防护用品应遵循的程序

（1）医务人员离开污染区进入潜在污染区前在缓冲间完成第一次脱摘：摘手套、手卫生→摘护目镜／防护面屏→脱医用隔离衣或医用一次性防护服→脱防护鞋套→手卫生→进入潜在污染区，手卫生（第一次脱摘应该脱掉除口罩以外的所有防护用品）。

（2）从潜在污染区进入清洁区前在缓冲间完成第二次脱摘：手卫生→脱工作服→摘帽子→摘医用防护口罩，更换医用外科口罩→手卫生，进入清洁区。

（3）离开清洁区：沐浴、更衣→必要时戴医用外科口罩离开清洁区。

三、医务人员免疫接种

医务人员因其工作的特殊性，是传染性疾病感染的高风险人群，其中部分疾病可以通过免疫接种预防，对于这部分疾病医务人员可通过免疫接种加强预防。

1. 医务人员免疫接种类别

（1）主动免疫：是指通过接种疫苗，使人体产生特异性免疫。

（2）被动免疫：是指通过注射含抗体的血清或制剂，从而快速获得抗体。

2. 常见免疫接种预防的传染病

（1）乙型病毒性肝炎（简称乙肝）：免疫接种是乙肝最重要的预防方式，分为常规免疫接种和暴露后的预防接种。建议可能发生锐器伤的医务人员均按照乙肝疫苗接种程序全程常规免疫接种。发生暴露后对未常规免疫接种或没有足够的免疫应答的医务人员建议进行暴露后的预防接种，暴露后预防包括了乙肝免疫球蛋白的注射和乙肝疫苗的接种。

（2）麻疹、风疹、腮腺炎：这三类疾病为呼吸道传染病，对于未曾患病的易感人群，建议常规接种预防。暴露后 72 小时内接种麻风腮减毒活疫苗可以发挥一定的保护作用。

（3）流行性感冒（流感）：医务人员作为季节性流感高风险人群，宜在每年 9~12 月接种。出现职业暴露后应立即进行疫苗接种。另外，奥司他韦可用于暴露后预防。

四、职业暴露的预防与处置

职业暴露是指由于职业关系而暴露在危险因素中，从而可能损害健康或危及生命的一种情况。医务人员职业暴露相关因素包括物理性、化学性、生物性、心理性因素。其中与医院感染直接相关的是生物性因素，本章节将重点描述生物性职业暴露的预防与处置。

1. 生物性职业暴露的常见类型

（1）锐器伤：被污染的锐器损伤皮肤或黏膜产生的职业暴露。是最常见的生物性职业暴露的类型。医务人员经常使用的穿刺针、手术刀、手术剪等各类锐器，当发生受到血源性疾病患者血液、体液污染的锐器伤时，存在血源性疾病传播的风险。

（2）皮肤黏膜暴露：医务人员皮肤和黏膜经常暴露于患者的血液、体液。有时呼吸道黏膜也可能暴露于经空气传播传染病污染的空气。存在疾病传播的风险。

2. 生物性职业暴露的预防 职业暴露的预防根据风险控制的理论与原则，应该通过以下预防原则。

（1）消除风险：即消除或减少职业风险因素，例如减少不必要的注射操作、减少不必要的职业接触。

（2）风险替代：对于无法消除的风险，通过实施较低风险的操作，例如，尽可能减少锐器的使用。

（3）工程控制：优化工具预防职业暴露，例如，使用锐器盒防止锐器伤、使用自毁型的注射装置等。

（4）管理控制：通过加强培训，优化流程、建立标准预防加基于传播途径预防的体系等管理手段减少职业暴露风险。

（5）个人防护用品：医务人员通过正确选择和使用个人防护用品，建立与危险因素之间的屏障，预防职业暴露的发生。

3. 生物性职业暴露的处置　发生生物性职业暴露后的处置包括现场的紧急处理、应急免疫接种或预防用药和暴露后的监测。

（1）现场紧急处理：现场紧急处理的原则主要是尽快脱离暴露源，清除局部污染物。包括：①发生皮肤黏膜暴露后紧急用流动水冲洗并使用皮肤黏膜消毒剂消毒暴露处；②发生呼吸道暴露后紧急离开污染环境并加戴口罩；③发生锐器伤时使用流动水冲洗，再使用皮肤黏膜消毒剂消毒伤口。

（2）应急接种与预防用药：根据可疑或确定的暴露病原微生物的种类，根据本章节第三部分的描述选择应急免疫接种和预防用药。

（3）暴露后的监测：根据疾病潜伏期和疾病早发现的方式，对暴露人员开展症状体征监测和检验指标的监测，监测时长根据疾病的潜伏期长短，必要时应对暴露后的医务人员实施隔离观察。

（姚　希）

思考题

1. 标准预防的概念是什么？包括哪些主要内容？
2. 隔离的基本原则有哪些？
3. 生物性职业暴露后现场应急处置主要包括哪些内容？

第四章 清洁、消毒与灭菌

通常情况下,医院感染分为内源性感染和外源性感染,内源性感染感染源多来自患者自身定植,外源性感染的感染源多来自患者之外的人或物。外源性感染除患者与患者之间、医务人员与患者之间的交叉传播外,环境物体表面在交叉感染中的媒介作用不容忽视。研究发现,病原体在环境物体表面可长时间存活,被污染的环境物体表面有可能成为重要的储菌库。环境物体表面通常包括医院建筑物内部表面和诊疗用品表面,去除病原体的方法主要包括清洁、消毒、灭菌。清洁是消毒和灭菌的必要前提。根据环境物体表面污染的严重程度,对其进行感染风险危险度分级,有针对性合理选择清洁、消毒与灭菌方法;同时,日常工作应加强对清洁、消毒与灭菌效果的监测,做好质量监督和改进。

第一节 诊疗用品的分类与消毒灭菌原则

一、诊疗用品的分类

1968 年 E. H. Spaulding 根据医疗器械污染后使用所致患者感染的危险性大小及在患者使用之间的消毒或灭菌要求,将医疗器械分三类,即低度危险性物品(non-critical items)、中度危险性物品(semi-critical items)和高度危险性物品(critical items)。低度危险性物品使用时,仅与人体完整皮肤接触,由于皮肤的天然屏障作用,即使该类物品上次使用后处理时被微生物污染,本次使用导致人体感染的风险依然较低,因此可仅采用低水平消毒或清洁的方法进行处理即可。而中度危险性物品和高度危险性物品使用时,由于接触人体的特殊部位或经过特殊环节,如果上次使用后处理方法不当,容易将沾染的微生物带入人体,导致感染的风险大大增加,所以该类物品使用后,需要进行中等水平消毒及以上级别的处理。

（一）低度危险性物品

与人体完整皮肤接触而不与黏膜接触的物品,如听诊器、血压计袖带、腋表等;病床围栏、床面以及床头柜、被褥;痰盂(杯)和便器等。

（二）中度危险性物品

与人体完整黏膜(如口咽黏膜、呼吸道黏膜、消化道黏膜等)相接触,而不进入人体无菌组织、器官和血流,也不接触破损皮肤、破损黏膜的物品,如胃肠道软式内镜、支气管镜、喉镜、肛表、口表、呼吸机管道、麻醉机管道、压舌板、肛门直肠压力测量导管等。

（三）高度危险性物品

进入人体无菌组织、器官、脉管系统,或有无菌体液从中流过的物品或接触破损皮肤、破损黏膜的物品。一旦被微生物污染,具有极高感染风险,如手术器械、穿刺针、腹腔镜、活检钳、心脏导管、无菌引流管、植入物、体外膜肺氧合（ECMO）导管系统、血液透析导管系统等。

二、诊疗用品的消毒灭菌原则

除一次性使用的诊疗用品外，其余诊疗用品可借助清洁消毒或灭菌的方法清除沾染的微生物，从而做到可重复使用。消毒和灭菌的方法有很多种，各种诊疗用品使用的消毒或灭菌方法并非完全一致，既要考虑诊疗用品本身的材质，也要考虑各类消毒或灭菌方法的效率。诊疗用品的消毒灭菌应遵从以下几个原则。

（1）重复使用的诊疗器械、器具和物品，使用后常规情况下应先行清洁，再进行消毒或灭菌。清洁能初步降低诊疗用品上的微生物负荷，能为后续消毒或灭菌作用的发挥提供基础保证。

（2）耐热、耐湿的手术器械，应首选压力蒸汽灭菌，不应采用化学消毒剂浸泡灭菌。压力蒸汽灭菌属于物理的灭菌方法，灭菌高效且无环境污染；而化学消毒剂浸泡灭菌受浓度、温度等影响较大，消毒剂本身易污染环境，浸泡灭菌后的冲洗也容易导致再次污染。

（3）玻璃器材、油剂和干粉类物品等，应首选干热灭菌。主要原因是以上类型的诊疗用品不适合化学消毒剂浸泡灭菌，不耐湿、蒸汽或气体不能穿透也无法选用压力蒸汽灭菌。

（4）环境与物体表面，一般情况下先清洁，再消毒；当受到患者的血液、体液等污染时，应先去除污染物，再清洁与消毒，否则污染物本身会影响清洁与消毒的效果。

（5）医疗机构使用的消毒产品应符合国家管理规定，合法有效，并应遵循批准使用的范围、方法和注意事项，超范围使用、使用方法不合理等均会造成消毒产品无法发挥应有的作用。

第二节　清洁、消毒与灭菌概念与常用方法

一、清洁、消毒与灭菌概念

清洁、消毒与灭菌是去除传播媒介上病原体的三种常用方法，其对病原体去除的有效程度逐渐提升。

1. **清洁**　去除物体表面的有机物、无机物和可见污染物的过程。主要依靠机械或使用清洁剂的方法实现。

2. **消毒**　清除或杀灭传播媒介上的病原微生物，使其达到无害化的处理。主要依靠物理方法或化学消毒剂来实现。

3. **灭菌**　杀灭或清除医疗器械、器具和物品上一切微生物的处理。主要通过物理灭菌或化学灭菌剂来实现。

二、清洁、消毒与灭菌常用方法

（一）根据对微生物杀灭的水平选择消毒方法

根据对微生物杀灭的水平将消毒灭菌水平分为低水平消毒、中水平消毒、高水平消毒和灭菌水平，四个层级对微生物的杀灭水平逐渐提升。

1. **低水平消毒**　能杀灭细菌繁殖体（分枝杆菌除外）和亲脂病毒（如乙型肝炎病毒、丙型肝炎病毒、流感病毒、人类免疫缺陷病毒等）的化学消毒方法以及通风换气、冲洗等机械

除菌法。举例：如采用单链季铵盐类消毒剂（苯扎溴铵等）、双胍类消毒剂（氯己定）等低水平消毒剂，在规定条件下，以合适浓度和有效作用时间进行消毒的方法。

2. **中水平消毒** 能杀灭除细菌芽孢以外的各种病原微生物包括分枝杆菌。举例：达到中水平消毒常用的方法，如碘类消毒剂（碘伏、氯己定碘等）、醇类消毒剂、氯己定醇复方消毒剂、季铵盐醇复方消毒剂等，在规定条件下，以合适浓度和有效作用时间进行消毒的方法。

3. **高水平消毒** 能杀灭一切细菌繁殖体包括分枝杆菌、病毒、真菌及其孢子和绝大多数细菌芽孢。举例：达到高水平消毒常用的方法包括采用含氯制剂、二氧化氯、邻苯二甲醛、过氧化氢、臭氧、碘酊、过氧乙酸等以及能达到灭菌效果的化学消毒剂，在规定的条件下，以合适的浓度和有效的作用时间进行消毒的方法。

4. **灭菌水平** 能杀灭一切微生物包括细菌芽孢，达到无菌保证水平。举例：达到灭菌水平常用的方法包括热力灭菌、辐射灭菌等物理灭菌方法，以及采用环氧乙烷、戊二醛、过氧乙酸等化学灭菌剂在规定条件下，以合适浓度和有效作用时间进行灭菌的方法。

（二）常用消毒方法

消毒灭菌的方法历经几个世纪的发展，已经相当丰富，根据杀灭微生物的原理以及作用特点，主要分为物理消毒法、化学消毒法和灭菌法。

1. **物理消毒法**（表4-1）

表4-1　物理消毒法

类型	适用范围	使用方法
煮沸消毒	金属、玻璃制品、餐饮具、织物或其他耐热、耐湿物品的消毒	将待消毒物品完全浸没水中，加热水沸腾后维持≥15min
流动蒸汽消毒	医疗器械、器具和物品手工清洗后的初步消毒，餐饮具和部分卫生用品等耐热、耐湿物品的消毒	通过流动蒸汽发生器、蒸锅等，当水沸腾后产生水蒸气，蒸汽为100℃，相对湿度80%~100%时，作用时间15~30min
紫外线消毒	室内空气和物体表面的消毒	在室内无人状态下，采用紫外线灯悬吊式或移动式直接照射消毒。灯管吊装高度距离地面1.8~2.2m。安装紫外线灯的数量为平均≥1.5W/m³，照射时间≥30min

2. **化学消毒法**

（1）氯己定：属低效消毒剂，隶属胍类消毒剂，杀菌机制为作为阳离子的氯己定分子容易将细胞膜上的磷脂分子作为靶标相互作用并吸附在一起，从而造成各种微生物细胞膜的破裂损伤，使细胞内容物漏出，并将细菌杀死。适用于手、皮肤、黏膜的消毒。

（2）季铵盐类：季铵盐类消毒剂是以季铵盐为主要化学成分，阳离子表面活性剂基团起杀菌作用的有效成分。单链季铵盐消毒剂属低效消毒剂，复合双长链季铵盐消毒剂能实现中水平消毒。适用于环境与物体表面（包括纤维与织物）的消毒；也适用于卫生手消毒，与醇复配的消毒剂可用于外科手消毒。

（3）醇类：属中效消毒剂，主要依靠使蛋白质变性、破坏细菌细胞壁、对微生物酶系统的破坏等发挥杀菌作用。包括乙醇、丙醇、异丙醇和苯氧乙醇等品种。主要用于手卫生和皮肤消毒，也可用于体温计、血压计等医疗器具、精密仪器的表面消毒。

（4）碘类：属中效消毒剂，是以有效碘为主要杀菌成分制成的各种消毒制剂，是最古老的消毒剂之一，主要有碘伏、碘酊和复方碘伏消毒液等。碘对微生物的杀灭主要靠碘的沉淀作用和卤化作用，游离碘能迅速穿透细胞壁，与蛋白质氨基酸链上羟基、氨基、烃基、巯基结合导致蛋白质变性沉淀，发生卤化，从而使其失去生物活性。适用于手消毒、皮肤黏膜消毒及伤口的消毒。

（5）含氯消毒剂：属高效消毒剂，是以有效氯为主要有效杀菌成分，可以扩散到微生物表面并进入其内部，氧化微生物蛋白致其死亡，对细菌、真菌、病毒都有较强的杀灭能力。适用于环境物体表面、织物等污染物品以及水、果蔬和餐饮具等的消毒。

（6）二氧化氯：属高效消毒剂，具有广谱杀菌能力，活性成分具有强烈的氧化作用，通过氧化微生物的原浆蛋白活性基团，使蛋白质中的氨基酸氧化分解而达到杀灭微生物的目的。对水中病原微生物的杀灭作用通常强于有效氯，而且可以除色、除臭和除去水中的多种有害物质。适用于生活饮用水、医院污水、环境物体表面、食饮具、食品加工工具和设备、瓜果蔬菜、医疗器械（含内镜）和空气的消毒。

（7）过氧乙酸：属高效消毒剂，是一种具有酸性强氧化能力的消毒剂，杀菌谱广，对细菌繁殖体、芽孢、真菌、病毒等都有很强的杀灭作用。适用于耐腐蚀物品、环境、室内空气等的消毒，配套专用消毒设备能适用于内镜的灭菌。消毒中要注意对环境、器械的腐蚀性。

（8）过氧化氢：属高效消毒剂，是强氧化剂，杀微生物机制是通过改变微生物的通透屏障，破坏微生物的蛋白质、酶、氨基酸和核酸，最终导致微生物死亡。适用于外科伤口、皮肤黏膜冲洗消毒，环境物体表面和室内空气的消毒。

（9）臭氧：属高效消毒剂，是强氧化剂，通过生物化学氧化反应，破坏微生物生物膜、氧化细胞内的酶、破坏遗传物质等。适用于无人状态下病房、口腔科等场所的空气消毒和物体表面的消毒。但消毒过程的臭氧浓度不好控制，对消毒空间的温湿度要求高，还会导致消毒场所的电线脆化引发火灾。目前通常使用臭氧水来消毒。

3. 灭菌方法（表4-2）

表4-2　灭菌方法

类型	灭菌原理	适用范围
压力蒸汽灭菌	利用高温、高压饱和蒸汽在液化过程中释放的热量和凝结的水分，二者共同作用使病原微生物的蛋白质迅速凝固，致使微生物失去新陈代谢功能而达到灭菌效果。	耐热、耐湿诊疗器械、器具和物品的灭菌（下排气压力蒸汽灭菌还适用于液体的灭菌）。
干热灭菌	通过高温使脱氧核糖核酸酶、微生物等生物高分子产生非特异性氧化从而达到杀灭微生物的方法。	适用于耐热、不耐湿、蒸汽或气体不能穿透物品的灭菌，如玻璃、金属等医疗用品和油类、粉剂等制品的灭菌。
环氧乙烷气体灭菌	可以与蛋白质上的氨基、硫氢基、羧基等发生烷基化作用，从而导致微生物死亡；它也可以抑制胆碱酯酶、胆碱化酶、肽酶、磷酸致活酶等的生物酶活性；也可与RNA以及DNA发生烷基化反应从而导致微生物灭活。	不耐热、不耐湿的诊疗器械、器具和物品灭菌，如电子仪器、纸质制品、化纤制品、塑料制品、陶瓷及金属制品等诊疗用品。

续表

类型	灭菌原理	适用范围
过氧化氢低温等离子体灭菌	利用过氧化氢等离子体高反应活性羟自由基的作用、高速粒子击穿作用和紫外线的作用,使微生物失去活性。	不耐热、不耐湿,尤其是接台手术诊疗器械的快速灭菌,如电子仪器、光学仪器等诊疗器械的灭菌。
低温甲醛蒸汽灭菌	利用负压下甲醛气体与蒸汽穿透灭菌包对物品进行灭菌,甲醛分子中的醛基可与微生物蛋白质和核酸分子中的氨基、羟基、羧基、巯基等发生反应,生成次甲基衍生物,破坏细菌的蛋白质,导致微生物死亡。	不耐湿、不耐热的诊疗器械、器具和物品的灭菌,如电子仪器、光学仪器、管腔器械、金属器械、玻璃器皿、合成材料物品等。
戊二醛（邻苯二甲醛）	通过烷基化反应使菌体蛋白变性,酶和核酸的功能发生改变,从而呈现杀菌作用。	不耐热诊疗器械、器具与物品的浸泡消毒与灭菌(灭菌作用时间需要 10 小时)。
过氧乙酸	通过强氧化作用裂解 DNA 碱基及双链,对各种微生物均能够迅速杀灭。	配套专用消毒设备,适用于内镜的灭菌。

第三节　清洁消毒灭菌方法选择原则

清洁消毒灭菌的方法目前已经有很多种,既有物理的方法,也有化学的方法,既有低水平的消毒方法,也有高水平的消毒方法。选择合理的清洁消毒灭菌方法,除考虑诊疗用品的特性外,高效利用资源、降低对环境的污染等也是需要考虑的因素。日常医疗工作中,主要从污染后导致感染的风险、污染微生物的种类和数量以及消毒的对象等层面进行选择考虑。

一、根据物品污染后导致感染的风险高低选择

1. **低度危险性物品**　如听诊器、血压计袖带、病床围栏、床面以及床头柜等,宜采用低水平消毒方法,或做清洁处理;遇有病原微生物污染时,针对所污染病原微生物种类选择有效的消毒方法。

2. **中度危险性物品**　如胃肠道内镜、气管镜、喉镜、肛表、口表等,应达到中水平消毒以上的消毒方法。

3. **高度危险性物品**　如手术器械、穿刺针、腹腔镜、活检钳等,应采用灭菌方法处理。

二、根据物品上污染微生物的种类、数量选择

1. 受到细菌芽孢、真菌孢子、分枝杆菌和经血传播病原体(乙型肝炎病毒、丙型肝炎病毒、人类免疫缺陷病毒等)污染的物品应采用高水平消毒或灭菌方法,如含氯消毒剂或压力蒸汽灭菌等。

2. 受到真菌、亲水病毒、螺旋体、支原体、衣原体等病原微生物污染的物品应采用中水平以上的消毒方法,如碘伏、酒精等。

3. 受到一般细菌和亲脂病毒等污染的物品应采用达到中水平或低水平的消毒方法,低水平的消毒方法如氯己定等。

杀灭被有机物保护的微生物时,应提高消毒剂的使用浓度和/或延长消毒时间;消毒物品上微生物污染特别严重时,应提高消毒剂的使用浓度和/或延长消毒时间。

三、根据消毒对象的性质选择

1. 耐高温、耐湿的诊疗器械和物品 如大部分手术器械等:应首选压力蒸汽灭菌;耐热的油剂类和干粉类等应采用干热灭菌。

2. 不耐热、不耐湿的物品 如各类手术腔镜器械等:宜采用低温灭菌方法如环氧乙烷灭菌、过氧化氢低温等离子体灭菌或低温甲醛蒸汽灭菌等。

3. 物体表面消毒 应考虑表面性质,光滑表面宜选择合适的消毒剂擦拭或紫外线消毒器近距离照射;多孔材料表面宜采用浸泡消毒或喷雾消毒。

第四节 医院环境物体表面清洁与消毒

一、清洁与消毒的目的和意义

环境物体表面是病原微生物的"储存库",许多细菌、病毒等微生物能在环境物体表面存活并保留几小时、几天、几周甚至更长时间。环境物体表面是医院内病原体传播的主要媒介之一,医院环境物体表面与医院感染存在密切相关性。环境物体表面的清洁与消毒是医院感染控制的重要措施之一,有效地进行环境物体表面清洁消毒仍然是消除病原体、减少交叉污染和控制医院感染的关键步骤。

二、清洁与消毒的方法

根据微生物可能的污染程度,将医疗机构所有部门与科室按风险等级,划分为低度风险区域、中度风险区域、高度风险区域,不同风险区域应实施不同等级的环境清洁与消毒管理,具体要求见表4-3。

表4-3 不同等级的风险区域的日常清洁与消毒管理

风险等级	区域	环境清洁等级分类	方式	频率/(次/d)	标准
低度风险区域	基本没有患者或患者只作短暂停留的区域。举例:行政管理部门、图书馆、会议室、病案室等	清洁级	湿式卫生	1~2	要求达到区域环境干净、干燥、无尘、无污垢、无碎屑、无异味等
中度风险区域	有普通患者居住,患者体液、血液、排泄物、分泌物对环境表面存在潜在污染可能性的区域。举例:普通住院病房、门诊科室、功能检查室等	卫生级	湿式卫生,可采用清洁剂辅助清洁	2	要求达到区域环境表面菌落总数≤10 cfu/cm²,或自然菌减少1个对数值以上
高度风险区域	有感染或定植患者居住的区域以及对高度易感患者采取保护性隔离措施的区域。举例:感染性疾病科、手术室、产房、重症监护病区、移植病房、烧伤病房、新生儿病房等	消毒级	湿式卫生,可采用清洁剂辅助清洁高频接触的环境表面,实施中、低水平消毒	≥2	要求达到区域环境表面菌落总数符合GB 15982—2012《医院消毒卫生标准》要求

第五节　诊疗设备、器械与用品的消毒

根据医疗器械污染后使用所致感染的危险性大小及在患者使用期间的消毒或灭菌要求,对不同危险性诊疗设备、器械与用品采用不同的方法处理。

一、低度危险性物品

该类物品主要与人体完整皮肤接触而不与黏膜接触,有完整皮肤的保护,物品对人体造成的感染风险较小,使用后做清洁处理或采用低水平消毒方法均可。常用物品举例及清洁消毒方法见表4-4。

表4-4　低度危险性物品举例及清洁消毒方法

物品	清洁消毒方法
诊疗用品(如血压计袖带、听诊器等)	保持清洁; 遇有污染应及时先清洁,后采用中效、低效消毒剂进行消毒。
患者生活卫生用品如毛巾、面盆、痰盂(杯)、便器、餐饮具等	保持清洁,个人专用,定期消毒; 患者出院、转院或死亡进行终末消毒; 可采用中效、低效消毒剂消毒; 便器可使用冲洗消毒器进行清洗消毒。
床单元(含床栏、床头柜等)的表面	定期清洁和/或消毒,遇污染应及时清洁与消毒; 患者出院时应进行终末消毒; 消毒方法应采用合法、有效的消毒剂如复合季铵盐消毒液、二氧化氯、含氯消毒剂擦拭消毒,或采用合法、有效的床单元消毒器进行清洗和/或消毒,消毒剂或消毒器使用方法与注意事项等应遵循产品的使用说明。
直接接触患者的床上用品如床单、被套、枕套等	应一人一更换; 患者住院时间长时,应每周更换; 遇污染应及时更换; 更换后的用品应及时清洗与消毒。
间接接触患者的被芯、枕芯、褥子、病床隔帘、床垫等	应定期清洗与消毒; 遇污染应及时更换、清洗与消毒; 甲类及按甲类管理的乙类传染病患者、不明原因病原体感染患者等使用后的上述物品应进行终末消毒; 消毒方法应合法、有效,其使用方法与注意事项等遵循产品的使用说明,或按医疗废物处置。

二、中度危险性物品

该类物品虽然主要与人体完整黏膜相接触,也不进入人体无菌组织、器官和血流,但由于与口咽系统、呼吸系统、消化系统等表面的黏膜有接触,并且是否黏膜破损有时难以判断,从而易导致人体发生一定的感染风险,所以,物品使用后应有中水平消毒以上的消毒方法处理。常用物品举例及消毒灭菌方法见表4-5。

表4-5　中度危险性物品举例及消毒灭菌方法

物品		消毒灭菌方法
耐热、耐湿物品（如口腔护理用具等）		首选压力蒸汽灭菌
不耐热的物品，如体温计（肛表或口表）、氧气面罩、麻醉面罩		应采用高水平消毒或中水平消毒
通过管道间接与浅表体腔黏膜接触的器具如氧气湿化瓶、胃肠减压器、吸引器、引流瓶等	耐高温、耐湿的管道与引流瓶	应首选湿热消毒
	不耐高温的部分	可采用中效或高效消毒剂如二氧化氯、含氯消毒剂等消毒剂浸泡消毒
	呼吸机和麻醉机的螺纹管及配件	宜采用清洗消毒机进行清洗与消毒（无条件的医院，可采用高效消毒剂如二氧化氯、含氯消毒剂等消毒剂浸泡消毒）

三、高度危险性物品

该类物品进入人体无菌组织、器官、脉管系统，或人体无菌体液从中流过，或接触人体破损皮肤、破损黏膜，一旦物品被微生物污染，极易导致人体发生感染，所以，使用后应采用灭菌方法进行处理。常用物品举例及灭菌方法见表4-6。

表4-6　常用高度危险性用品举例及灭菌方法

物品	灭菌方法
耐热、耐湿手术器械	首选压力蒸汽灭菌
不耐热、不耐湿手术器械	采用低温灭菌方法
不耐热、耐湿手术器械	首选低温灭菌方法（无条件医疗机构可采用灭菌剂浸泡灭菌）
耐热、不耐湿手术器械	采用干热灭菌方法
外来医疗器械	要求器械公司提供清洗、包装、灭菌方法和灭菌循环参数，并遵循其灭菌方法和灭菌循环参数的要求进行灭菌
植入物	要求器械公司提供植入物的材质、清洗、包装、灭菌方法和灭菌循环参数，并遵循其灭菌方法和灭菌循环参数的要求进行灭菌，植入物灭菌应在生物监测结果合格后放行；紧急情况下植入物的灭菌，应遵循 WS 310.3—2016《医院消毒供应中心　第3部分：清洗消毒及灭菌效果监测标准》的要求
动力工具	分气动式和电动式，一般由钻头、锯片、主机、输气连接线、电池等组成。应按照使用说明书的要求对各种部件进行清洗、包装、灭菌
手术敷料	布类敷料和棉纱类敷料应首选压力蒸汽灭菌（符合 YY/T 0506.1—2005《患者、医护人员和器械用手术单、手术衣和洁净服　第1部分：制造商、处理厂和产品的通用要求》要求的手术敷料，应根据材质不同选择相应的灭菌方法）
手术缝线	不同材质选择相应的灭菌方法，所有缝线不应重复灭菌使用

第六节　清洁、消毒与灭菌效果监测

清洁消毒与灭菌效果监测是医院感染相关监测的重要内容之一，监测是提升医院感染管理质量的重要方法。只有通过对清洁消毒与灭菌之后效果的监测，才能证实其效果是否达标，是否达到了目标要求。清洁消毒与灭菌效果监测也是对清洁消毒灭菌设备性能的重要反映，通过监测能发现存在问题，从而做到及时整改。清洁消毒与灭菌效果监测通常有监测项目、监测频率等要求，本节对临床常用的清洁消毒与灭菌效果监测方法做一概述。

一、清洗与清洁效果监测

（一）环境表面清洁与消毒效果监测

1. 目测法 用目测的方法检查环境物体表面是否干净、干燥、无尘、无污垢等。

2. 化学法

（1）荧光标记法：将荧光标记在邻近患者诊疗区域内高频接触的环境表面。在环境清洁服务人员实施清洁工作前预先标记，清洁后借助紫外线灯检查荧光标记是否被有效清除，通过计算有效的荧光标记清除率，考核环境物体表面清洁工作质量。

（2）荧光粉迹法：将荧光粉撒在邻近患者诊疗区域内高频接触的环境表面。在环境清洁服务人员实施清洁工作前预先标记，清洁后借助紫外线灯检查荧光粉是否被扩散，统计荧光粉扩散的处数，考核环境物体表面清洁工作"清洁单元"的依从性。

（3）ATP 法：按照 ATP 监测产品的使用说明书执行。记录监测表面的相对光单位值（RLU），考核环境物体表面的清洁工作质量。

3. 微生物法

（1）采样时间：潜在污染区、污染区消毒后采样。清洁区根据现场情况确定。

（2）采样面积：被采表面 $<100cm^2$，取全部表面；被采表面 $>100cm^2$，取 $100cm^2$。

（3）采样及检测方法：借助灭菌规格板，用浸有无菌磷酸盐缓冲液或生理盐水采样液的棉拭子采集标本，充分振荡采样管后，将待检样品接种于无菌平皿，(36 ± 1)℃恒温箱培养48小时，计数菌落总数。

（二）诊疗器械、器具和物品清洗的效果监测

1. 日常监测 在检查包装时进行，应目测和/或借助带光源的放大镜检查。清洗后的器械表面及其关节、齿牙应光洁、无血渍、污渍、水垢等残留物质和锈斑。

2. 定期抽查 每月应随机至少抽查 3 个待灭菌的包内全部物品的清洗效果，检查的方法与内容同日常监测，并记录监测结果。

3. 可采用残留蛋白测定、ATP 生物荧光测定等监测清洗与清洁效果的方法，定期测定诊疗器械、器具和物品的蛋白残留或其清洗与清洁的效果。

（三）清洗消毒器及其效果监测

1. 日常监测 应每批次监测清洗消毒器的物理参数（如温度、时间等）及运转情况。

2. 定期监测

（1）对清洗消毒品的清洗效果可每年采用清洗效果测试指示物进行监测；当清洗物品或清洗程序发生改变时，也可采用清洗效果测试指示物进行清洗效果的监测。

（2）监测方法应遵循生产厂家的使用说明或指导手册；监测结果不符合要求，清洗器应停止使用。

（3）清洗消毒器新安装、更新、大修、更换清洗剂、更换消毒方法、改变装载方法等时，应遵循生产厂家的使用说明或指导手册进行检测，清洗消毒效果检测合格后，清洗消毒器方可使用。

二、灭菌效果的监测

（一）压力蒸汽灭菌效果的监测

压力蒸汽灭菌效果的监测包括物理监测法、化学监测法、生物监测法和 B-D 测试。

1. 物理监测法

（1）日常监测：每次灭菌应连续监测并记录灭菌时的温度、压力和时间等灭菌参数。

（2）定期监测：应每年用温度压力检测仪监测温度、压力和时间等参数，检测仪探头放置于最难灭菌部位（通常为灭菌器排气口的上方）。

2. 化学监测法

（1）应进行包外、包内化学指示物监测：具体要求为灭菌包包外应有化学指示物，高度危险性物品包内应放置包内化学指示物，置于最难灭菌的部位。如果透过包装材料可直接观察包内化学指示物的颜色变化，则不必放置包外化学指示物。根据化学指示物颜色或形态等变化，判定是否达到灭菌合格要求。

（2）采用快速程序灭菌时，也应进行化学监测。直接将 1 片包内化学指示物置于待灭菌物品旁边进行化学监测。

3. 生物监测法

（1）应至少每周监测 1 次。

（2）紧急情况灭菌植入物时，使用含第 5 类化学指示物的生物 PCD（灭菌过程验证装置）进行监测，化学指示物合格可提前放行，生物监测的结果应及时通报使用部门。

（3）采用新的包装材料和方法进行灭菌时应进行生物监测。

（4）小型压力蒸汽灭菌器因一般无标准生物监测包，应选择灭菌器常用的、有代表性的灭菌物品制作生物测试包或生物 PCD，置于灭菌器最难灭菌的部位，且灭菌器应处于满载状态。

（5）采用快速程序灭菌时，应直接将 1 支生物指示物，置于空载的灭菌器内，经 1 个灭菌周期后取出，规定条件下培养，观察结果。

4. B-D 试验　预真空（包括脉动真空）压力蒸汽灭菌器应每日开始灭菌运行前空载进行 B-D 测试（蒸汽渗透试验方法之一），B-D 测试合格后，灭菌器方可使用。B-D 测试失败，应及时查找原因进行改进，监测合格后，灭菌器方可使用。

（二）干热灭菌的效果监测

1. 物理监测法　每灭菌批次应进行物理监测。监测方法包括记录温度与持续时间。

2. 化学监测法　每一灭菌包外应使用包外化学指示物，每一灭菌包内应使用包内化学指示物，并置于最难灭菌的部位。对于未打包的物品，应使用一个或者多个包内化学指示物，放在待灭菌物品附近进行监测。经过 1 个灭菌周期后取出，据其颜色或形态的改变判断是否达到灭菌要求。

3. 生物监测法　应每周监测 1 次。

（三）低温灭菌的监测

低温灭菌器新安装、移位、大修、灭菌失败、包装材料或被灭菌物品改变，应对灭菌效果进行重新评价，包括采用物理监测法、化学监测法和生物监测法进行监测（重复 3 次），监测合格后，灭菌器方可使用。

1. 环氧乙烷灭菌的监测

（1）物理监测法：每次灭菌应监测并记录灭菌时的温度、压力、时间和相对湿度等灭菌参数。

（2）化学监测法：每个灭菌物品包外应使用包外化学指示物，作为灭菌过程的标志，每包内最难灭菌位置放置包内化学指示物，通过观察其颜色变化，判定其是否达到灭菌合格要求。

（3）生物监测法：每灭菌批次应进行生物监测。

2. 过氧化氢低温等离子灭菌的监测

（1）物理监测法：每次灭菌应连续监测并记录每个灭菌周期的临界参数如舱内压、温度、等离子体电源输出功率和灭菌时间等灭菌参数。

（2）化学监测法：每个灭菌物品包外应使用包外化学指示物作为灭菌过程的标志；每包内最难灭菌位置应放置包内化学指示物，通过观察其颜色变化，判定其是否达到灭菌合格要求。

（3）生物监测法：每天使用时应至少进行一次灭菌循环的生物监测。

3. 低温蒸汽甲醛灭菌的监测

（1）物理监测法：每灭菌批次应进行物理监测。详细记录灭菌过程的参数，包括灭菌温度、相对湿度、压力与时间。

（2）化学监测法：每个灭菌物品包外应使用包外化学指示物，作为灭菌过程的标志；每包内最难灭菌位置应放置包内化学指示物，通过观察其颜色变化，判定其是否达到灭菌合格要求。

（3）生物监测法：应每周监测 1 次。

（张卫红）

思考题

1. 根据医疗器械污染后使用所致患者感染的危险性大小及在患者使用期间的消毒或灭菌要求，医疗器械通常分为哪三类？

2. 何谓灭菌？灭菌的方法主要有哪些？

3. 根据微生物可能的污染程度，医疗机构部门与科室该如何按风险等级划分？

第五章　医院感染监测

自 1847 年 Ignaz Semmelweis 首次利用监测发现导致产褥热的原因,至今已有 170 余年的历史,他推测其与手卫生有关,采用漂白粉溶液消毒双手的方法成功降低产褥热的发生和产妇病死率。这个经典案例被认为是医院感染监测和控制的首次应用。医院感染监测是医院感染管理者的眼睛,能够及时发现医院感染的相关危险因素和聚集,为医院感染的预防和控制提供科学依据。1986 年我国 17 所医院组建了第一个医院感染监测系统,这标志着我国医院感染管理和监测工作的正式起步。随着信息技术和科学水平的发展,计算机网络越来越多地被应用到医院感染监控工作中,大大提高了医院感染监测的工作效率和反应速度。

第一节　医院感染监测概念与方法

一、主要概念及分类

医院感染监测(healthcare-associated infection surveillance)是指长期、系统、连续地收集、分析、解释医院感染在一定人群中的发生、分布及其影响因素,并将监测结果报送和反馈给有关部门和科室,为医院感染的预防控制和管理提供科学依据。

根据医院感染监测范围,分为全面综合性监测和目标性监测;根据调查方式可以分为回顾性调查和前瞻性调查;根据调查方法的不同,分为医院感染发病率和患病率,发病率中还有一个特殊的概念——医院感染罹患率,适用于短时间、小范围调查医院感染发病情况。全面综合性监测(hospital-wide surveillance)是连续不断地对医院所有单位(科室)、所有患者和医务人员的所有部位的医院感染及其有关危险因素等进行综合性监测。从可操作性方面来看,医院感染监测以住院患者和医务人员为主,其他在院时间较长的门急诊患者,如血液透析、急诊抢救室、急诊监护病房的患者也应纳入监测。目标性监测(target surveillance)是针对高风险人群、高发感染部位等开展的医院感染及其危险因素的监测,如重症监护病房医院感染监测、新生儿病房医院感染监测、手术部位感染监测、细菌耐药性监测与多重耐药菌医院感染监测、血液净化相关感染监测等。

全面综合性监测可以全面掌握全院各科室的医院感染发生率和危险因素,新建医院或未开展过医院感染监测的医院应先开展至少 2 年的全面综合性监测。然而,全面综合性医院感染监测在占用大量的时间和资源的同时,却无法对所有影响因素进行危险度分层或调整,不能实现医院、区域或国家间医院感染水平的比较。鉴于此,在已经了解全国医院感染发生率和危险因素的前提下,美国部分专家于 20 世纪 80 年代提出了选择性进行全院综合性医院感染监测,部分医疗机构由于自身资源限制和监测重点等问题,不再进行全院综合性医院感染监测。利用有限的资源针对医院感染的高风险科室、高发感染部位、高风险环节进行目标性监测,常用的监测目标包括 ICU 医院感染监测、高危新生儿医院感染监测、外科手术部位感染监测、细菌耐药性监测、临床抗菌药物使用监测、血液透析相关事件监测等。人力、信息系统配备不足时,可开展回顾性、患病率调查;条件允许时,开展前瞻性、发病率监测。为了了解全院医院感染的整体情况,开展目标性监测的同时,要定期进行全院的患病率调查。

在比较某种医院感染的发生率时,以感染病例数作为分子,以某种操作或设备使用天数作为分母,从而最大限度地消除了混杂因素的影响,如中心静脉导管感染率用 N/ 千导管日表示。对于手术部位的感染,用危险指数进行分层分析,以校正手术患者基础疾病、手术切口部位污染程度和手术操作持续时间的影响。

二、监测基础

为了在不同的医疗机构和区域间实现有意义的医院感染数据比较,必须在监测系统中建立标准化的病例诊断标准和监测方法。只有当各医疗机构采用同样的病例定义和监测方法时,不同医疗机构间医院感染发生和控制的水平才具有可比性。1988 年,美国 CDC 制定并发布了医院感染定义和监测标准,2008 年发布了对急性病诊疗机构(acute care setting)医院感染监测的定义和标准,并根据临床诊断技术的发展和监测经验的逐渐积累不断修订。受其影响,此后建立起来的法国、英国、德国、加拿大等国家的医院感染监测系统均采用了美国对医院感染的定义。我国也以此为基础制定了我国的医院感染诊断标准。

在医院感染定义和监测方法标准化的前提下,不同医疗机构医院感染的发生率仍会受到疾病严重程度、医疗设备、医院环境等多方面因素的影响。为了提高不同医疗机构间数据的可比性,一般按临床科室和解剖部位(新生儿按出生体重)进行分层比较。

三、监测目标

医院感染监测最重要的目标是降低医院感染相关风险。为了评价医院感染监测及干预措施对医院感染控制的效果,美国于 19 世纪 70 年代开展了一个针对国家医院感染监测系统(NNIS)的医院感染控制效果研究项目。该项目旨在确认医院感染监测和控制计划是否降低了医院感染的发生率,进而描述医院感染发生的真实情况,探索医院感染监测对医疗机构感染发生率的影响。该研究结果显示,1970~1976 年间,参与医院感染监测及相关干预措施的实施(包括配备 1 名经验丰富的感染控制医生、每 250 张床配备 1 名感染控制护士、定期开展活动、按要求规律上报数据)的医疗机构,医院感染发生率平均降低了 32%,而没有进行监测的医疗机构医院感染发生率则增加了 18%。这些研究结果也说明,医院感染监测本身就是一个有效的干预过程,是对临床及相关工作人员医院感染知识的持续培训过程。

长时间持续的医院感染监测能够建立医院感染的基线数据,利用前瞻性监测及时发现医院感染的聚集、流行、暴发,分析感染源、传播途径,采取有效的控制措施,并通过后续监测评估干预措施的有效性。医院感染发病率,尤其是专科的目标性监测数据,可用于不同医疗机构、专科之间的横向比较,也可以用于同一个单位内纵向比较,评估感染控制的水平和效果。

第二节　医院感染发病率监测

一、医院感染发病率概念

医院感染发病率(incidence)指一定时间内住院患者中发生医院感染新发病例频率,医务人员医院感染发病率是指一定时间内医务人员中发生医院感染新发病例频率。医院感染罹患率(attack rates):一般用于小范围或短时间的流行或暴发,用于衡量暴露人群中发生医院感染新发病例频率的一种方式,可以用日、周、月或一个流行期为时间单位,分子为同一危险因素所致医院感染新发病例数,分母为同期易感人员数量。

二、监测对象

医院感染发病率监测对象不仅包括住院患者,也包括其他在院时间较长的急诊患者,如血液透析、急诊抢救室、急诊监护病房。一般门急诊患者由于流动性大,监测非常困难,仅在特殊情况下(如新型冠状病毒感染)具有一定的可行性。除患者以外,医院的工作人员也是医院感染的监测对象。从实际应用出发,由于工作人员没有连续的就诊资料,一般进行感染性疾病的发病率监测和感染相关职业暴露发生率(如血液体液暴露)监测。患者的发病率监测包括全面综合性监测和目标性监测,前瞻性主动监测比回顾性被动监测更有价值。在已经完成2年以上全面综合性监测、掌握全院医院感染发病率及风险的前提下,根据医院的学科特点和风险评估结果,开展目标性监测。如妇产医院可以开展手术部位感染监测、新生儿感染监测,老年病医院可以开展多重耐药菌监测、各类侵入性操作感染监测等。

三、监测内容与数据来源

医院感染监测的内容根据监测目的和监测方法的不同而有差异,通常包括监测患者的基本信息、疾病情况、医院感染情况、有关危险因素、各类医疗操作起止时间、病原体及药物敏感试验、抗菌药物使用情况等。监测数据可以由临床医务人员主动上报,感染控制专(兼)职人员收集,也可以通过医院信息系统获取。根据医院感染发生、发展、诊断的过程,首先监测到的是感染症状体征,如发热、腹泻、皮疹等;其次是各种检验和检查指标,如血常规、C反应蛋白、降钙素原、影像检查、病原学结果等,诊疗过程数据,包括医疗、护理、各种侵入性操作等;最后是感染控制专(兼)人员结合症状体征和检验检查结果按照医院感染判别标准进行判断。利用信息系统收集相关数据,经过培训的工作人员进行感染判别、流行病学调查,可以大大提高医院感染监测的效率,为感染控制争取有利时机。

四、监测方法

医院感染发病率监测可以以全院所有患者和工作人员为对象,了解全院医院感染发病率,即全面综合性监测。在此基础上,也可以以某个高风险科室为目标,如新生儿病房、重症监护病房、烧伤病房感染率等;以高发感染部位或高风险环节为目标,如呼吸机相关肺炎感染率、手术部位感染率、血管导管相关血流感染率、导尿管相关泌尿道感染率、多重耐药细菌感染率等,即目标性监测。

医院感染发病率监测是观察在一定时间内处于一定危险人群中新发医院感染病例的频率。医院感染例次发病率为一定时间内处于一定危险人群中新发医院感染部位(包括同一部位不同病原体)的频率。在全面综合性监测中,收集观察期间感染病例(分子)的具体信息,一般用同期出院人数作为分母,亦可用同期住院患者住院总日数作为分母,后者更具可靠性。如果做目标性监测,分母是观察期间特定的危险人群,如冠脉搭桥手术病例数、接受胃镜治疗的病例数等;也可以是某种侵入性操作的使用时间,如中央静脉导管置管日、呼吸机置管日、导尿管置管日等。

(一)全面综合性监测医院感染发病率计算公式

$$医院感染(例次)发病率 = \frac{观察期间新发医院感染病例(例次)数}{同期危险人群人数} \times 100\%$$

$$日医院感染(例次)发病率 = \frac{观察期间新发医院感染病例(例次)数}{同期住院患者住院总日数} \times 1000‰$$

(二)手术部位感染发病率

为了提高同一类手术的手术部位感染率之间的可比性,采用手术切口清洁程度、麻醉分级和手术时间进行手术风险分级,手术时间>3小时、污染与感染伤口、ASA评分Ⅲ、Ⅳ、Ⅴ,三项标准每项符合加1分,将手术风险分为4级,即0、1、2、3。

$$手术部位感染发病率 = \frac{观察期间某种手术患者的手术部位感染例数}{同期某种手术患者数} \times 100\%$$

(三)器械相关感染发病率

$$血管导管相关血流感染发病率 = \frac{留置血管导管患者中血流感染人数}{患者留置血管导管总日数} \times 1000‰$$

$$导尿管相关尿路感染发病率 = \frac{留置尿管患者中泌尿道感染人数}{患者留置尿管总日数} \times 1000‰$$

$$呼吸机相关肺炎感染发病率 = \frac{使用呼吸机患者中肺炎人数}{患者使用呼吸机总日数} \times 1000‰$$

五、工作人员感染监测

医疗机构工作人员在工作过程中发生的感染性疾病也属于医院感染,监测对象为所有医务人员及其他辅助工作人员,包括医生、护士、医技、护工、后勤、保洁、保安等。监测的疾病包括乙型病毒性肝炎、丙型病毒性肝炎、艾滋病、梅毒等血源性病原体,肺结核、流行性感冒等呼吸道传染病,以及其他需要监测的感染性疾病。感染的途径包括针刺伤、黏膜暴露、破损皮肤接触、呼吸道吸入、消化道等职业暴露途径,也包括工作过程中与同事接触而导致的感染,如流行性感冒、水痘的聚集暴发等。

第三节 医院感染患病率调查

医院感染患病率(prevalence)是指一定时间段内所有住院患者中患医院感染的频率。一般设置一个固定的时点进行调查。2011年美国进行了医院感染患病率调查,调查结果为国家院感防控工作的重点提供了数据支持,并在 2015 年重复了这项调查,共调查了 199 家医院的 12 299 名患者,患病率为 3.2%,低于 2011 年的 4.0%。肺炎、胃肠道感染、手术部位感染、血流感染、尿路感染是最常见的感染类别,占到总数的 91.4%。为了总结 30 余年来我国医院感染监测活动取得的成效,抽取了来自全国 13 个省的 184 所综合医院进行患病率调查,结果显示二级医院医院感染患病率为 1.91%,三级医院为 3.28%,与美国患病率调查结果基本一致。与患病率调查数据相比,全面综合性监测数据中二级医院的发病率为 0.78%,三级医院的发病率为 1.58%,普遍存在漏报。相比之下,患病率调查比全面综合性监测医院感染发病率更加节约资源,质量更为可控。

一、调查内容

(一)基本资料

包括监测日期、住院号、科室、床号、姓名、性别、年龄、调查日期、疾病诊断、手术名称、切口类型(清洁切口、清洁 - 污染切口、污染切口)。

(二)医院感染情况

包括感染日期、感染诊断、医院感染危险因素(动静脉插管、泌尿道插管、使用呼吸机、抗肿瘤化学治疗、免疫抑制剂)及相关性、医院感染培养标本类型、送检日期、病原体名称等。

(三)按科室记录应调查人数与实际调查人数。

二、计算方法

$$医院感染(例次)患病率 = \frac{观察期间新发与未痊愈的医院感染病例(例次)数}{同期实际调查住院患者例数} \times 100\%$$

第四节　医院环境卫生学监测

环境卫生学监测是检验工作质量及消毒效果的一种必要手段。环境卫生学监测包括对空气、物体表面和医护人员手的监测。医院应进行环境卫生学监测,其目的是希望能及时发现医院环境中可造成医院感染的隐患,减少医院感染的发生。我国早期的医院感染控制实践认为环境的污染物对病原体的传播很重要,并将对物体表面和空气进行环境卫生学监测,对医疗器材进行消毒灭菌效果监测作为降低感染风险的重要措施。2003 年美国 CDC 出版的医疗机构环境控制指南,支持无生命环境对病原体传播具有一定作用,但不建议作为一种常规的监测手段。我国的《医疗机构消毒技术规范》WS/T 367—2012 要求当怀疑医院感染暴发与空气、物体表面、医务人员手、消毒剂等污染有关时,应对空气、物体表面、医务人员手、消毒剂等进行监测,并针对目标微生物进行检测。但部分高风险科室和环节,如血液透析、手卫生、高风险科室的空气、内镜清洗消毒质量,有定期监测的要求。研究结果显示,实施医院卫生学监测可及时发现院内感染高危环节,采取相应措施可有效提高合格率,降低医院感染率,定期检测可以及时发现问题、及时纠正。

除了微生物培养以外,荧光标记清除率、ATP 生物荧光检测法都可以作为环境卫生学监测的手段,且更为敏感。有研究显示采用 ATP 生物荧光检测法对 ICU 环境进行常规监测,使环境卫生清洁质量保持在较高的水平,有效防控了 ICU 多重耐药菌医院感染。

与此同时,也有研究认为环境卫生学监测对及时发现医院环境中造成的医院感染隐患、减少医院感染作用有限,不能作为发现医院感染的聚集暴发的有效手段,成本效益较低。

一、空气监测

医院各部门的环境分类及空气参考卫生标准详见表5-1。

表5-1 空气监测参考卫生标准

监测种类	平均菌落数/(cfu/直径9cm皿)	监测部门	参照规范
I类环境	符合GB 50333—2013要求≤4.0(30min)	采用空气洁净技术的诊疗场所,分洁净手术部和其他洁净场所。	《医院洁净手术部建筑技术规范》GB 50333—2013《医院消毒卫生标准》GB 15982—2012
II类环境	≤4.0(15min)	非洁净手术部(室);产房;导管室;血液病病区;烧伤病房等。保护性隔离病区;重症监护病区;新生儿室;器官移植病房;骨髓移植病房等。	《医院消毒卫生标准》GB 15982—2012《医院空气净化管理规范》WS/T 368—2012
III类环境	≤4.0(5min)	母婴同室;消毒供应中心的检查包装灭菌区和无菌物品存放区;血液透析(中心)室;其他普通住院病区等。儿科病房;妇产科检查室;人流室;注射室;换药室;输血科。	《医院消毒卫生标准》GB 15982—2012《医疗机构消毒技术规范》WS/T 367—2012《医院空气净化管理规范》WS/T 368—2012
IV类环境		普通门(急)诊及其检查、治疗室;感染性疾病科门诊和病区。	

二、物体表面监测

医院各部门的环境分类及物体表面参考卫生标准详见表5-2。

表5-2 物体表面监测参考卫生标准

监测种类	平均菌落数/(cfu/cm²)	监测部门	参照规范
I类环境	≤5	采用空气洁净技术的诊疗场所,分洁净手术部和其他洁净场所。	
II类环境	≤5	非洁净手术部(室);产房;导管室;血液病病区;烧伤病房等保护性隔离病区;重症监护病区;新生儿室;器官移植病房;骨髓移植病房等。	《医院消毒卫生标准》GB 15982—2012《医疗机构消毒技术规范》WS/T 367—2012
III类环境	≤10	母婴同室;消毒供应中心的检查包装灭菌区和无菌物品存放区;血液透析(中心)室;其他普通住院病区等。儿科病房;妇产科检查室;人流室;注射室;换药室;输血科。	
IV类环境	≤10	普通门(急)诊及其检查、治疗室;感染性疾病科门诊和病区。	

三、医疗用水监测

医疗用水的分类及参考卫生标准详见表5-3。

表5-3 医疗用水监测参考卫生标准

医疗用水	监测种类	菌落总数	监测频次	参照规范
血液透析相关	透析用水中的细菌总数	≤100cfu/mL	每月	《血液透析及相关治疗用水》YY 0572—2015
	透析用水中的内毒素	≤0.25EU/mL	每季度	
软式内镜相关	终末漂洗纯化水	≤10cfu/100mL	每季度	《软式内镜清洗消毒技术规范》WS 507—2016
	终末漂洗无菌水	无菌生长		

四、医务人员手卫生效果监测

医务人员手卫生效果监测标准详见表5-4。

表5-4 医务人员手卫生效果监测参考卫生标准

监测种类	菌落总数/（cfu/cm²）	监测部门	监测频次	参照规范
卫生手消毒	≤10	手术室、产房、导管室、层流洁净病房、骨髓移植病房、器官移植病房、重症监护病房、新生儿室、母婴室、血液透析病房、烧伤病房、感染疾病科、口腔科等。	每季度	《医务人员手卫生规范》WS/T 313—2019
外科手消毒	≤5			

（匡季秋）

思考题

1. 医院感染监测的目标是什么？
2. 医院感染监测的对象有哪些？
3. 医院感染发病率与医院感染患病率有什么区别？

第六章　医院感染暴发

医院感染暴发(healthcare acquired infection outbreak)是指在医疗机构或其科室的患者、工作人员中,短时间内发生3例以上同种同源医院感染病例的现象。近年来,医院感染暴发事件频繁发生,导致患者感染、致残甚至死亡,延长住院时间,增加医疗费用,甚至出现新型冠状病毒感染疫情医院感染暴发,导致社会面暴发流行的情况,极大地增加了社会经济负担,也对医疗机构造成致命的打击。有效预防、尽早识别、及时干预医院感染暴发,切实保障医疗安全,成为医院感染控制的重要任务。

第一节　医院感染暴发概况

一、医院感染的基本概念

医院感染流行(healthcare acquired infection epidemic)或医院感染聚集(cluster of healthcare acquired infection),是指在医疗机构或其科室的患者中,短时间内发生医院感染病例增多,并超过历年散发发病率水平的现象。

医院感染暴发是指在医疗机构或其某个科室的患者或工作人员群体中,短时间内发生3例以上同种同源医院感染病例的现象。

疑似医院感染暴发(suspected outbreak of healthcare acquired infection)是指在医疗机构或其科室的患者或者工作人员中,短时间内出现3例以上临床症候群相似、怀疑有共同感染源的感染病例的现象;或者3例以上怀疑有共同感染源或共同感染途径的感染病例的现象。

此外,由于标本污染、实验室错误、监测方法改变等因素导致的同类感染或非感染病例短时间内增多,但通过调查排除暴发,这种现象称为医院感染假暴发(pseudo-outbreak of healthcare acquired infection)。

较短时间可以是数天也可以是数月。自新型冠状病毒感染疫情暴发以来,发生了多起新型冠状病毒感染医院感染暴发事件,国内外部分医疗机构在数天出现大量的患者和医务人员感染,此外,静脉药物配置中心微生物污染、肠道病毒、艰难梭菌腹泻等也可能在短短数天内出现医院感染暴发。而手术部位感染可能要数周或数月连续出现医院感染病例,如某医院手术部位龟分枝杆菌混合性感染,出现感染病例的时间长达5个月之久,累计确诊达166人次。同种同源是指同一种类的病原体,并且具有同源性,即来源于同一亲代的子代。同源性需要采取分子生物学的方法加以证实,如病原体脉冲场凝胶电泳(pulsed-field gel electrop-horesis, PFGE)、全基因组测序等。通过病原体药敏试验耐药谱对比分析虽然可以初步判定是否具有同源性,但是这种方法不完全可靠,同一种病原体即使耐药性不完全一致或相差较大,也不能排除它们具有同源性。

二、医院感染暴发的表现形式

医院感染暴发的表现形式主要有同种病原体所致的医院感染暴发、不同病原体所致同一感染部位发病率增加、同一医疗机构总感染发病率上升。

（一）同种病原体所致的医院感染暴发

其原因为同种或同类型的病原体引起的感染发病率明显上升，可表现为同一部位的感染和相似的临床表现，如某医院肠黏附性致泻大肠埃希菌在新生儿科病房水平传播导致的医院感染暴发，9 例患儿陆续出现发热、感染性休克等症状；也可以表现为不同的感染部位和不同的临床表现，如鲍曼不动杆菌在重症监护病房暴发流行时，可导致肺部感染、腹腔感染、尿路感染等不同部位的感染，并有相应的临床表现。

（二）同一感染部位发病率增加

感染暴发集中发生在患者的相同部位，如手术切口、下呼吸道，导致的病原体可以相同也可以不同，但这种类型医院感染暴发的源头是一致的。例如由于手术器械消毒不严格，导致多种病原体引起手术部位感染。

（三）同一医疗机构总感染发病率上升

当出现这种类型的医院感染暴发时，会出现多种病原体所致的不同部位的医院感染发病率明显上升的情况。

三、医院感染暴发的频率

医院感染暴发的频率并不十分清楚，有研究认为医院感染暴发占医院感染总病例数的比例不到 5%，Wenzel 等在 1978~1982 年的研究显示，医院感染流行约占医院感染患者的 3%。监测到的医院感染暴发有可能只是冰山一角，许多医院感染暴发并未被医疗机构感控专业人员所识别，即使有非常活跃的监测系统，仍然有 1/3 的聚集性感染未能被识别；而从未发生过医院感染暴发的医疗机构，很可能只是未发现而已。医院感染暴发的识别亦与监测资源投入有关，SARS 疫情暴发后，由于政府部门和医疗机构十分重视病例的监测、及时开展病原学检查和同源性分析，几乎所有的医院感染暴发事件，均被识别，SARS 医院感染暴发病例占全部医院感染病例的比例较高，仅医务人员 SARS 病例就约占总病例的 1/7，新型冠状病毒医院感染暴发同样如此。

四、医院感染暴发地点

1980~2009 年我国公开报道的医院感染暴发事件共 352 起，感染人数 7 656 人，病死 341 人，其中教学医院感染人数占 19.19%，省、市、县级非教学医院占 72.52%，妇婴专科医院占 6.32%，乡镇医院占 1.97%。美国疾病预防控制中心的统计显示，多数医院感染暴发发生于急性病医疗机构，其次是血透中心、门诊和慢性病医疗机构等。在急性病医疗机构中的二级部门中，重症监护病房占比最高，达 28%。

五、医院感染暴发病原体

各种病原体均可能导致医院感染暴发，包括细菌、病毒、真菌、立克次体、寄生虫等，既往国内外报道医院感染暴发病原体中均以细菌为主（60%~70%），革兰氏阴性菌感染占比最多（占细菌的 70% 左右），我国统计报告显示鼠伤寒沙门菌最为常见，其后依次为铜绿假单胞菌、肺炎克雷伯菌、大肠埃希菌、鲍曼不动杆菌、阴沟肠杆菌、洋葱伯克霍尔德菌等。革兰氏阳性菌感染者中,耐甲氧西林金黄色葡萄球菌、凝固酶阴性葡萄球菌、耐万古霉素肠球菌多见。此外,我国非结核分枝杆菌医院感染暴发事件时有发生。病毒引起的医院感染暴发中,柯萨奇等肠道病毒报告较多,影响较大,但近年来的新型冠状病毒等医院感染暴发流行,发生的频次和感染的人数均超过既往的病毒性疾病,给全球医院感染控制和公共卫生体系带来了前所未有的挑战。

六、医院感染暴发的感染部位

医院感染暴发时的感染部位可以为任何感染部位,但以血流感染、胃肠道感染、肺部感染等最为常见。

七、医院感染暴发的医源性因素

医院感染暴发的原因较多,医源性因素更是复杂多样。主要因素有:医疗机构或医务人员违法、违纪、违规,消毒隔离措施执行不到位,医院管理缺位,没有制度或有制度未严格执行,医院感染监测不到位,缺少日常的监督、检查、检测和质量控制,建筑设计布局不合理,医务人员个人防护不到位,抗菌药物不合理使用等。

八、医院感染暴发报告

1. 医疗机构要加强医院感染监测,及时识别医院感染暴发,发现以下情形时,应当于12 小时内向所在地县级卫生行政部门报告,并同时向所在地疾病预防控制机构报告:①5 例以上疑似医院感染暴发;②3 例以上医院感染暴发。县级卫生行政部门接到报告后,应当于 24 小时内逐级上报至省级卫生行政部门。省级卫生行政部门接到报告后组织专家进行调查,确认发生以下情形的,应当于 24 小时内上报至国家卫生健康委员会:①5 例以上医院感染暴发;②由于医院感染暴发直接导致患者死亡;③由于医院感染暴发导致 3 人以上人身损害后果。

2. 医院有下列情况之一时,应按照《国家突发公共卫生事件相关信息报告管理工作规范(试行)》的要求,在 2 小时内向所在地县级卫生行政部门报告,并同时向所在地疾病预防控制机构报告:①发生 10 例以上的医院感染暴发;②发生特殊病原体或者新发病原体医院感染;③可能造成重大公共卫生影响或者严重后果的医院感染。卫生行政部门接到突发公共卫生事件相关信息报告应当尽快组织有关专家进行现场调查,如确认发生突发公共卫生事件,应根据不同的级别,及时组织采取相应的措施,并在 2 小时内向本级人民政府报告,同时向上一级人民政府卫生行政部门报告。如尚未达到突发公共卫生事件标准的,由专业防治机构密切跟踪事态发展,随时报告事态变化情况。

3. 医院感染暴发属于法定传染病的,还应当按照《中华人民共和国传染病防治法》和《国家突发公共事件总体应急预案》的规定进行报告。

第二节　医院感染暴发调查思路

医院感染暴发初期大多原因不明、发展迅速,因此开展全面深入的调查和分析,及时获得真实、足够的流行病学和卫生学资料,对感染源、感染途径、易感人群及其主要危险因素全面了解,是控制医院感染暴发的关键环节。医院感染暴发的流行病学调查所应用的流行病学原理和方法与一般流行病学调查相同,一般包括三个紧密衔接的步骤。第一步是描述性流行病学研究,建立病例定义,核实病例的诊断,收集病例时间、地点、人群分布、可疑危险因子资料,了解感染发生的环境条件。根据收集的资料,核实医院感染暴发,描述暴发频率在时间、地点及患者特征等方面分布与动态变化。根据三间分布的特点,寻找医院感染暴发原因的线索、提出初步假设。第二步开展分析性流行病学研究,即对病因线索进行分析和验证。常用的方法有病例对照研究和队列研究。近年来由于技术的进步,分子流行病学日益成为医院感染暴发调查重要的手段。第三步通过实验流行病学验证暴发控制效果,即经过分析性研究初步证实危险因素并采取控制措施,观察发病情况,收集相关发病数据,评估控制措施的效果。

一、医院感染暴发调查的目的和内容

(一)调查目的和意义

医院感染暴发的流行病学调查的主要目的是迅速查明暴发的主要原因,提出有针对性的控制措施,以控制流行的传播蔓延和预防类似暴发的再度发生。迅速及时的流行病学调查对控制医院感染蔓延和防止更大规模的暴发具有十分重要的意义,并能持续改进医院感染控制措施和方法。

(二)调查的内容

1. 从疾病的临床表现及实验室检查结果,明确医院感染暴发的诊断,提出确诊病例和疑似病例的标准。

2. 确定暴发的范围、时间经过及可能受累的患者和医疗机构工作人员群体。

3. 确定感染源、感染途径、易感人群,寻找易感因素。

4. 分析暴发的原因、促使流行的因素、之前防控措施的缺陷。

5. 总结分析,提出有针对性的控制措施和持续改进的建议。

二、流行病学调查的步骤

(一)暴发的识别和初步调查

医院感染暴发的识别常由感染控制专业人员在日常监测中或临床微生物工作人员在日常检验中发现,也可能由当事科室的医务人员或医院其他工作人员报告,亦可能通过患方人员向医院或者卫生行政部门报告。当出现批量医院感染患者转出到其他医疗机构时,其他医疗机构也有报告的义务。近年来信息化监测技术不断完善,通过监测软件预警和识别暴发成为可能。识别暴发后,要初步了解现场基本信息,包括发病地点、发病人数、发病人群特征、起始及持续时间、可疑感染源、可疑感染病原体、可疑传播方式或途径、事件严重程度等,做好调查人员及物资准备。

(二)确定暴发存在

1. **排除假暴发** 感染控制专业人员对于从各种途径报告过来的疑似医院感染暴发信息和线索应进行有效甄别,排除假暴发。例如:是否为医院感染监测系统监测条件的改变,实验室方法的改变,标本污染,是否采取了新的诊断方法、操作规程、是否有新的感染控制专业人员判断病例等。

2. **病例定义** 为了尽可能发现所有的感染者,确定暴发存在后,须进行病例定义,以确定调查对象是否应该纳入医院感染暴发所涉及的病例数统计当中,从而确定发病规模、波及范围、危害程度。病例定义应当简单、明了、灵敏、特异、客观。在调查初期、确诊之前可以使用较为宽泛的定义,充分考虑到轻症、重症、不典型表现者、无症状感染者,以便发现更多的病例和线索,随着调查的深入,可以使用严格的定义,比如使用感染某种病原体作为病例定义,使用某种病原体作为暴发病例定义时,仅出现细菌定植的病例也可并入感染病例进行统计。病例定义时要充分考虑患者的临床表现、实验室检查(特别是病原学检查)、三间分布,不能局限于仍在医院的患者、陪护人员和工作人员,也要囊括出院者,特别是发现首个病例前 1~2 个疾病潜伏期是否存在病例和类似临床表现者,周围区域、相关科室是否有病例或相关疾病发病率升高,感染者是否指向某一特殊人群等。

3. **收集病例资料**　将需要收集的有关资料制成调查表,逐个调查患者。调查表主要内容如下。

(1)一般情况:姓名、性别、年龄、职业、居住地址、病案号、发病序号、曾住科室。

(2)发病与就诊经过:入院日期、原发疾病、发生感染时所在科室、可能的暴露时间、发病日期、发现日期、感染诊断及部位、微生物送检情况等。

(3)临床表现:症状、体征。

(4)暴露情况:病室环境、主管医生及护士姓名、日常护理护士姓名、医务人员出勤情况、医务人员手卫生情况、周围患者是否有类似临床表现、患者接触的相关医疗器械或接受的诊疗操作、手术情况、麻醉情况、近期环境抽查结果(空气、物表、工作人员手)、有无可疑的使用中的消毒液或静脉注射液体及其批号、该患者在诊疗组内感染者中的排序。

(5)可能感染源:自身、其他患者、医务人员、诊疗器械、医院环境、食物、药物、探视者、陪护、感染源不明。

(6)基础疾病:是否有糖尿病、肿瘤、肝肾功能不全、免疫抑制剂使用、冠心病、慢性肺疾病等。

(7)患者生活习惯、既往史:手卫生执行情况、本次感染前是否有其他部位感染。

(8)发病前抗菌药物使用情况:品种、名称、起止日期。

(9)实验室检查:感染指标(血常规、CRP、PCT、其他)、病原学和血清学检查。

(10)转归与最终诊断情况:最终诊断(确诊病例、疑似病例、临床诊断病例、排除病例)、转归(痊愈、死亡、其他)。

(11)其他:可根据实际情况增加或减少个案表内容,例如:若怀疑与麻醉剂、消毒剂有关,应记录麻醉剂、消毒剂的相关信息,以及封存剩余麻醉剂、消毒剂进行检测的后续情况;若怀疑与植入物有关,应记录植入物以及对同批号植入物进行检测的相关信息;若怀疑与消毒供应中心处置有关,则应追溯相关信息等。

(12)调查时间和调查人员姓名。

4. **收集环境资料**　医院感染暴发也可能与器械使用、环境物品有关,除病例资料外,应对环境物品受污染的情况进行调查和采样,如诊疗器械、一次性医疗用品、药液、消毒液、注射器、病房或手术室环境物品、患者生活用品、食物、餐具、水源等。

5. **证实暴发**　比较流行期和基线水平某种感染的发生频率是否具有统计学差异,与疑似医院感染暴发前相比发病率升高明显并且具有统计学意义,或医院感染聚集性病例存在流行病学关联,则可确认医院感染暴发,应开展进一步调查。疾病的流行程度未达到医院感染暴发水平,但疾病危害大、可能造成严重影响、具有潜在传播危险时,仍应开展进一步调查。流行期间某种感染的发生频率常用罹患率来表示,在计算罹患率时一定要严格把握纳入排除标准,只有符合定义的病例才能纳入暴发病例数和同期暴露数。

$$罹患率 =(某时段发生某种感染的人数/同期暴露人数)\times100\%$$

(三)开展流行病学分析,提出科学假设

对收集的资料进行整理,描述其"三间分布",提出有关病因、传播方式、潜伏期等可供检验的科学假设。

1. **时间分布** 以发病时间为横坐标,以发病人数为纵坐标,绘制直方图或线型图,揭示流行特征。单峰曲线提示同源性暴露,波状曲线提示同源多次暴露或非同源性暴露。长而平坦的曲线提示人 - 人传播,若经同源性暴露后,再发生人 - 人传播的,则可表现为急速上升、持续时间长。

2. **空间分布** 将每个病例按发生地点标注在医院地图上,根据暴发规模的大小,可以按房间、楼层、楼栋等方式标注,形象地描述感染者的空间分布特点,阐明医院感染暴发波及的范围和集中的区域,提示其传播方式。

3. **人群分布** 分析病例年龄、性别、暴露情况、基础疾病等特征,探索医院感染暴发可能感染源、传播途径和易感人群。

4. **潜伏期** 通过暴露时间和发病时间推算出潜伏期,这在同源单次暴露时尤为适用,通过暴露日期和首发病例、最后一个病例可以推算出最短潜伏期和最长潜伏期。

5. **开展流行病学分析** 使用病例对照研究、队列研究,结合病原学、环境微生物采样、分子流行病学的结果,进一步提出医院感染暴发可能的感染源、传播途径和易感人群科学假设。

(四)采取控制措施,评估措施效果

根据建立的科学假设,采取相应的措施,控制感染源、切断传播途径、保护易感人群,最终达到控制、终止暴发的目的。例如,怀疑手术部位医院感染暴发的原因为手术器械消毒不严格,就应对手术器械进行彻底的消毒,并且核实消毒效果。值得注意的是,采取控制措施要及时,调查和控制要同时进行,特别是一些烈性传染病,在调查初期可以根据疾病传播特点、感染控制专业人员的经验开展严格隔离、标准预防等措施,而后根据调查发现采取有针对性的措施。情况严重的,应自行采取或报其主管卫生行政部门后采取停止接诊的措施。

一周内不继续发生新发同类感染病例,或发病率恢复到医院感染暴发前的平均水平,说明已采取的控制措施有效。若医院感染新发感染病例持续发生,应分析控制措施无效的原因,评估可能导致感染暴发的其他危险因素,并调整控制措施,如暂时关闭发生暴发的部门或区域,停止接收新入院患者;对现住院患者应采取针对性防控措施。

(五)调查总结及书面报告

医院感染暴发调查完成后,要及时形成书面总结报告,总结经验教训,防止类似的事件再次发生。报告主要的内容有报告题目、作者、单位、日期,背景材料(医院概况、过去流行史及本次流行概貌等),调查方法(描述性流行病学方法和/或分析性流行病学),临床资料(症状和体征、诊断及疾病的自然史等),实验室资料(病原因子的分离与鉴定、血清学诊断或分子生物学证据),流行病学资料(疾病发生方式及三间分布、流行曲线及暴露日期的推算、传播来源、途径、侵入门户及影响因素等证据),环境卫生学调查资料(对可疑感染源、传播媒介等采样结果分析并评估),调查结果及结论(医院感染暴发原因的假设与验证分析、控制措施的实施及效果评价,讨论主要结果的总结、应吸取的经验教训及预防类似事件的建议等），参考文献及附录、重要数据表格或有关证明材料等。

第三节　医院感染暴发的预防与控制

一、医院感染暴发的预防

1. **建立健全医院感染控制的规章、制度、流程，加强管理，保障落实**　要根据《中华人民共和国传染病防治法》《医疗废物管理条例》《医院感染管理办法》《消毒管理办法》《医疗机构感染预防与控制基本制度（试行）》及医院感染控制相关规范、标准，结合医疗机构的特点，制定适合自身的规章、制度和标准操作流程，同时开展监察和督导，保障各项措施落地，切实降低医院感染发病率，预防医院感染暴发，指导暴发后的及时科学的处置。

2. **加强专业队伍建设**　建立和完善医院感染防治队伍，在重视医院感染专职人员培养的基础上，充分发挥临床科室负责人、护士长、兼职感染控制员在医院感染控制中的作用，层层压实医院感染控制的责任。

3. **加强医务人员的教育培训**　加强医学生医院感染控制知识的教育，从源头提高其防控意识。加强在职人员的教育培训，使其了解和掌握医院感染的定义、诊断标准、标准预防、个人防护、手卫生等基本防控措施，无菌观念、消毒技术规范、隔离技术规范、医疗废物处置规范、医院感染病例报告流程等基础知识，充分发挥医务人员医院感染暴发"吹哨人"的角色，努力实现人人都是医院感染控制的实践者、督导员、宣传员。

4. **加强医院感染暴发监测**　医院感染专职人员要加强与临床医技科室的沟通与交流，及时发现感染暴发的苗头。加强信息化建设，以信息化预警为辅助，切实提高"技防"水平。

二、医院感染暴发的控制措施

1. 积极救治感染患者，加强对疑似病例和暴露者的监测和医学观察，做到早发现、早诊断、早报告、早隔离、早治疗。对于确诊的病例，要按照感染传播的特点和《医院隔离技术规范》的要求，做好相应的隔离措施。

2. 与感染患者密切接触的其他患者、陪护、探视人员、医院工作人员等暴露者应进行医学观察，观察时限为该病的最长潜伏期或无新发感染病例出现为止。

3. 根据发生医院感染暴发的特点，做好消毒，停止使用可疑污染的物品，或经严格消毒与灭菌处理及检测合格后方能使用，尽早从速切断其传播途径。

4. 对免疫功能低下、有严重疾病、有多种基础疾病、未接种疫苗等暴发易感因素的患者和工作人员，应采取保护性隔离措施，在需要的情况下可实施特异性预防保护措施，如接种疫苗、预防性用药等。工作人员也应按照相关要求做好个人防护。

（周鹏程）

思考题

1. 什么是医院感染暴发？
2. 医院感染暴发的医源性因素有哪些？
3. 医院感染暴发预防和控制措施有哪些？

第七章　手　卫　生

手卫生是防控医院感染的基本措施，医务人员掌握手卫生的概念、指征与方法，在诊疗工作中正确规范地执行手卫生，对于保障医患安全具有非常重要的意义，而医疗机构配备合格、方便可及的手卫生设施，则是保障医务人员良好手卫生的基础，加强对手卫生工作的监督与考核，则是有效提升和保持手卫生的推力。

第一节　手卫生基本概念与意义

一、手卫生的基本概念

1. 手卫生的发展史　手卫生（hand hygiene）是人们在医院感染控制工作中逐渐形成的防控医院感染的重要措施。1846 年奥地利医生 Ignaz Semmelweis 发现由医生接生的产妇因产褥热而死亡的概率高于由助产士接生的产妇，通过观察发现医生同时承担接生和尸体解剖工作，他大胆猜想产褥热是由医生尸体解剖后手卫生不到位所致，因此要求医生在解剖尸体后和接触不同的患者之间用漂白水洗手，就是这项措施使医院中产妇因产褥热而死亡的病死率由 22% 迅速下降到 3%。1843 年，Oliver Wendell Holmes 独立研究得出产褥热是通过医务人员手传播的结论。这两位学者相近的研究结果使手卫生成为公认的防止疾病在医疗机构中传播的重要措施之一。

在 Louis Pasteur 对微生物研究的基础上，1867 年英国外科医师 Joseph Lister 发现用石炭酸溶液消毒医师的双手可降低创口感染率，到 1889 年截肢手术的病死率从 45.7% 降到了15%，继而人们逐渐接受了洗手和手消毒在预防疾病传播中的作用。

美国在手卫生工作方面起步早、发展快，1961 年美国公共卫生署发布了手卫生的培训视频，建议医务人员在接触患者前后用肥皂和水洗手。1981 年美国疾病预防与控制中心（CDC）发布了《医院环境控制指南》，其中依据证据等级推荐了洗手指征、方法、产品和洗手设施设置，在对洗手产品中推荐了使用醇类手消毒剂来解决洗手池配置不足的问题。1985年美国 CDC 更新了《洗手及医院环境控制指南》。2002 年美国 CDC 发布《医疗机构手卫生指南》，首次提出"手卫生"取代原来"洗手（handwashing）"的概念，手卫生涵盖了洗手、卫生手消毒和外科手消毒，提出了手卫生要求和方法，提供了大量循证医学的证据证实手卫生在医院感染控制中的作用。

2005 年世界卫生组织（World Health Organization, WHO）发布了《医疗机构手卫生指南（概要）》，这是手卫生领域第一部全球性质的指南，该指南描述了医院感染的危害和经济负担、介绍了手卫生指征（五个时刻）、手卫生技术、手套的使用等，指南重视科学数据并按照证据等级提出建议，推荐了醇类手消毒剂的配方、如何提高手卫生依从性的方法等。随后

WHO又发布了《多模式手卫生改善策略实施指南》《手卫生技术参考手册》等指南和工具，对全球的手卫生工作推进起到了重要的作用。2009年WHO开展了主题为"拯救生命：清洁你的双手（SAVE LIVES: Clean Your Hands）"的全球手卫生运动，并确定每年5月5日为"世界手卫生日"。同年WHO发布《医疗机构手卫生指南》并在全球8个地区试点该指南，结果显示该指南是有效的。2016年WHO发布《预防手术部位感染全球指南》并于2018年更新，该指南描述了手术室中的手卫生时机，对外科手消毒的方法进行了详细阐述和图片说明，成为规范外科手消毒的重要依据。

我国手卫生工作起步较晚，真正引起对手卫生的重视是在2003年严重急性呼吸综合征（SARS）流行时，暴露出医疗机构手卫生的问题，使广大医院管理者和医务人员更加深刻认识到手卫生工作的重要性。之后国家卫生行政部门高度重视该项工作，于2009年颁布了《医务人员手卫生规范》（WS/T 313—2009），并于2019年进行了修订与颁布。这是我国第一部手卫生的卫生行业标准，是改善全国手卫生的一项重要举措，对增强医务人员手卫生意识、规范医务人员手卫生方法、提高医务人员手卫生依从性和改进医疗机构手卫生设施起到了非常重要的作用，具有划时代的意义。

新型冠状病毒感染的大流行，使医务人员及普通民众更加重视手卫生，手卫生意识、手卫生的依从性以及手卫生设施进一步得到了大幅提升。

2. 手卫生的概念 根据国家颁布的《医务人员手卫生规范》，手卫生是指医务人员在从事职业活动过程中的洗手、卫生手消毒和外科手消毒的总称。

1）洗手（handwashing）：是指医务人员用流动水和洗手液（肥皂）揉搓冲洗双手，去除手部皮肤污垢、碎屑和部分微生物的过程。

2）卫生手消毒（antiseptic handrubbing）：是指医务人员用手消毒剂揉搓双手，以减少手部暂居菌的过程。

3）外科手消毒（surgical hand antisepsis）：是指外科手术前医护人员用流动水和洗手液揉搓冲洗双手、前臂至上臂下1/3，再用手消毒剂清除或者杀灭手部、前臂至上臂下1/3暂居菌和减少常居菌的过程。

手部皮肤寄居着常居菌（resident skin flora）和暂居菌（transient skin flora）。常居菌存在于皮肤深层，多为非致病菌如凝固酶阴性葡萄球菌，不易被机械的摩擦清除。暂居菌（transient skin flora），位于皮肤的表层，这类菌群由环境污染细菌组成，数量和种类变化不定，与每个人接触物品的种类、污染的程度和对手的清洁习惯密切相关。医务人员可通过直接接触患者或接触患者周围环境获得，与医院感染密切相关。暂居菌中有一部分是致病菌，如大肠埃希菌、葡萄球菌及铜绿假单胞菌，这些细菌通过洗手可以清除。

从上述概念和研究中可以看出，手卫生既强调方法，也强调过程和结果，通过手卫生去除手部的污垢、部分微生物（包括暂居菌和部分常居菌），以减少病原微生物的传播，达到减少和预防感染的目的。

3. 其他重要概念 要做好手卫生，离不开手卫生产品和设施，以下概念对于手卫生工作也非常重要，主要包括：

（1）手消毒剂（hand antiseptic agent）：是指我们在日常诊疗工作中应用于手消毒的化学制剂。

（2）速干手消毒剂（alcohol-based hand rub）：是指我们在日常诊疗工作中使用的手消毒

剂,但其化学成分主要含有醇类和护肤成分,特点是干燥较快、能在较短时间内达到国家手卫生消毒效果的一类手消毒剂,因能节约时间,临床应用广泛。

（3）免冲洗手消毒剂（waterless antiseptic agent）：主要是指用于外科手部皮肤消毒,使用后不须用水冲洗的手消毒剂。

（4）手卫生设施（hand hygiene facilities）：是指用于洗手与手消毒的设施设备,包括洗手池、水龙头、流动水、洗手液（肥皂）、干手用品、手消毒剂等。

（5）手卫生的依从性:用手卫生依从率表示。其计算方法为:手卫生依从率＝手卫生执行时机数／应执行手卫生时机数×100%。主要用于医疗机构定期对医务人员手卫生的依从性进行监测与督导。

二、手卫生的意义

手卫生对于预防感染具有非常重要的意义,因为通过加强手卫生,可以有效阻止病原体传播、降低与预防外源性感染,提高医疗质量,保障患者和医务人员的安全;可以减轻患者的痛苦甚至死亡,可以降低患者的经济负担和家庭负担;同时通过控制感染,减少医疗费用的支出,减轻医务人员的工作量,缩短平均住院日,提高医院的经济效益,最终使患者、医院和社会共同受益。

1. **手卫生可有效减少手部污染** 大量的研究证明,机械性的手部皮肤清洁,是减少手部细菌行之有效的重要方法。Lowbury 等报道,肥皂洗手 30 秒,手部皮肤上的金黄色葡萄球菌的对数值减少 2.54;铜绿假单胞菌的对数值减少 2.8。常居菌不易用肥皂彻底洗掉。某些暂居菌,如金黄色葡萄球菌会在皮肤上很快繁殖,因而去除这些细菌时必须用机械清洁法与化学消毒法相结合,才能取得满意的效果。

2. **手卫生可有效降低医院感染** 医务人员的手是病原体在医疗环境及患者间传播的最常见途径,通过正确的手卫生可以显著减少手上携带的潜在病原体,有效地控制医院感染,所以手卫生已经成为降低医院感染最简单、有效、方便和经济的措施。有研究表明,严格手卫生措施可降低 30% 的医院感染;明显降低医疗机构中耐甲氧西林金黄色葡萄球菌（MRSA）、肺炎克雷伯菌的传播。

手卫生具有良好的成本效益与效果。有研究表明,俄罗斯联邦新生儿重症监护病房每例医疗保健相关血流感染产生的额外支出（1 100 美元）可支付 3 265 个住院日的手消毒剂使用成本（0.34 美元／患者日）。现代手卫生的倡导者 Pittet D. 等的研究显示,将手卫生的依从率从 48% 提高到 66% 后,医院感染率从 16.9% 下降到了 9.9%,MRSA 的传播率从 2.16 例／万患者日降低到 0.93 例／万患者日,速干手消毒剂的使用量也从 1993 年的 3.5L／千患者日增加到 1998 年的 15.4L／千患者日。在某医院的外科 ICU 推进速干手消毒剂的使用,其使用量从 2007 年的 39L 上升到 2008 年的 79L,使呼吸机相关性肺炎、中心静脉插管相关血流感染和与尿管相关的尿路感染的感染率分别从 2007 年的 27.2‰、5.3‰ 和 2.2‰ 下降到 2008 的 17.3‰、0.8‰ 和 1.3‰,节约医疗总费用达到 65.8 万元。

3. **手卫生依从性严重影响医院感染甚至感染暴发** 如何提升手卫生的依从性是手卫生工作的关键,有研究表明,保持良好的手卫生依从性可显著降低感染率。在多起医院感染暴发事件的报告中,医务人员手卫生依从性低是共性问题。有大量研究提示,感染与医务人员缺乏或工作量大有关,这种关系主要体现在手卫生的坚持上,工作量越大,手卫生时机数越多,手卫生依从率越低。在中心静脉导管相关性血流感染的危险因素研究中,剔除混杂因素后,患者与护士的比例成为血液感染的一个独立的危险因素,提示护理人员的缺乏,可导致这种感染的增加。有调查表明医务人员相对充裕时接触患者前坚持洗手的比例可达 70%,但在工作高峰坚持洗手的仅 25%,这个时期住院的患者发生感染的风险是平常的4倍。

第二节 手卫生指征与方法

一、手卫生指征

手卫生是诊疗操作和诊疗过程中的重要组成部分,是必不可少的一环。日常诊疗工作中,在接触患者和患者的周围环境时,医务人员应严格按照诊疗操作流程,遵守《医务人员手卫生规范》和无菌操作的要求,严格进行手卫生。

1. 洗手与卫生手消毒的指征 医务人员在下列情况下应洗手和 / 或使用手消毒剂进行卫生手消毒:①接触患者前;②清洁、无菌操作前,包括进行侵入性操作前;③暴露患者体液风险后,包括接触患者黏膜、破损皮肤或伤口、血液、体液、分泌物、排泄物、伤口敷料等之后;④接触患者后;⑤接触患者周围环境后,包括接触患者周围的医疗相关器械、用具等物体表面后。

从上述指征中可以看出,医务人员在诊疗工作中遇到上述情况必须进行手卫生。在新型冠状病毒感染疫情的医疗救治工作中,手卫生对于预防患者感染和医务人员自身感染都起着非常重要的作用,包括医务人员在穿防护用品前和脱摘防护用品的前后应进行手卫生,在脱摘过程中当手受到污染时应立即进行手卫生。

2. 手卫生遵循的原则 洗手和卫生手消毒是临床常用的手卫生方法,何时进行洗手或进行卫生手消毒,应遵循以下原则。

(1)优先选择卫生手消毒:当手部没有肉眼可见污染时,推荐使用手消毒剂进行卫生手消毒。手消毒剂的使用,减少了手卫生对流动水洗手设施的依赖,触手可及的手消毒剂省去了往返洗手池的时间,15 秒的揉搓时间也节约了洗手本身的时间,可提高医务人员的工作效率和手卫生依从性。

(2)必须用流动水和洗手液(肥皂)洗手:①当手部有血液或其他体液等肉眼可见的污染时;②可能接触艰难梭菌、肠道病毒等对速干手消毒剂不敏感的病原微生物时。

(3)必须先洗手,然后进行卫生手消毒:①接触传染病患者的血液、体液和分泌物以及被传染性病原微生物污染的物品后;②直接为传染病患者进行检查、治疗、护理或处理传染病患者污物之后。

从上述原则中可以看到,进行手卫生时应根据工作性质、手部污染状况、实际条件和患者的接诊量综合考虑选择手卫生方式。

二、手卫生方法

在日常诊疗工作中,我们每个医务人员均离不开手卫生,如前所述,手卫生包括洗手、卫生手消毒和外科手消毒。正确的手卫生方法直接关系到手卫生效果,因此如何正确、规范地进行手卫生至关重要。我们在实际工作中,应严格遵守手卫生方法的要求和注意事项,才能真正起到预防感染的目的,如手卫生是新型冠状病毒感染控制的主要措施。

1. 洗手的方法

（1）方法：洗手看似简单，但完成一次洗手需要 6 个步骤，包括：①在流动水下，充分淋湿双手；②取适量洗手液（肥皂），均匀涂抹至整个手掌、手背、手指和指缝；③认真揉搓双手至少 15 秒，应注意清洗双手所有皮肤，包括指背、指尖和指缝，具体揉搓步骤见图 7-1；④在流动水下彻底冲净双手；⑤擦干双手，宜使用纸巾，避免二次污染；⑥取适量护手液护肤。

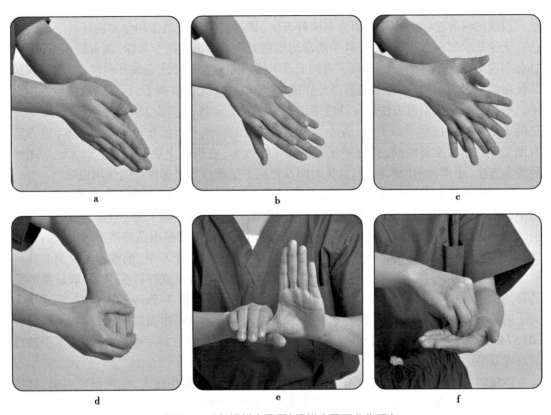

图 7-1　手部揉搓步骤图（揉搓步骤不分先后）

　a. 掌心相对，手指并拢相互揉搓；b. 手心对手背沿指缝相互揉搓；c. 掌心相对，手指交叉指缝相互揉搓；d. 弯曲手指关节在掌心旋转揉搓；e. 大拇指在掌心旋转揉搓；f. 五指并拢，指尖在掌心旋转揉搓。

（2）注意事项：①在揉搓之前应先将洗手液均匀涂抹双手；②洗手过程中应当注意清洗容易污染致病菌的指甲、指尖、指甲缝和指关节等部位；③应彻底清洗戴戒指等饰物的部位，因为这些部位容易藏污纳垢；④如水龙头为手触式开关，要注意随时清洁水龙头开关。

2. 卫生手消毒的方法与注意事项

（1）方法：医务人员在进行卫生手消毒时应遵循以下方法。①取适量的手消毒剂于掌心，均匀涂抹双手；②认真揉搓双手至少 15 秒，应注意揉搓双手所有皮肤，包括指背、指尖和指缝；③揉搓至手部干燥。

（2）注意事项：在进行卫生手消毒时应注意以下几点。①卫生手消毒时首选速干手消毒剂，过敏人群可选用其他手消毒剂。因艰难梭菌和诺如病毒、脊髓灰质炎病毒、埃可病毒、手足口病毒等无包膜病毒对一般的醇类手消毒剂敏感性较低或不敏感，当手部可能接触这些病原微生物时，应洗手或选择其他有效的手消毒剂，以确保手卫生效果。②在揉搓之前应先将手消毒剂均匀涂抹双手。③多项研究表明,由于手套使用过程中的破损、穿透可能,手部定植菌在手套内的湿热环境中可迅速繁殖,并且手部在去除手套时可能被污染,戴手套不能代替手卫生,摘手套后应及时进行手卫生。

3. 外科手消毒方法及注意事项 外科手消毒对于无菌操作和预防手术部位感染至关重要,且必须遵循先洗手、后消毒的原则;不同患者手术之间、手套破损或手被污染时,应重新进行外科手消毒。

目前国内外常用的外科手消毒有两种方法,即冲洗外科手消毒和免冲洗外科手消毒方法。无论采取哪种方法消毒,外科手消毒均须完成洗手和消毒两个步骤,两者缺一不可,而且必须遵循先洗手后消毒的步骤。两种消毒方法均须先按照要求完成外科洗手,所不同的是使用的消毒剂不同,消毒后前者需要在流动水下冲洗,无菌巾擦干,后者为揉搓消毒剂至干。因外科冲洗手消毒方法与免冲洗手消毒方法对于预防手术部位感染无明显差异,免冲洗的方法直接揉搓至手部干燥,省去了流动水冲洗的时间和灭菌布巾干燥的成本,该方法有助于节约术前准备时间,提高手术人员的工作效率,在国际上更受欢迎。但无论采用哪种消毒方法,手消毒剂的取液量、揉搓时间及使用方法都应当遵循产品的使用说明。

(1)外科洗手的方法与要求:需要遵守以下步骤:①洗手之前应先摘除手部饰物,修剪指甲,指甲长度不超过指尖;②取适量的洗手液清洗双手、前臂和上臂下 1/3,并认真揉搓。清洁双手时,可使用清洁指甲用品清洁指甲下的污垢和使用揉搓用品清洁手部皮肤的皱褶处;③流动水冲洗双手、前臂和上臂下 1/3;④使用干手用品擦干双手、前臂和上臂下 1/3。

(2)外科冲洗手消毒方法:按照外科洗手的方法与要求完成外科洗手后,取适量的手消毒剂涂抹至双手的每个部位、前臂和上臂下 1/3,并认真揉搓 3~5min;在流动水下从指尖向手肘单一方向地冲净双手、前臂和上臂下 1/3,用经灭菌的布巾彻底擦干;冲洗水应符合 GB 5749—2022 的规定。冲洗水水质达不到要求时,手术人员在戴手套前,应用速干手消毒剂消毒双手。

传统的外科冲洗手消毒方法中 10 分钟的揉搓对皮肤的损伤较大,临床研究表明,揉搓 2~5 分钟和 10 分钟,手消毒效果没有显著差异,同时为保障医务人员充分完成外科手消毒的每一步骤,最终建议外科手消毒揉搓 3~5 分钟。缩短外科手消毒的揉搓时间可提高医务人员的依从性,提高揉搓时间下限值体现了对揉搓过程的重视,从而也可提高手消毒效果。

(3)外科免冲洗手消毒方法:①按照外科洗手的方法与要求完成外科洗手后,取适量的手消毒剂放置在左手掌上;②将右手手指尖浸泡在手消毒剂中(≥5 秒);③将手消毒剂涂抹在右手、前臂直至上臂下 1/3,确保通过环形运动环绕前臂至上臂下 1/3,将手消毒剂完全覆盖皮肤区域,持续揉搓 10~15 秒,直至消毒剂干燥;④取适量的手消毒剂放置在右手掌上,在左手重复②③过程;⑤取适量的手消毒剂放置在手掌上,揉搓双手直至手腕,揉搓方法按照图 7-1 揉搓的步骤进行,即不再进行指尖在掌心旋转揉搓的步骤,揉搓至手部干燥。具体步骤见图 7-2

(4)注意事项:①不得戴假指甲、装饰指甲,保持指甲和指甲周围组织的清洁;②取用的洗手液或手消毒剂应足量,可多次取用,确保能完全覆盖手、前臂和上臂下 1/3 的全部皮肤表面;③在外科手消毒过程中应保持双手位于胸前并高于肘部,使水由手部流向肘部;④洗手与消毒可使用海绵、其他揉搓用品或双手相互揉搓;⑤用后的清洁指甲用品、揉搓用品如海绵、手刷等,放到指定的容器中;揉搓用品、清洁指甲用品应一人一用一消毒或者一次性使用;⑥外科手消毒后佩戴无菌手套前,应确保手和前臂彻底干燥;⑦术后摘除手套后,应用洗手液清洁双手。

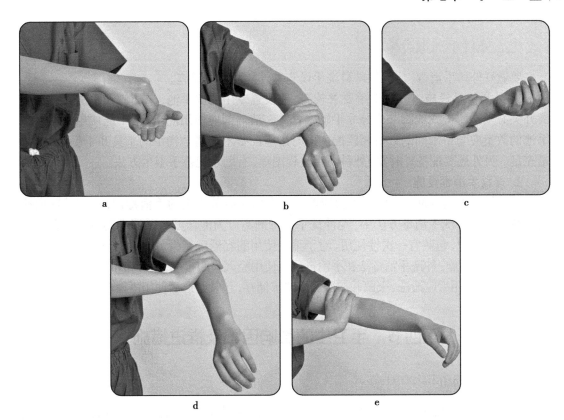

图 7-2 外科免冲洗手消毒方法

第三节 手卫生设施

手卫生设施是实施手卫生的基础条件,医疗机构应想方设法设置基本的手卫生设施,为医务人员的手卫生工作提供必要的条件。手卫生设施依据其用途分为一般手卫生设施和外科手消毒设施。

一、一般手卫生设施

一般手卫生设施包括洗手设施和卫生手消毒设施。

1. **洗手设施** 要做好洗手,应配备洗手池,感染高风险科室的水龙头开关应为非手触式,使用流动水、水温适宜。应配备清洁剂(洗手液或肥皂),如使用洗手液应避免污染,如使用肥皂应保持干燥。洗手还应配备合适的干手物品如纸巾,预防洗手后再次污染。

2. **卫生手消毒设施** 医院选用的手消毒剂应为符合国家有关规定的产品,并在有效期内使用,并应考虑医务人员对选用的手消毒剂应有良好的接受性。

3. **手卫生设施可及性** 手卫生设施的可及性会影响手卫生的依从性,因此医疗机构应基于POC(point-of-care)理念设置与诊疗工作相匹配的流动水洗手和卫生手消毒设施,方便医务人员使用。在重症监护病房中,大开间要求洗手设施与床位数比例不低于1:2,单间病房应每床1套,且每床均应配备速干手消毒剂。

4. **标识** 在设有手卫生设施的位置张贴明显的手卫生标识,提醒医务人员和相关人员进行规范、正确的手卫生。

二、外科手消毒设施

要做好外科手消毒,应提供外科洗手设施和外科手消毒设施。

1. 外科洗手设施 外科洗手要求较高,应设置专用的洗手池,采用流动水洗手。水龙头开关必须是感应式或脚踏式等非手触式开关。清洁剂应使用洗手液,不能使用肥皂。洗手池的数量应与手术间的数量相匹配。同时还应配备术前清洁指甲的工具和干手用品,数量充足。另外还要配备计时器、外科洗手流程图等,有助于规范手卫生方法。

2. 外科手消毒设施

(1)外科手消毒剂:手术部(室)应配备符合国家有关规定的手消毒剂,在有效期内使用。在外科免冲洗手消毒方法中,免冲洗手消毒剂不可为泡沫型。手消毒剂应放置在非手触式的出液器中,包装宜一次性使用,对于重复使用的容器应至少每周清洁与消毒。

(2)干手设施:冲洗手消毒法在手消毒后应使用经灭菌的布巾干手,布巾应一人一用;重复使用的布巾,用后应清洗、灭菌并按照相应要求储存,包装开启后使用不得超过24小时。

第四节　手卫生的影响因素及推进措施

一、手卫生的影响因素

手卫生是易被知识、态度、价值观和信念影响的复杂行为。国际学者认为与手卫生依从性相关的因素包括手消毒剂引起的皮肤反应、患者护理强度、医务人员类别、手卫生用品可及性、医患关系、诊疗操作优先于手卫生的认识、佩戴手套、遗忘、指南知晓率低、没有充足时间进行手卫生等。

国内学者研究认为影响临床医护人员手卫生依从性的因素主要可以归纳为主观因素和客观因素两个方面。

1. 主观因素 影响手卫生依从性的主观因素主要包括:①手卫生认知偏差,包括洗手与医院感染没有直接相关性、戴手套可代替洗手等;②手卫生知识缺乏,包括对手卫生的概念、指征、方法等知识的缺乏;③手卫生技术掌握差,包括错误的时机、选择不当的方法、干手方式不合适等。

2. 客观因素 影响手卫生依从性的客观因素主要包括:①洗手设施不完善,包括缺少流动水洗手设施、速干手消毒剂、干手设施,水龙头开关污染严重、肥皂无法保持干燥、速干手消毒剂配置点不合理难以达到方便可及、水温不合适等;②清洁剂、消毒剂对皮肤的刺激;③人力资源不足;④手卫生相关教育、监督、管理机制不完善等。另外,提升手卫生的依从性需要改变医疗机构全体医务人员的群体行为,因此管理者的重视和医院内重视感染控制的氛围,对建立手卫生文化是至关重要的。

二、推进手卫生的措施

提升医务人员手卫生的依从性至关重要,只有高依从性,才能实现感染控制的高效果,因此在临床诊疗工作中需要采取综合措施推进手卫生工作,才能取得比较好的效果,主要包括以下几方面。

1. 制定手卫生的管理制度 以制度约束所有人,同时在制度中应明确医院感染管理、医疗管理、护理管理及后勤保障等部门在手卫生管理工作中的职责,多部门齐抓共管、共同推进。

2. **基于POC理念,优化手卫生设施的设置** 便捷的手卫生设施是推进手卫生的基础,应配备流动水洗手池、洗手液(肥皂)及干手用品、速干手消毒剂等。手卫生设施的设置应符合POC理念,即要求手卫生设施要随手可得,最佳设置点是在患者护理或治疗区域内伸手可及的范围内,设施应处于完备状态。

3. **开展培训并考核** 我们应对进入医疗机构的所有人员进行多种形式的手卫生教育与培训,提升手卫生的意识、知识与技能。

4. **积极开展手卫生与医院感染关联性的监测与研究工作** 通过循证医学的方法提升手卫生的依从性。

5. **将手卫生纳入医疗质量考核** 借助管理手段(如将手卫生工作纳入医疗质量考核)可有效提升手卫生工作依从性,也有利于保持手卫生干预的效果。

6. **充分调动人员的主观能动性,建立医疗机构的安全文化** 应充分发挥领导层的支持作用及号召力,包括为手卫生项目的有效实施提供必要的资源,在公开的场合支持手卫生工作,以身作则地践行手卫生等。医务人员为手卫生推进工作的主力军,应积极参与并相互监督;同时鼓励患者监督并提醒医务人员及时进行手卫生等。

WHO对手卫生工作也高度重视,提出了手卫生多模式推进的理念,其措施主要包括:①系统变革,包括在患者护理点提供含乙醇的手消毒剂和/或洗手设施;②对卫生保健专业人员的培训和教育;③开展手卫生的监测和反馈;④工作场所的提醒;⑤在医务人员个人和医院高级管理人员的参与下创建手卫生安全文化;⑥根据当地已有的资源和文化,可以增加额外的行动,特别是患者参与。从这些措施中可以看出,与我们国家总结的经验大同小异,具有很好的借鉴价值。

第五节 手卫生消毒效果的监测

一、监测要求

为了解和督导医务人员的手卫生,我们应定期(如每季度)对医疗机构的重点部门如手术部(室)、产房、导管室、洁净层流病区、骨髓移植病区、器官移植病区、重症监护病区、新生儿室、血液透析中心(室)、烧伤病区、感染性疾病科病区、口腔科、内镜中心(室)等部门工作的医务人员进行手卫生消毒效果的监测。同时当怀疑医院感染暴发与医务人员手卫生有关时,也应及时进行监测,并进行相应病原微生物的检测。

二、监测方法

1. **采样时机** 日常监测采样时机为医务人员实施手卫生后,在接触患者或从事医疗活动前采样。当怀疑医院感染暴发与医务人员手卫生有关时,采样时机为工作中随机采样。

2. **采样与检测方法** 取一支浸有无菌0.03mol/L磷酸盐缓冲液或生理盐水采样液的棉拭子在双手指屈面从指根到指端来回涂擦各两次(一只手涂擦面积约30cm^2),并随之转动采样棉拭子,剪去手接触部分,将棉拭子放入装有10mL采样液的试管内送检。采样面积按平方厘米(cm^2)计算。若采样时手上有消毒剂残留,采样液应含相应中和剂。标本送检验科按照相关规范进行微生物培养并计数。

三、手卫生合格的判断标准

医务人员手卫生是否合格,根据《医务人员手卫生规范》中的要求,卫生手消毒细菌菌落总数应≤10cfu/cm²、外科手消毒细菌菌落总数应≤5cfu/cm²为合格。

（李六亿）

思考题

1. 手卫生的概念是什么?
2. 手卫生的作用和意义是什么?
3. 如何正确实施手卫生?

第八章　医院获得性血流感染

医院获得性血流感染是常见医院感染之一,医院获得性血流感染分为原发性与继发性,原发性血流感染多与血管导管相关,继发性血流感染与局部感染有关。引起血流感染的病原菌主要是革兰氏阴性菌如大肠埃希菌、肺炎克雷伯菌、铜绿假单胞菌、鲍曼不动杆菌、肠杆菌目细菌等,革兰氏阳性菌主要是金黄色葡萄球菌、凝固酶阴性葡萄球菌和肠球菌等,真菌也可以引起医院内血流感染。医院内血流感染延长住院时间,增加医疗费用和病死率,危害极大。本章主要介绍血管导管相关血流感染的基本概念、诊断与预防。

第一节　医院获得性血流感染的概念与诊断

一、基本概念

1. **血流感染**　是指各种病原菌(包括致病菌与条件致病菌、真菌等)侵入血液循环生长繁殖并产生毒素和代谢产物引起的全身性感染综合征。临床主要表现为畏寒、寒战、发热、毒血症状,皮肤瘀点瘀斑、肝脾大和外周血白细胞明显升高或降低等;严重者出现感染性休克与多器官功能衰竭,之前常被称为败血症。

血流感染时往往血培养阳性,血流感染并不是孤立存在于血流,细菌及其产生的毒素通过血流可以播散、感染和损伤相关器官系统,甚至病原菌可以通过血流迁徙到一些器官,再形成局部病灶,如迁徙性肝脓肿、肾脓肿、肺脓肿、脑脓肿等,这时被称为脓毒败血症。

2. **血流感染的分类**　有多种分类方法。根据血流感染发生地点不同,可分为社区获得性血流感染和医院获得性血流感染。根据侵入血流病原菌的来源,分为原发性血流感染和继发性血流感染。继发性血流感染有明显感染灶,如肺部感染、肠道感染、腹腔感染、尿路感染等,侵入血流的病原菌来自这些感染病灶,或者血流感染是某种感染的特定时期,如伤寒、副伤寒等。原发性血流感染无明显感染病灶,如血管导管相关血流感染,也可以由于肠道黏膜屏障受损肠道细菌通过破损的黏膜屏障进入血液循环引起血流感染。根据感染病原菌不同,分为革兰氏阴性菌血流感染、革兰氏阳性菌血流感染、真菌血流感染。

3. **医院获得性血流感染**　指住院患者在医院内获得的血流感染。医院获得性血流感染也分为原发性与继发性,继发性血流感染继发于住院患者不同部位感染,是来源于不同感染部位的细菌侵入血流形成。原发性血流感染为非继发于不同部位感染病灶的血流感染,主要指导管相关血流感染和黏膜屏障损伤相关血流感染,后者不包括肠道感染继发的血流感染。

4. **血管导管相关血流感染**(vessel catheter associated blood stream infection,VCABSI)　是指留置血管导管期间及拔除血管导管后48小时内发生的原发性、与其他部位感染无关的血流感染,是医院获得性血流感染的主要类型。血管导管相关血流感染的发病机制:①血管导管穿刺入口处皮肤细菌沿导管外表逆行进入皮肤皮下组织进入血流;②导管接头污染的细菌经导管内腔表面逆行进入导管,直至导管尖端再进入血流,也可以在导管内腔表面定植释放入血。污染导管接头的原因包括自然状况下接头被污染、污染的手接触导管接头等,导管接头被频繁打开会增加导管接头,以及与导管接头连接的三通接头被污染的机会。同导管接头被污染,一个导管接头连接的三通接头越多时污染的机会也越多,增加导管相关感染血流感染机会和感染控制难度。

5. **黏膜屏障损伤血流感染** 是在免疫缺陷人群中出现的由于肠黏膜屏障损伤后肠道细菌侵入血流形成的血流感染,属于原发性血流感染中的一种特殊类型。只有完全满足原发性血流感染诊断标准的基础上,才可进一步评估是否为黏膜屏障损伤血流感染;感染发生日期为最先满足血流感染诊断依据的日期,注意白细胞、中性粒细胞计数异常仅是提示诊断的线索,不能作为诊断或判定感染日期的依据。免疫缺陷人员指:①过去 1 年内同种异基因骨髓干细胞移植(HSCT)受者,出现Ⅲ级或Ⅳ级肠道排异(GI-GVHD),或血培养阳性标本采集当天或此前 7 天内出现的 24 小时腹泻量≥1L(或年龄<18 岁的患者 24 小时腹泻量≥20mL/kg),且同一次住院期间明确的血培养阳性;②在阳性血培养标本采集当天或前后各 3 天的 7 天时间内出现粒细胞缺乏[定义为不同日期(≥2 次)检测的血常规中性粒细胞(ANC)和 / 或白细胞绝对计数(WBC)<500/mm^3]。肠黏膜屏障损伤相关血流感染的发病机制与肠黏膜屏障破坏和免疫功能降低时肠道细菌通过损伤的肠黏膜屏障进入血流有关。

6. **医院获得性血流感染的病原菌**

(1)革兰氏阳性细菌:主要是葡萄球菌、肠球菌和链球菌。葡萄球菌包括凝固酶阴性葡萄球菌和金黄色葡萄球菌,多见于导管相关血流感染;肠球菌主要见于黏膜屏障损伤相关的血流感染;链球菌相对较少。

(2)革兰氏阴性细菌:包括肠杆菌目细菌,主要是埃希菌属细菌如大肠埃希菌,克雷伯菌属细菌如肺炎克雷伯菌、催产克雷伯菌,肠杆菌科细菌如产气肠杆菌,变形杆菌属细菌如奇异变形杆菌感染等;非发酵菌,主要包括假单胞菌属细菌如铜绿假单胞菌、不动杆菌属细菌如鲍曼不动杆菌、嗜麦芽窄食单胞菌、洋葱伯克霍尔德菌等。

(3)真菌:包括假丝酵母菌和曲霉菌,如白假丝酵母菌和非白假丝酵母菌、烟曲霉菌、毛霉菌、艾滋病患者常见的马尔尼菲篮状菌等。医院获得性血流感染病原菌有一个明显的特征就是往往有明显的耐药性,如葡萄球菌对苯唑西林(甲氧西林)耐药(MRSA、MRCoNS)、肠球菌对万古霉素耐药(VRE),革兰氏阴性杆菌表现为产超广谱 β-内酰胺酶、多重耐药(MDR)、广泛耐药(XDR),甚至全耐药(PDR),近年愈显突出的耐碳青霉烯类革兰氏阴性杆菌(CRO),包括非发酵革兰氏阴性杆菌如耐碳青霉烯类铜绿假单胞菌(CRPA)、耐碳青霉烯类鲍曼不动杆菌(CRAB),碳青霉烯类耐药肺炎克雷伯菌(CRKP)和耐碳青霉烯类大肠埃希菌(CREC)等。耐氟康唑假丝酵母菌和耐其他抗真菌药物的真菌等。

二、原发性血流感染与血管导管相关血流感染的诊断依据

(一)原发性血流感染的诊断

符合以下诊断依据之一,即可诊断为原发性血流感染。

1. **诊断依据一** 任何年龄患者血培养发现非人体共生菌的细菌或真菌,且发现的病原

菌与其他部位感染的病原菌无关,并满足以下条件之一:①至少一份血标本培养发现病原菌;②通过非培养微生物学检测方法对血标本中存在的病原菌鉴定到属或种水平。需要注意的是:①诊断依据一不需要其他诊断要素,如是否存在提示感染的症状和体征如发热等;②认定第一次血培养阳性的标本采集日期为感染发生日;③如果考虑为黏膜屏障损伤相关血流感染,病原菌需符合相应要求;④目前可用非培养微生物学检测方法主要是二代测序(NGS)等分子生物学方法,但其诊断价值仍在探索中。

2. 诊断依据二　任何年龄患者出现发热(>38.0℃)、寒战或低血压症状之一,至少2次在不同时间或不同部位、或同一导管不同管腔采集的血培养标本,发现与其他部位感染的病原菌无关的相同的常见共生菌。需要注意的是:①常见共生菌包括但不限于类白喉(棒状杆菌属而非白喉杆菌属)、芽孢杆菌属(非炭疽杆菌属)、丙酸杆菌属、凝固酶阴性葡萄球菌属(包括表皮葡萄球菌)、草绿色链球菌(α溶血性链球菌)、气球菌属、微球菌属和红球菌属;②发热(>38.0℃)、寒战或低血压出现在阳性血培养的标本采集日及其前后各3个自然日内都能作为诊断依据;③血流感染发生日期为症状、体征、第一个阳性血培养标本采集日期等几项中最先出现的日期;④如果考虑为黏膜屏障损伤相关血流感染须符合相应条件。

3. 诊断依据三　年龄≤1岁的患儿,至少有下列症状之一:发热(>38.0℃)、低体温(<36.0℃)、呼吸暂停或心动过缓,且至少2次在不同时间或不同部位采集的血培养标本,发现相同常见共生菌且与其他部位感染的病原菌无关。需要注意的是:①常见共生菌同诊断依据二;②只有出现在阳性血培养标本采集日及其前后各3个自然日内发热(>38.0℃)、低体温(<36.0℃)、呼吸暂停或心动过缓才能够作为诊断依据;③感染发生日期为症状、体征、第一个阳性血培养样本采集日期等几项中最先出现的日期;④如果考虑为黏膜屏障损伤血流感染需符合相应条件。

（二）血流感染病原菌判定

1. 血流感染诊断依据一中的病原菌是指常见共生菌以外的病原菌,同时须排除以下微生物:①寄生虫和病毒不能作为原发性血流感染的病原菌;②弯曲杆菌、沙门菌、志贺菌、李斯特菌、弧菌、耶尔森菌、艰难梭菌、肠出血性大肠埃希菌、肠致病性大肠埃希菌等不能作为原发性血流感染的病原(但可能作为继发性血流感染的病原);③皮炎芽生菌、荚膜组织胞浆菌、球孢子菌、副球孢子菌、隐球菌、肺孢子菌不能作为医院获得性感染的病原菌,同样不能作为血流感染的病原。

2. 诊断依据二和诊断依据三中相同常见共生菌的判断规则:①如果1份标本鉴定到种的水平,另1份标本鉴定到属的水平且与另一份标本为同一属,认定为相同;②不可依据菌落形态、生物型和药敏谱的比较结果判定是否为相同共生菌。

3. 单次血培养发现常见共生菌时不能满足诊断标准二、三的要求,应视为污染,除非考虑其为黏膜损伤相关血流感染时。

（三）血管导管相关血流感染的诊断

符合血管导管相关血流感染的定义即在留置血管导管期间及拔除血管导管后48小时内发生的原发性、与其他部位感染无关的原发性血流感染,即可诊断为血管导管相关血流感染。

第二节　医院获得性血流感染的预防与控制

预防与控制医院获得性血流感染,包括预防与控制医院获得性原发性血流感染和预防与控制继发性血流感染,前者主要是导管相关血流感染。

血管导管相关感染预防与控制需要从管理层面和技术层面两个方面着手,采取相应措施形成合力方可取得最佳效果。

（一）管理要求

1. 医疗机构应当制定预防血管导管相关血流感染的规章制度,制定并落实预防与控制血管导管相关血流感染的工作规范和操作规程,明确相关责任部门和人员职责。

2. 应当由取得医师、护士执业资格,并经过相应技术培训的医师、护士执行血管导管留置、维护与使用,其他人员不得从事血管导管的留置、维护与使用。

3. 从事血管导管置管、维护和使用血管导管的医务人员应当接受工作相关的不同血管导管使用指征、置管方法、使用与维护、血管导管相关感染预防与控制措施的培训和教育,熟练掌握相关操作规程,预防并观察血管导管相关血流感染,并对患者及家属进行血管导管相关感染预防知识的宣教。

4. 医务人员应当评估患者发生血管导管相关感染的风险因素,实施预防和控制血管导管相关感染的工作措施,及时发现血管导管相关血流感染并及时采取相应处置措施。

5. 中心血管导管置管环境应当符合《医院消毒卫生标准》中医疗机构Ⅱ类环境要求,即静态条件下,空气平均菌落数≤4.0cfu/皿（15分钟）,环境表面菌落数≤5cfu/cm^2。

6. 医疗机构应当建立血管导管相关感染的主动监测和报告体系,开展血管导管相关感染的实时监测,医师护士发现血管导管相关血流感染时应及时按医院要求报告,定期进行监测资料的分析反馈,坚持持续质量改进,采取循证感染控制措施预防感染,有效降低感染率。

（二）各类血管导管相关感染的通用预防措施

按工作流程分为置管前预防措施、置管中预防措施和置管后预防措施。

1. 置管前预防措施

（1）严格掌握置管指征,减少不必要的置管。

（2）对患者置管部位和全身状况进行评估:选择能够满足病情和诊疗需要的管腔最少、管径最小的导管,能选单腔导管时不选双腔导管,能选双腔导管时不选三腔导管。

（3）选择合适的留置部位:中心静脉置管成人建议首选锁骨下静脉,其次选颈内静脉,不建议选择股静脉;连续肾脏替代治疗时用于肾脏替代治疗的血液净化导管建议首选颈内静脉。

（4）置管使用的医疗器械、器具、各种敷料等医疗用品应当符合医疗器械管理相关规定的要求,必须无菌。

（5）患疖肿、湿疹等皮肤病或呼吸道疾病（如感冒、流感等）的医务人员,在未治愈前不应进行置管操作。

（6）如为血管条件较差的患者进行中心静脉置管或经外周静脉置入中心静脉导管（以下简称PICC）有困难时,有条件的医院可使用超声引导进行穿刺。

2. 置管中预防措施

（1）严格执行无菌技术操作规程：置入中心静脉导管、PICC、中线导管，置入全植入式血管通路（输液港）时，必须遵守最大无菌屏障要求，包括置管工作人员戴工作圆帽、医用外科口罩，按《医务人员手卫生规范》有关要求执行手卫生并戴无菌手套、穿无菌手术衣或无菌隔离衣、铺覆盖患者全身的大无菌单。置管过程中手套污染或破损时应立即更换。置管操作辅助人员应戴工作圆帽、医用外科口罩、执行手卫生。完全植入式导管（输液港）的植入与取出应在手术室进行，按手术室要求着装。

（2）采用符合国家相关规定的皮肤消毒剂消毒穿刺部位：建议采用含氯己定醇（氯己定浓度＞0.5%）的消毒液进行穿刺部位皮肤消毒。

（3）中心静脉导管置管后应当记录置管日期、时间、部位、置管长度，导管名称和类型、尖端位置等，并签名。

3. 置管后预防措施

（1）应当尽量使用无菌透明或半透明、透气性好的敷料覆盖穿刺点，对高热、出汗、穿刺点出血、渗出的患者使用无菌纱布覆盖。

（2）应当定期更换置管穿刺点覆盖的敷料：更换间隔时间为无菌纱布至少 1 次 /2d，无菌透明敷料至少 1 次 / 周，敷料出现潮湿、松动、可见污染时应当及时更换。

（3）医务人员接触置管穿刺点或更换敷料前，应当严格按照《医务人员手卫生规范》有关要求执行手卫生。

（4）中心静脉导管及 PICC，尽量减少三通等附加装置的使用，需要使用时尽量减少使用三通接头的数量。必须保持导管连接端口的清洁，每次连接及注射药物前，应当用符合国家相关规定的消毒剂，按照消毒剂使用说明对连接端口及周边进行擦拭消毒，待干后方可注射药物；如端口内有血迹等污染时，应当立即更换。

（5）应当告知置管患者在沐浴或擦身时注意保护导管，避免导管被淋湿或浸入水中。

（6）输液 1 天或者停止输液后，应当及时更换输液管路。输血时，应在完成每个单位输血或每隔 4 小时更换给药装置和过滤器；单独输注静脉内脂肪剂时，应每隔 12 小时更换输液装置。外周及中心静脉置管后，应当用生理盐水或肝素盐水进行常规冲封管，预防导管堵塞。

（7）严格保证输注液体的无菌。

（8）紧急状态下的置管，若不能保证实施有效的无菌原则，应当在 2 天内尽快拔除导管，病情需要时更换穿刺部位重新置管。

（9）应当每天观察患者导管穿刺点及全身有无感染征象。当患者穿刺部位出现局部炎症表现，或全身感染表现，怀疑发生血管导管相关局部感染和血流感染时，需要进行综合评估决定是否需要拔管。如怀疑发生中心静脉导管相关血流感染，拔管时建议进行导管尖端培养、经导管取血培养及经对侧静脉经皮穿刺取血培养。

（10）医务人员应当每天对保留导管的必要性进行评估，不需要时应当及时拔除导管。

（11）若无导管相关感染征象时，不宜常规更换血管导管，不应当为预防感染而常规或定期更换中心静脉导管、肺动脉导管和脐带血管导管。成人外周静脉导管 3~4 天更换一次；儿童及婴幼儿使用前评估导管功能正常且无感染时可不更换。外周动脉导管的压力转换器及系统内其他组件（包括管理系统，持续冲洗装置和冲洗溶液）应当每 4 天更换一次。不宜在血管导管局部使用抗菌软膏或乳剂。

（12）各类血管导管相关感染的特别预防措施见后。长期置管患者多次发生血管导管相关血流感染时，可预防性使用抗菌药物溶液封管。

（三）不同血管导管相关感染的特别预防措施

1. 中心静脉导管、PICC 及动脉导管

（1）不应当为了预防血管导管相关感染而常规更换中心静脉导管、PICC 或肺动脉导管。

（2）非隧道式导管无明显感染证据时，可以通过导丝引导更换导管。

（3）非隧道式导管可疑感染时，不应当通过导丝更换导管。

（4）中心静脉导管或 PICC 患者出现血管导管相关血流感染证据时，应当根据临床综合评估结果决定是否拔管，但评估确定不需要导管时须及时拔管。

（5）外周动脉导管及压力监测装置：成人宜选择桡动脉、肱动脉、足背动脉。儿童宜选择桡动脉、足背部动脉及胫骨后动脉。

（6）压力传感器使用时间应当遵循产品说明书或每 4 天更换一次。

（7）宜使用入口处为隔膜的压力监测装置，在使用前应用消毒剂擦拭消毒隔膜。

（8）应当保持使用中压力监测装置无菌，包括校准装置和冲洗装置无菌。

（9）应当减少对压力监测装置的操作。

（10）不宜通过压力监测装置给予含葡萄糖溶液或肠外营养液。

（11）宜使用密闭式的连续冲洗系统。

2. 脐血管导管

（1）脐动脉导管放置时间不宜超过 5 天，脐静脉导管放置时间不宜超过 14 天，不需要时应当及时拔除。

（2）插管前应当清洁、消毒脐部。

（3）不宜在脐血管导管局部使用抗菌软膏或乳剂。

（4）在发生血管导管相关血流感染、血管关闭不全、血栓时，应当拔除导管，不应当更换导管。只有在导管发生故障时才更换导管。

（5）使用低剂量肝素（0.25~1.0 U/mL）持续输入脐动脉导管以维持其通畅。

3. 完全植入式导管（输液港）

（1）输液港专用留置针（无损伤针头）应当至少每 7 天更换一次。

（2）输液港血管通路在治疗间隙期应当至少每 4 周维护一次。

4. 血液透析导管

（1）宜首选颈内静脉置管。

（2）维持性血液透析患者宜采用动静脉内瘘。

第三节 医院获得性血流感染治疗原则

血流感染包括医院获得性血流感染属于重症感染，必须早发现、早诊断，及时采集标本送检病原体检查，尽早开展经验性抗菌治疗，并尽快转换至目标性抗菌治疗。同时注意综合治疗，如原发感染病灶治疗、清除或引流，血管导管相关血流感染须考虑综合评估决定是否需要拔除导管，伴有感染性休克或脓毒症休克者加强支持治疗。治疗原则如下。

1. 血流感染常病情危急，一旦临床高度怀疑血流感染，应立即按患者原发病灶、免疫功能状况、发病场所及其他流行病学资料综合考虑其最可能的病原，经验性选用适宜的抗菌药物治疗。

2. **及早进行病原学检查**　在给予抗菌药物治疗前应留取血液及感染相关其他标本(如导管尖头、尿液等)送培养,并尽早开始抗菌药物的经验治疗。获病原菌后进行药敏试验,按经验治疗效果及药敏试验结果结合患者自身状态调整抗菌药物方案。

3. **去除诱因或高危因素**　若考虑与血管导管相关时,须考虑移除血管导管、输液港等血管导管装置;若考虑继发于局部病灶,须考虑局部病灶的脓液引流,梗阻解除,清创等措施,积极治疗原发感染灶。

4. **宜选用杀菌剂并静脉给药,必要时可联合用药**　具体药物选择可参考国家卫生计生委发布的《抗菌药物临床应用指导原则(2015年版)》及相关指南和共识,有药敏结果时须参考药敏结果。医院获得性血流感染应充分考虑其病原菌的耐药性,结合当地细菌耐药监测结果与耐药性趋势经验性选择抗菌药物或抗真菌药物。

5. **疗程**　一般需用药至体温恢复正常后7~10天。复杂性血流感染如感染性心内膜炎继发的血流感染需全身使用抗菌药物至少4~6周。

(吴安华)

思考题

1. 血管导管相关血流感染病原体的主要来源有哪些?
2. 置管前预防血管导管相关血流感染的措施有哪些?
3. 置入中心静脉导管、PICC、中线导管,置入全植入式血管通路(输液港)时,必须遵守的最大无菌屏障措施主要包括哪些内容?

第九章　手术部位感染

手术部位感染作为外科术后常见并发症,直接关系到医疗质量和患者安全。手术部位感染常常与再次手术、再入院、入住重症监护室、住院时间延长、死亡率增加等联系在一起,对患者的安全、卫生、经济的影响巨大,也是造成医患矛盾的重要原因之一,因此需要采取综合措施控制手术部位感染的发生。

第一节　手术部位感染概念与诊断标准

一、手术部位感染概念

(一)相关概念

1. **手术**　是指利用器械或手法,对组织和器官进行切开、切除、缝合、整复等基本操作处置病伤,达到诊治病伤目的的医疗操作。

2. **手术部位感染**(surgical site infection,SSI)　是指术后 30 天以内、异物植入术后 1 年内,发生于或接近手术切口部位的感染,包括表浅切口感染、深部切口感染、器官/腔隙感染。

(二)手术切口分类

1. 根据卫生部办公厅关于印发《外科手术部位感染预防与控制技术指南(试行)》等三个技术文件的通知(卫办医政发〔2010〕187 号),外科手术切口分类如下。

(1)清洁切口(Ⅰ类切口):手术未进入感染炎症区,未进入呼吸道、消化道及泌尿生殖道及口咽部位。

(2)清洁 - 污染切口(Ⅱ类切口):手术进入呼吸道、消化道及泌尿生殖道及口咽部位,但不伴有明显污染。

(3)污染切口(Ⅲ类切口):手术进入急性炎症但未化脓区域;开放性创伤手术;胃肠道、尿道、胆道内容物及体液有大量溢出污染;术中有明显污染(如开胸心脏按压)。

(4)感染切口(Ⅳ类切口):有失活组织的陈旧创伤手术;已有临床感染或脏器穿孔手术。

2. 2011 年 11 月 1 日《卫生部关于修订住院病案首页的通知》(卫医政发〔2011〕84 号)对手术切口的分类也进行了说明,将切口分为四类,即 0 类切口、Ⅰ类切口(无菌切口)、Ⅱ类切口(沾染切口)和Ⅲ类切口(感染切口)。

(1)0 类切口:指经人体自然腔道进行的手术以及经皮腔镜手术,如经胃腹腔镜手术、经脐单孔腹腔镜手术等。

(2)无菌切口(Ⅰ类切口):如颅脑、视觉器官、四肢躯干及不切开空腔脏器的胸、腹部手术切口。

（3）沾染切口（Ⅱ类切口）：即手术切口部位有污染的可能。如手术中必须切开或离断与体表相通连并有污染可能的空腔器官的手术切口。包括消化道、呼吸道、泌尿道、阴道等以及阴囊、会阴部等不易彻底消毒皮肤的切口。

（4）感染切口（Ⅲ类切口）：即在邻近感染区域组织及直接暴露于感染物的切口。如各个系统或部位的脓肿切开引流，化脓性腹膜炎等手术切口均属此类。

对于手术切口，主要是根据手术的部位来决定，切口分类是决定是否须进行抗生素预防的重要依据。2015年国家卫生计生委发布《抗菌药物临床应用指导原则（2015年版）》（国卫办医发〔2015〕43号）对两者进行融合区分，将对应关系进行了说明。《外科手术部位感染预防与控制技术指南（试行）》（卫办医政发〔2010〕187号）中的Ⅱ、Ⅲ类相当于《卫生部关于修订住院病案首页的通知》（卫医政发〔2011〕84号）的Ⅱ类，《外科手术部位感染预防与控制技术指南（试行）》（卫办医政发〔2010〕187号）中的Ⅳ类相当于《卫生部关于修订住院病案首页的通知》（卫医政发〔2011〕84号）中的Ⅲ类。

（三）手术部位感染判断标准

外科手术部位感染分为切口浅部组织感染、切口深部组织感染、器官/腔隙感染。

1. 切口浅部组织感染　手术后30天以内发生的仅累及切口皮肤或者皮下组织的感染，并符合下列条件之一。

（1）切口浅部组织有化脓性液体。

（2）从切口浅部组织的液体或者组织中培养出病原体。

（3）具有感染的症状或者体征，包括局部发红、肿胀、发热、疼痛和触痛，外科医师开放的切口浅层组织。

2. 切口深部组织感染　无植入物者手术后30天以内、有植入物者手术后1年以内发生的累及深部软组织（如筋膜和肌层）的感染，并符合下列条件之一。

（1）从切口深部引流或穿刺出脓液，但脓液不是来自器官/腔隙部分。

（2）切口深部组织自行裂开或者由外科医师开放的切口，同时，患者具有感染的症状或者体征，包括局部发热、肿胀及疼痛。

（3）经直接检查、再次手术探查、病理学或者影像学检查，发现切口深部组织脓肿或者其他感染证据。

3. 器官/腔隙感染　无植入物者手术后30天以内、有植入物者手术后1年以内发生的累及术中解剖部位（如器官或者腔隙）的感染，并符合下列条件之一。

（1）器官或者腔隙穿刺引流或穿刺出脓液。

（2）从器官或者腔隙的分泌物或组织中培养分离出致病菌。

（3）经直接检查、再次手术、病理学或者影像学检查，发现器官或者腔隙脓肿或者其他器官或者腔隙感染的证据。

二、流行病学

（一）感染率

手术部位感染率在不同的国家和地区差异较大，可能与所实行的手术和研究人群之间的差异有关。据美国国家医院感染监测系统（National Nosocomial Infection Surveillance，NNIS）2010年监测数据，SSI总体发生率为2.17%，据英国国家健康服务系统（National

Health Service, NHS)2011 年监测数据, SSI 总体发生率为 1.44%, 欧洲医院感染监测控制网(the Hospital in Europe Link for Infection Control through Surveillance, HELICS)报道的 2014 年 SSI 总体发生率为 2.94%, 2014 年我国医院感染现患率调查报告, SSI 总体发生率为 1.39%, 不同切口类型手术 SSI 发病率分别为: 清洁切口(Ⅰ类切口)感染率为 1.01%, 清洁 - 污染切口(Ⅱ类切口)感染率为 1.21%, 污染切口(Ⅲ类切口)感染率为 3.01%, 感染切口(Ⅳ 类切口)感染率为 3.89%。不同切口类型手术部位感染率呈"阶梯式"升高, 提示内源性细菌是手术部位感染主要的致病源。

何文英等(2015 年)对 1 036 篇手术部位感染的文献计量分析, 发现不同的手术类型、手术部位感染率不同, 肝胆外科手术感染率为 12.8%、胃肠道手术感染率为 8.20%、神经外科手术感染率为 6.45%、心胸外科手术感染率为 4.29%、妇产科手术感染率为 3.39%、骨科手术感染率为 2.55%、泌尿科手术感染率为 2.46%、五官科手术感染率为 1.83%、整形外科手术感染率为 0.35%。

（二）病原学

2014 年我国医院感染现患率调查报告, 调查手术患者 181 858 例, 手术部位感染例数 2 535 例, 检出病原体 1 638 株, 革兰氏阳性球菌占 33.76%, 革兰氏阴性杆菌占 63.91%, 真菌占 2.33%, 排列前三位的病原体是大肠埃希菌、金黄色葡萄球菌、铜绿假单胞菌, 分别占 26.92%、15.93%、8.97%, 详见表 9-1。与 2010 年我国医院感染现患率调查手术部位感染病原菌比较, 革兰氏阴性杆菌所占比例由 40% 上升到了 60% 以上。金黄色葡萄球菌是人体皮肤的常居菌, 因而是清洁手术切口最常见的分离菌, 污染手术常见的病原菌是器官内存在的菌种, 大肠埃希菌是胃肠道内最常见的正常栖居菌, 随胃肠道内容物溢出而污染手术野, 铜绿假单胞菌和鲍曼不动杆菌是条件致病菌, 在医院环境和人体中广泛存在, 对多种抗生素具有耐药性, 近年来由于广谱抗菌药物的广泛使用, 也逐渐成为手术部位感染的优势菌群。

表 9-1　手术部位感染病原体构成

病原体	例数	构成比 /%	病原体	例数	构成比 /%
金黄色葡萄球菌	261	15.94	变形杆菌属	27	1.65
表皮葡萄球菌	87	5.31	柠檬酸杆菌属	10	0.61
其他凝固酶阴性葡萄球菌	61	3.72	铜绿假单胞菌	147	8.98
肺炎链球菌	4	0.24	其他假单胞菌	22	1.34
其他链球菌	33	2.01	鲍曼不动杆菌	78	4.76
粪肠球菌	53	3.24	其他不动杆菌	11	0.67
屎肠球菌	28	1.71	产碱杆菌	3	0.18
其他肠球菌	6	0.37	嗜麦芽窄食单胞菌	10	0.61
其他革兰氏阳性菌	20	1.22	沙雷菌属	23	1.40
大肠埃希菌	441	26.92	其他革兰氏阴性菌	37	2.26
肺炎克雷伯菌	95	5.80	白假丝酵母菌	17	1.04
其他克雷伯菌	20	1.22	其他真菌	6	0.37
肠杆菌属	123	7.51	其他病原体	15	0.92

何文英等（2015年）对1 036篇手术部位感染的文献分析，从文献报道次数和检出株数来看，排前7位的是大肠埃希菌、金黄色葡萄球菌、铜绿假单胞菌、肺炎克雷伯菌、表皮葡萄球菌、阴沟肠杆菌、鲍曼不动杆菌，这7种病原菌检出数累计百分比达到全部检出数的82.7%。

（三）发病机制

手术部位感染的发生是宿主和微生物间相互作用、相互斗争的结果。引起术后感染所需的最低条件是有细菌来源，有传播细菌的载体，以及细菌经切口进入人体。然而术后是否感染则往往与细菌进入切口的数量、细菌的致病力和宿主的抵抗力有关，因此术后感染的危险性可表示为：污染切口的细菌数×毒力/人体免疫力。鉴于手术时切口均有不同程度的细菌污染，根据公式可以说明宿主全身和局部的免疫功能状态正常与否，与手术部位感染的发生有密切而重要的关系。

1. 细菌　随着细菌数量增加，感染风险也随之增加，用细菌量与手术部位感染发生作图，风险曲线是典型S型生物学曲线。伤口的类型、深度、部位和组织灌注水平等许多因素影响微生物的数量和种类，Krizek和Robson证明，如果手术部位每克组织被10^5cfu以上微生物污染时，感染的危险显著升高，当有缝线、异物、坏死组织等存在时，每克组织中有10^2cfu就能引起感染。手术野中种植的细菌可以来自患者的皮肤、消化道、呼吸道，或来自未经过严格消毒的器械物品、手术室空气，也有可能来自手术组人员的手、皮肤、头发。

2. 细菌毒性　微生物可能带有或产生毒素以及其他物质，可以增强它们侵入宿主、在宿主体内产生危害或在宿主组织表面或组织内存活的能力。大多数革兰氏阴性菌产生内毒素，刺激细胞因子产生，细胞因子能触发全身炎症反应综合征，一些细菌表面成分，特别是多聚糖外壳，可以抑制宿主对微生物污染的紧急早期防御反应。大多数革兰氏阳性菌能产生破坏细胞膜或影响细胞新陈代谢的外毒素，产生多糖-蛋白质复合物和被称为"黏质物"的相关成分，可以保护细菌免受宿主对微生物防御反应或者抑制抗生素与细菌结合或进入细菌。

3. 人体免疫力

（1）手术创伤造成机体免疫功能受抑制，在大手术及复杂手术后尤为严重，表现为：①中性粒细胞趋向作用异常；②抗体水平下降，对新抗原产生抗体的能力降低；③周围血T、B细胞总数减少，抑制T细胞/辅助T细胞（T_S/T_H）比值异常。

（2）机体免疫功能受损：①有严重基础疾病如白血病、尿毒症、糖尿病、肝硬化及先天性免疫缺陷病等；②老年人和婴幼儿；③接受免疫抑制疗法。

（3）局部免疫功能受损：①组织缺血、局部血液循环不良，如休克和低血容量使切口局部的血液供应不足，组织缺血即使是短暂的，数量不足以引起感染的细菌即能迅速繁殖而引起感染；②血肿、缝线异物、坏死组织降低切口对细菌污染的局部抵抗力，Altemeier等证明，缝线、异物或坏死组织使葡萄球菌最低化脓剂量下降为原来的1/10 000。

（四）危险因素

手术部位感染是否发生受手术本身创伤大小、医疗机构管理水平、医护人员技术等多种因素的影响，也受患者自身免疫状况的影响。

1. 患者相关危险因素

（1）年龄：儿童和老年人由于免疫力较低易导致感染，国内外研究表明年龄是导致 SSI 的重要风险因素，Kaye 等人研究提示年龄＞65 岁的患者，年龄每增加 1 岁，SSI 风险增加 1.2%（$P=0.008$）。

（2）肥胖：脂肪组织的血容量和血流量低于其他组织，血供少的组织易于发生感染，此外肥胖患者术后切口脂肪易液化形成死腔，致使切口愈合延迟并导致感染的发生，Dindo 等人研究提示肥胖是 SSI 发生的重要风险因素，且体重指数（BMI）＞30kg/m^2 时，SSI 发病率明显升高（$P=0.03$）。

（3）基础疾病：患者基础疾病与 SSI 发生有重要关系，常见高危疾病包括：糖尿病、恶性肿瘤、慢性阻塞性肺疾病（COPD）等。

1）糖尿病：糖尿病患者糖代谢紊乱，糖酵解能力降低，中性粒细胞的趋化、游走、吞噬与杀菌功能下降；机体蛋白质合成减少，分解加快，使免疫球蛋白、补体、趋化因子等生成减少导致机体免疫功能低下；Wukich 等研究发现，糖尿病患者 SSI 发病率明显高于非糖尿病患者（$P<0.01$），如果有糖尿病的周围神经病变，发生 SSI 风险更大。

2）恶性肿瘤：恶性肿瘤患者与一般患者相比免疫力低下，且多数患者使用免疫抑制剂导致机体代谢紊乱，极易导致术后感染。叶颖江等研究提示 SSI 发病率随肿瘤恶性程度升高而增加。

（4）激素：糖皮质激素及免疫抑制剂的使用会使患者免疫功能下降，易导致 SSI 的发生。

（5）患者储菌源：远处皮肤感染、尿道感染、肺部感染等均可影响切口感染的发生，其他感染灶的细菌可通过淋巴、血循环播散入手术野。手术切开、切除空腔脏器时其中细菌可污染手术野造成术后感染。

2. 手术相关危险因素

（1）手术室环境、手术器械及物品：手术过程中患者切口直接暴露在手术室环境，手术室环境管理不到位，间接增加 SSI 发病率。手术器械及物品与患者切口直接接触，器械物品灭菌不合格极易导致细菌感染，甚至 SSI 暴发。

（2）手术类型：不同的手术类型感染率不同，Broex 等研究发现：2005~2008 年，美国 SSI 总体发病率为 5.14%；不同切口类型手术 SSI 发病率分别为：Ⅰ 类切口 0.28%~1.76%，Ⅱ 类切口 0.86%～3.94%，Ⅲ 类切口 1.31%～4.75%。不同切口类型手术部位感染率呈"阶梯式"升高，提示内源性细菌是手术部位感染主要的致病菌。

（3）异物植入：手术植入物为 SSI 独立危险因素，手术部位有异物植入时，发生感染所需的微生物数量将减少，同时，异物反应易造成细菌在局部定植，增加感染机会。

（4）手术时间：手术时间与 SSI 发生有关，手术越复杂、手术时间越长，创伤也越大。手术时间越长，切口暴露时间越长，感染概率越大。

（5）手术技术：不同的医生手术技术不同，术中保护组织程度、有效止血水平、残留死腔都与手术部位感染有关。

（6）低体温：低体温是 SSI 发生的重要原因之一，低体温可导致凝血机制的障碍，也使多种免疫功能无法发挥正常作用，Melling 等研究发现：与术中低体温者相比，体温正常的患者 SSI 发病率明显下降，且切口拆线和住院时间明显缩短。

第二节　手术部位感染的预防与控制

手术部位感染的控制经历了一个漫长的过程,其内涵与外延亦随着医学的进展而不断深入。为预防与控制手术部位感染,不同国家和地区相继颁布了各自的预防指南。1999年4月美国疾病预防与控制中心(CDC)发布了《手术部位感染预防指南》,英国国家卫生与临床优化研究所(NICE)2008年10月发布的《手术部位感染预防与治疗指南》是对美国CDC指南的更新和补充,2010年中国发布了《外科手术部位感染预防控制技术指南》,为指导与规范我国手术部位感染的预防与控制提供了技术依据。2014年美国感染病学会和美国医疗保健流行病学学会(IDSA/SHEA)发布了最新版《手术部位感染预防指南》。这些指南对手术部位感染的定义、诊断标准、微生物学、发病机制、危险因素、预防措施、SSI的监测及评估进行了详细描述,并且基于不同级别的研究证据,推荐的措施级别也不相同。其中术前防控措施包括:尽量缩短患者术前住院时间、控制血糖水平、采用合适的消毒剂消毒手术部位皮肤、手术人员严格进行外科手消毒、根据引发感染病原体种类选择预防应用抗菌药物种类;术中防控措施包括:无菌操作,手术技术,人员管理,手术间管理,环境管理、术中保温、保证最佳组织氧浓度等;术后防控措施包括严格遵守无菌技术操作原则及换药流程、手卫生。

医疗服务所具有的专业性、复杂性和高风险性在外科手术治疗方面尤为突出,手术部位感染控制是一个涉及手术环境、手术者、患者的系统工程,具体在实施中可以体现为手术环境的管理、手术技术、围手术期处理三个方面。

一、手术环境的管理

医院手术室的环境管理强调细菌控制的综合措施,包括合理建筑布局、规划人流物流、空气质量控制、日常环境清洁管理、手术器械消毒灭菌等。

(一)空气质量控制

手术室空气中的含菌量与手术切口感染呈正相关关系,浮游菌总量达700~1 800cfu/m³时,感染显著增加,若降至180cfu/m³以下,则感染的危险性大为降低。空气中浮游的细菌,大多数都黏附在灰尘载体上,并以尘埃中的水分及营养维持其生命,很少单独存在。一般情况下,空气中的浮游菌浓度与大气中≥0.5μm的灰尘粒子在数量上大约为1:10万的关系,如果空气中浮游菌过多,经过一段时间以后,可能就会沉积到切口及器械上,从而引发感染。手术室环境的控制可以利用通风换气及有杀菌过滤作用的设施设备,对空气中的各种微生物进行截获、杀灭或仅短暂逗留,使其不能生长繁殖。但是这些方法不能满足持续空气达标的卫生学要求,随着手术组人员进入以及手术实施过程中会使室内菌尘浓度大幅度上升和激烈波动,一旦去除消毒因素,环境空气中的细菌数则很快回升,约恢复到消毒前水平,或受人员活动影响,超过原来水平,因此应采用有效的通风空调系统以及适度的物理净化手段维持手术所需环境。

(二)环境清洁管理

医院手术室的环境管理应强调细菌控制的综合措施,从全方位考虑最大限度地减少医院感染风险。空气净化只是作为一种手段来消除空气途径的感染隐患,并不应片面强调净化级别,而忽略清洁消毒等更有效的基础防控措施。为保持手术室清洁的环境,人员、器械和材料等所有人与物在进入无菌环境前应经过严格消毒,每次手术后必须及时对手术室环境进行常规清洁消毒,如加强清场、清洁与处理等管理,只有及时将所有废物、污物等清出,并对环境进行清洁消毒处理,才能保持手术室的环境安全。

(三)手术器械消毒灭菌

手术器械及手术所用的各种材料物品必须达到无菌要求,器械物品消毒灭菌不彻底是造成手术部位感染的重要原因,也与手术部位感染的暴发密切相关。1998年,某医院292例手术患者中166例(56.85%)发生手术部位感染,调查证实是手术刀片和剪刀的灭菌方法选择不当使手术器械未达到灭菌要求而导致的手术部位感染暴发。外科器械及物品常规采用高压蒸汽灭菌,不耐热耐湿的可采用环氧乙烷或过氧化氢低温等离子灭菌,不论采取何种方法,常规的物理监测、化学监测和生物学监测都必须遵照相应的法规执行。手术器械管理中应特别注意加强对一些使用率高、周转快、腔道结构复杂、附件种类繁多的腔镜器械的消毒灭菌管理,消毒剂浸泡灭菌和快速灭菌不应作为常规灭菌方法推荐使用,手术中使用的各种一次性物品也应达到相应的灭菌要求。所有器械使用前必须保证包内包外灭菌指示剂合格、包装无破损,在保质期内才能使用,打开的器械物品即使未使用,也必须重新消毒后才能使用。

二、无菌和外科技术

不管技术再怎么发展,无菌技术操作原则都是根本,各种指南或策略是在此基础上的进一步提高。所有手术人员都必须严格遵守无菌原则是预防外科手术部位感染的基础,外科刷手、手术区皮肤消毒、铺巾、戴手套、穿手术衣都应按照相应的技术操作规范进行。戴无菌手套可减少微生物从手术组成员手部到患者的传播,如果手套的完整性被破坏(如刺破),在安全许可的情况下应尽可能迅速地更换。手术组人员戴着无菌手套的手,不能触及非无菌物品及自己身体腰以下颈以上的位置,一旦怀疑污染立即更换。在手术室内工作的其他人员,操作时也必须遵守相应的无菌原则,减少感染风险。

手术技术是决定手术部位感染的最重要的因素之一,手术技术包括医生个人的手术技巧和整个行业外科技术的进步。手术技巧是外科医生综合素质的体现,手术思路清晰,解剖层次清楚,动作轻柔准确,彻底止血不留死腔,切开空腔脏器妥善保护以免扩散污染范围,对严重污染创面用生理盐水冲洗。一般认为,良好的手术技巧,尽可能减少组织损伤、仔细止血、保持组织良好的血液供应、切除坏死或失活的组织、消灭死腔、切口关闭不留张力、动作尽量轻柔、用组织能承受的最细而反应又最小的缝线,对切口愈合和预防感染的发生很重要,已成为外科手术的基本原则。

随着外科技术的发展,越来越多的外科领域应用微创手术取代传统外科手术,自1987年法国医师Mouret成功使用腹腔镜完成胆囊切除术,这一实践更好地控制术后疼痛、减少感染和缩短住院时间。相对于腔镜手术,近年来兴起的达·芬奇机器人手术技术,提供了更加自然和全方位的精细操作,只需要通过微小的切口即可提供超越人手极限的外科手术的准确性和精确性,在提高手术操作精度、减小创伤、减少手术并发症等方面具有极大的优势。微创手术的应用给外科带来了新理念的同时,对手术器械的消毒也提出了新的挑战。

三、围手术期管理

围手术期是指从患者入院做手术准备到术后恢复出院的整个过程,在围手术期管理中,与手术部位感染相关的措施主要包括抗菌药物使用、术前沐浴、术中保温、合理控制血糖、纠正营养不良、加强并存疾病的治疗与处置等。

（一）抗菌药物

合理使用抗菌药物是降低外科手术部位感染的重要手段。关于手术抗菌药物的预防性使用国内外指南均有提到，国家卫生计生委发布的《抗菌药物临床应用指导原则（2015年版）》是目前我国医疗机构抗菌药物合理使用的重要参考文件，文件中提出：①清洁手术（Ⅰ类切口）通常不需预防用抗菌药物，但在手术范围大、手术时间长、手术涉及重要脏器、异物植入手术、有感染高危因素时可以考虑预防用药，预防用药时间不超过 24 小时；②清洁 - 污染手术（Ⅱ类切口）及污染手术（Ⅲ类切口）手术通常需预防用抗菌药物，药物应在皮肤切开前 0.5~1 小时内给予，保证手术部位暴露时局部组织中抗菌药物已达到足以杀灭手术过程中沾染细菌的药物浓度，如手术时间超过 3 小时或出血量超过 1 500mL，术中应追加一次。清洁 - 污染手术和污染手术的预防用药时间亦为 24 小时，必要时延长至 48 小时。

围手术期抗菌药物使用应根据手术切口类别、手术创伤程度、可能的污染细菌种类、手术持续时间、感染发生机会和后果严重程度、抗菌药物预防效果的循证医学证据、对细菌耐药性的影响和经济学评估等因素，综合考虑决定是否预防用抗菌药物，但抗菌药物的预防性应用并不能代替严格的消毒、灭菌技术和精细的无菌操作，也不能代替术中保温和血糖控制等其他预防措施。

（二）手术区皮肤准备

手术区皮肤准备是预防手术部位感染的重要环节，大量证据表明，对于大多数手术部位感染患者，病原菌的来源是患者皮肤黏膜或空腔脏器的内在菌群，正常皮肤有大量的细菌寄居，一旦皮肤完整性受到破坏，便可引起局部感染。因此在患者手术前，采取手术区皮肤清洁、去除毛发、手术区皮肤消毒都是降低皮肤上细菌的重要措施。手术前皮肤准备重要的是手术部位皮肤的清洁与消毒，有多种清洁方法可以降低患者皮肤上定植的细菌，目前行之有效的是术前沐浴。研究证据表明，术前用抗菌沐浴液效果优于普通皂液。手术前备皮应在尽可能不损伤皮肤完整性的情况下，短时间内去除皮肤表面污垢，清除暂居菌，减少常居菌，以减少手术部位感染风险。除非毛发干扰到手术操作，否则无须去毛。

术前皮肤消毒的目的是降低手术野皮肤的菌落数，保持术中有效的消毒浓度，与常规操作用的皮肤消毒剂不同，用于手术部位的皮肤消毒剂要求有持续的残留活性，才能保证在接下来持续的手术操作时间内，手术部位持续保持无菌状态。目前的一些研究证据证明氯己定的抗菌活性持久性优于聚维酮碘，原因是氯己定与皮肤有良好亲和性，吸附并残留在皮肤表面，从而表现出在皮肤上的长效抗菌效能，聚维酮碘的抗菌活性在接触血液后减弱。常规术前皮肤消毒不能完全清除毛囊及皮肤深层的细菌，皮肤切开以后，血液作为良好的滋养剂，细菌很快繁殖并向切口转移，手术切口贴膜可与切口部位皮肤紧密粘贴，防止皮肤菌落的移行和沾染切口。

（三）保温

在全身麻醉的患者中，低体温的发生率为 50%~70%，而我国由于麻醉过程中不是常规监测体温，因此大量的低体温患者没有被发现，更没有采取积极的干预措施。低体温降低了皮下组织血流，造成局部组织缺氧，降低机体对手术部位感染的防御能力。在美国 2014

版手术部位感染控制指南被作为Ⅰ级证据推荐。

（四）处理其他相关危险因素

术前术后及时纠正患者血糖、营养不良等危险因素,糖尿病应予控制、营养不良状态应予以改善,远隔病灶应予以治疗或控制后再施以手术,尽量缩短术前住院时间等。

四、手术部位感染监测

实施手术部位感染监测是各国手术部位感染控制指南推荐的控制手术部位感染的措施,多项研究也显示,实施手术部位感染监测,向手术者反馈手术部位感染信息,有助于手术者改进手术措施,降低切口的感染率。随着微创手术、介入手术、日间手术的普及,给手术患者带来的变化是感染率的下降和住院时间的缩短,仅在患者住院期间进行监测会低于实际发生的手术部位感染发生率,因此,要加强术后的随访。

（何文英）

思考题

1. 手术切口分类标准是什么?什么是手术部位感染?
2. 手术部位感染判断标准是什么?
3. 手术部位感染控制的主要措施有哪些?

第十章　医疗相关泌尿系统感染

泌尿系统感染是指从尿道口到肾脏的泌尿道任何部位发生的细菌感染的总称。医疗相关泌尿系统感染则是指在入院 48 小时后发生的泌尿系统感染，是医院感染中最常见的感染类型。其临床主要表现为尿频、尿急、排尿困难以及发热、肋腹痛或压痛等，也可无临床症状。在欧美等西方发达国家，医疗相关泌尿系统感染居医院内感染的首位，占 35%~40%。在我国，其发生率为 20.8%~31.7%，仅次于呼吸道感染。此外，90% 的医疗相关泌尿系统感染发病有尿路器械操作史，其中 75%~80% 感染由导尿引起，即导尿管相关泌尿道感染（catheter-associated urinary tract infection, CAUTI）。因其高患病率，CAUTI 不仅会延长患者住院时间，带来相应的经济损失，还可导致严重的后遗症，甚至危及患者生命，增加病死率。

第一节　医疗相关泌尿系统感染的概念与诊断标准

一、基本概念

医疗相关泌尿系统感染是指患者入院时没有，入院 48 小时后出现尿频、尿急、尿痛等尿路刺激症状，或者有下腹触痛、肾区叩痛，伴有或不伴有发热，并具有下列情况之一：①尿检白细胞男性 ≥5 个 / 高倍视野，女性 ≥10 个 / 高倍视野，插导尿管患者应当结合尿培养；②临床已诊断为泌尿道感染，或抗菌治疗有效而认定的泌尿道感染。

在临床诊断的基础上，符合以下条件之一者，可进一步作出病原学诊断：①清洁中段尿或者导尿留取尿液（非留置导尿）培养革兰氏阳性球菌菌落数 $\geq 10^4$ cfu/mL、革兰氏阴性杆菌菌落数 $\geq 10^5$ cfu/mL；②耻骨联合上膀胱穿刺留取尿液培养的细菌菌落数 $\geq 10^3$ cfu/mL；③新鲜尿液标本经离心应用相差显微镜检查（1×400），在 30 个视野中有半数视野见到细菌；④经手术、病理学或者影像学检查，有泌尿系统感染证据的。

导尿管相关泌尿道感染则是指患者留置导尿管后，或者拔除导尿管 48 小时内发生的具有以上情况的泌尿系统感染。

此外，如患者没有症状，但尿液培养革兰氏阳性球菌菌落数 $\geq 10^4$ cfu/mL、革兰氏阴性杆菌菌落数 $\geq 10^5$ cfu/mL，同时在 1 周内有内镜检查或导尿管置入，应当诊断为无症状性菌尿症（asymptomatic bacteriuria, ASB）。

二、发病机制

医疗相关泌尿系统感染的方式主要为逆行性感染，由于细菌入侵，污染导尿管或尿道外口的细菌种植于膀胱，或沿导尿管内腔上行或在导尿管与尿道黏膜间细菌生长繁殖并上行感染膀胱。除此之外，病原菌导致泌尿系统感染的途径还包括血源性和淋巴途径感染。

1. **逆行性感染** 是指定居于尿道口和会阴部周围的致病菌由于种种原因经尿道进入膀胱、肾盂导致感染,即致病菌首先移行至尿道入口及其周围组织和前尿道,接着上行至膀胱,然后从膀胱上行至肾盂,最后可侵入肾髓质部位。病原微生物既可以通过管道外途径,沿尿道内导管外面移行,也可以通过管道内途径,从污染的集尿袋或导管-引流管连接处沿导管内部移行进入泌尿道。逆行性感染是医疗相关泌尿系统感染的主要途径。由于女性泌尿道较短而宽,其肛门近端和粪便中的菌丛可能会移行至尿道入口处、阴道前庭和前尿道。且会阴部周围环境温暖湿润,极易被细菌污染。病原菌经尿道入口处、周围组织和前尿道上行至膀胱,这可能与排尿结束时,有些尿液反流至膀胱有关。另外,细菌可通过尿道和膀胱机械性操作如膀胱镜、尿道手术或留置导尿管等进入膀胱。留置导尿或尿道器械操作可引起黏膜损伤,破坏泌尿道黏膜的自然防御屏障。自1960年开始使用密闭的引流装置,但由于人体自身的无菌系统被破坏或通过管道外途径,在导管和引流系统表面会形成生物膜,随着时间的推移,生物膜固着在导尿管上,病原微生物便寄居于此。因此,延长导尿管的留置时间,会使菌尿的产生不可避免。并且,寄居在生物膜上的病原微生物,不易被抗菌药物杀灭,并对人体防御产生抗性,如果不拔除导尿管几乎不可能被根除。研究显示,留置导尿管引起菌尿的每日危险性为3%~10%,30天后为100%,这已经综合考虑了短期和长期置管情况。

2. **血源性感染** 菌血症患者血中细菌侵入肾脏所造成的泌尿系统感染属此途径,经此途径的病原菌常引起肾实质感染。血源性感染虽少见,但当患者体内存在其他部位的感染灶时,细菌从感染灶侵入血流,到达肾脏和其他尿路同样可引起感染。

3. **淋巴途径感染** 有学者认为输尿管和肾脏之间有淋巴管连接,膀胱压力升高时引起淋巴液向肾脏流动,但多数学者认为这种途径可能性不大,有待于进一步商榷。

三、病原学

泌尿系统感染是临床上常见的感染性疾病,约95%的泌尿系统感染是由于病原菌从阴道口和尿道口上行至膀胱所致。随着尿路置管、手术等侵入性诊疗操作增多,加之广谱抗菌药物、免疫抑制剂和激素的过度使用,病原菌耐药性不断增高,医疗相关泌尿系统感染常表现为难治、迁延、易复发等特点。

引起医疗相关泌尿系统感染的病原体可分为内源性和外源性,内源性主要指来自直肠、阴道的定植菌,外源性顾名思义是指通过污染的医务人员手或污染的器械进入泌尿道的微生物。

目前在我国,医疗相关泌尿系统感染的病原菌最常见的为革兰氏阴性杆菌,其中以大肠埃希菌为主,约占70%~95%。在儿童亦是如此,90%的女童和80%的男童在第1次发生尿路感染时可发现大肠埃希菌。大肠埃希菌占据优势的一个重要因素是具有由一组特定基因组编码的含丝状表面黏附的细胞器——菌毛,菌毛可促进细菌附着于膀胱上皮细胞表面,激活特定受体依赖的跨膜信号转导通路,并刺激上皮细胞分泌细胞因子和表达受体,吸引炎性细胞聚集并穿过黏膜,进而引起炎症反应。其他肠道革兰氏阴性菌亦可引起尿路感染,包括克雷伯杆菌、柠檬酸杆菌、变形杆菌等。特别是由于导尿管等尿路器械操作的逐渐增多,含超广谱β内酰胺酶的肺炎克雷伯菌在院内感染的比例不断增加。近年来,尽管革兰氏阴性杆菌仍为主要致病菌,但是比例有所下降,革兰氏阳性球菌的比例在逐渐上升。革兰氏阳性球菌中以屎肠球菌和粪肠球菌为主,与屎肠球菌较高的耐药率不同,粪肠球菌对常用抗菌药物如万古霉素的耐药率相对较低。因此,在临床上治疗医疗相关泌尿系统感染时,要重视屎肠球菌的耐药问题,尤其是要警惕耐万古霉素肠球菌的出现。由厌氧菌引起尿路感染较少见,但真菌性尿路感染在院内感染中较普遍,占 5%~25%。一般无症状,多由念珠菌导致,其他真菌有酵母菌和霉菌等。对于正在接受抗菌药物治疗的留置导尿患者,真菌感染的比例近年来明显增加,特别是有糖尿病或使用糖皮质激素者。白色念珠菌最为常见,其次为光滑念珠菌、热带念珠菌和克柔念珠菌等。

四、流行病学

在我国,医院感染中泌尿系统感染占 20.8%~31.7%,仅次于呼吸道感染。有调查显示,在有导尿管或尿路器械操作的患者中,有 20%~60% 的患者存在尿路感染,占医院获得性感染的 40%,其中 80% 与导尿有关,20% 与尿路器械操作有关,反复多次导尿的患者约有50% 发生菌尿症。另有研究认为,尿管留置 3 天发生尿路感染的概率为 31%,5 天以上感染的概率为 74%,长期留置尿管感染的概率几乎为 100%。

在国外,尿路感染也是最常见的医院感染类型,占美国重症医疗机构报道医院感染的30% 以上。根据美国医疗安全网络(NHSN)数据显示,每千插管日 CAUTI 平均感染率为3.1%~7.5%,感染率最高的为烧伤 ICU,其次是内科病房和神经外科 ICU。病区尿管平均使用率为 0.23%~0.91%,使用率最高的是外科 ICU,使用率最低的是内科或外科病房。美国长期医疗单位住院患者中留置尿管率在 5% 以上,也就是说每天同时留置尿管的人数在50 000 左右,这个数字正在随着美国护理单位质量控制措施的实施逐年下降。

第二节　医疗相关泌尿系统感染的预防与控制

一、医疗相关泌尿系统感染的高危因素

医疗相关泌尿系统感染是住院患者最常发生的医院感染,其高危因素包括多个方面。首先是性别,女性因特殊的尿道解剖结构而成为泌尿系统感染的高发人群。据统计,超过 50% 的女性一生中至少患过一次尿路感染,而 25% 患有复发性尿路感染。其次是年龄,对于低龄儿童来说,免疫系统不成熟、输尿管长而弯曲、管壁弹力纤维发育不完善等因素均可导致细菌定植、感染的风险相对增加;而对于老年患者,罹患基础疾病多、泌尿生殖道功能退行性变等因素同样使尿路感染成为老年人发生医院感染的首位要因。最后,导尿操作或留置尿管等侵入性诊疗操作是医疗相关泌尿系统感染的最主要也是最直接的危险因素。几乎所有的泌尿系统感染均是由细菌引起的,其中大多数来自尿道周围区域的细菌迁移,导尿管或其他侵入性诊疗器械能够大大增加这些区域微生物入侵的机会。事实上,70%~80% 的泌尿系统感染来源于留置导尿管,即导尿管相关泌尿道感染(CAUTI)。因此,本节谈到的医疗相关泌尿系统感染的预防与控制主要是针对 CAUTI 展开的。

二、导尿管相关泌尿道感染的预防

1981 年,美国疾病预防控制中心制定了《导管相关尿路感染预防指南》(*Guideline for Prevention of Catheter-Associated Urinary Tract Infections*),对有效控制导管相关尿路感染的

发生率作出了巨大贡献。随着预防 CAUTI 新研究和技术的进步，非重症监护病房和需要长期留置尿管的患者需求日益增加，加之人们对预防越来越重视，2009 年，美国医院感染控制顾问委员会（Healthcare Infection Control Practices Advisory Committee，HICPAC）对 1981 年版的指南进行了修订和扩展，不仅在如何实施、实施情况评价和监测等方面提出了具体的建议，而且对目前存在的空白领域，指出了进一步的研究方向。2008 年，美国感染控制和流行病专业学会（The Association for Professionals in Infection Control and Epidemiology，APIC）发布了《消除导管相关尿路感染指南》（*Guide to the Elimination of Catheter-Associated Urinary Tract Infections*）；2009 年，美国感染病学会（The Infectious Diseases Society of America，IDSA）制定了《成人导管相关尿路感染的诊断、预防和治疗国际临床实践指南》（*International Clinical Practice Guidelines for Diagnosis, Prevention, and Treatment of Catheter-Associated Urinary Tract Infection in Adults*）。2014 年，由美国医疗机构流行病学会（SHEA）发起，美国感染病学会（IDSA）、美国医院学会（AHA）、感染控制和流行病专业学会（APIC）及联合委员会共同对 2008 年发布的"急症医院中导尿管相关泌尿道感染预防策略"进行更新，制定了《医疗机构导尿管相关泌尿道感染的预防策略》（2014 版），以帮助医院开展导尿管相关泌尿道感染的预防工作。这些指南的制定都基于大量的临床证据，因此对指导临床正确诊断、预防和治疗导尿管相关泌尿道感染具有极其重要的参考价值。

（一）严格掌握留置导尿管的指征，缩短导尿管留置时间

导尿管的留置时间是感染发生最重要的危险因素。因此，国际上各种指南均提出，只有在具备合适指征时才进行泌尿道插管，并且留置时间要合理，做到及时拔除，即每日评估患者是否需要继续插管。这对于减少导尿管的应用及其相关的感染风险，应该是最为直接的方法，且较其他所有预防策略可更有效地降低 CAUTI 的发生率，所有医疗机构均应优先实施。国外有研究报道，采用干预手段包括提醒单告知医护人员导尿管的存在和 / 或通过终止医嘱促使医护人员拔除不必要的导尿管，可以使 CAUTI 的发生率下降 53%。而目前医院普遍存在导尿管使用过度、使用时间过长的问题。据统计，临床工作中 20%~50% 的导尿管没有使用的必要。因此可借鉴国际有效经验，让护士参与留置导尿必要性的评估工作，推行床头牌提醒和留置导尿自动停止的电子医嘱等，尽可能地缩短导尿管的留置时间（表 10-1）。

表 10-1　留置导尿管的指征

指征	评价
临床显著性尿潴留	临时使用或长期使用，如药物治疗无效而又不具备外科手术适应证者
尿失禁	为改善终末期患者的舒适度；如果创伤性更小的措施无效（例如：行为和药物介入以及失禁垫），且不具备使用外部收集设备时
需要精确监测尿量	经常或紧急的监测需要，例如危重症患者
患者无法或不愿收集尿液	全身麻醉或脊髓麻醉的长时间手术期间，择期泌尿科和妇产科手术的围手术期

（二）选择合适的导尿管

不同材料的导尿管对尿道黏膜刺激性、生物膜的形成情况和速度不同，尿道黏膜对不同材料导尿管的组织相容性也不同。近年来，除了普通的乳胶导管，各种用物理或者化学方法将抗菌物质（抗菌药物、银合金）结合在导尿管表面制成的特殊导尿管应运而生，意在

抑制生物膜形成初期的细菌黏附,降低导尿管相关泌尿道感染的发生。但实际上,此类导管对细菌黏附的抑制时限较短,对长期留置导尿患者感染的预防作用甚微。多项研究结果显示,抗菌药物涂层导尿管仅在留置尿管初期有一定的抑菌效果,1周后抑菌效果明显下降。因此,虽然生物材料的改变被认为是预防细菌生物膜形成最有希望的策略,但目前仍缺乏非常有力的证据可以证实其对生物膜的抑制作用。因此,在各种国际指南中均提出,短期导尿的患者,可考虑应用抗菌药涂层(银合金或抗菌药)导尿管以降低或延缓CAUTI的发生,但不推荐常规应用。

(三)严格遵循无菌操作技术原则留置导尿管,避免损伤尿道黏膜

正常情况下膀胱内是无菌的,导尿时无菌操作不规范、消毒不严格,可将尿道口的细菌带入膀胱,形成菌尿。而导尿术作为一种侵入性操作,插管过程中有损伤尿道的可能,亦可使细菌侵犯尿道黏膜而致感染。因此,在导尿前正确、全面评估患者的状态,根据男女尿道解剖结构的不同,灵活操作,动作轻柔,避免不必要的机械损伤,可有效阻止插管时细菌侵入数量,有效减少菌尿的发生率。

(四)日常导尿管的正确护理

医务人员在日常维护导尿管时,应严格执行手卫生。对短期和长期留置导尿的患者,尽可能减少导尿管连接处的断开次数,维持尿液引流装置的密闭性,且始终保持集尿袋和连接管低于膀胱平面,防止逆行感染。如遇导尿管阻塞或不慎脱出时,以及留置导尿装置的无菌性和密闭性被破坏时,应当立即更换导尿管。关于尿道口的日常清洁,卫生部2010年发布的《导尿管相关尿路感染预防与控制技术指南(试行)》(卫办医政发〔2010〕187号)提出留置导尿管期间,应当每日清洁或冲洗尿道口。但国外指南却认为目前尚无足够数据可以证实常规清洁尿道口可以降低CAUTI的风险,因此对留置导尿管的患者,不推荐每日使用聚维酮碘、磺胺嘧啶银、抗菌药药膏或肥皂及水清洁尿道口。关于长期导尿患者是否需要常规更换导尿管,国内外亦有不同的做法。尽管都认可导尿系统是一个相对密闭的系统,更换导尿管或集尿袋都会破坏其密闭性,增加感染机会,但国内医院普遍采取每2~4周常规更换一次导尿管,而国外同行则认为此举证据不足,应尽量减少导尿管的更换,除非有尿路堵塞的迹象和指征。

(五)减少或避免不必要的膀胱冲洗,合理应用抗菌药物

以往多认为膀胱冲洗可达到稀释尿液,清除沉淀物,防止尿管堵塞,维持尿液引流通畅,从而预防CAUTI的目的。但近年来已有多项研究证实,用膀胱冲洗的方法控制泌尿系感染有弊无利,反而增加感染机会。因此,国外指南提出,长期留置导尿管的患者,不应常规使用抗菌药或生理盐水进行膀胱冲洗以减少CAUTI和导尿管阻塞的发生,只有部分外科术后和短期导尿的患者可考虑应用抗菌药冲洗以降低革兰氏阴性菌菌尿症的发生率。我国指南中也明确规定不应当常规使用含消毒剂或抗菌药物的溶液进行膀胱冲洗或灌注以预防尿路感染。此外,为了减少留置导尿管患者CAUTI的发生,在尿袋中加入抗菌药或消毒剂、全身应用抗菌药物以及在患者拔除或更换导尿管时预防应用抗菌药等在国外指南中均不作为常规推荐,因为可能会导致选择性耐药。

(六)开展导管相关泌尿系统感染监测

医院感染监测是医院感染控制的基础,美国CDC在20世纪60年代末组建了由8所医院参加的医院感染监测试点工作,取得经验后,于70年代成立了世界上第一个由80所医院组成的全美医院感染监控系统,开展了卓有成效的医院感染监控工作。通过监测,

使医院感染率明显下降,并一直维持在 5% 的水平。但由于此种全面综合性监测方法很消耗人力,美国 NNIS 系统于 1999 年放弃医院范围的全面综合性感染率监测,集中重点于 3 个目标性监测单元:成人及儿童 ICU、高危护理、外科手术切口。在各 ICU 监测单元,主要侧重不同 ICU 的介入装置相关性感染,其中包括导管相关性尿路感染等。事实证明,此种目标性监测较之前的全面综合性监测更加有成效。匹兹堡 1 个医学中心,导管相关性尿路感染目标性监测 1 年半时间,尿路感染率从 32/1 000 导管日降至 17.4/1 000 导管日。

2. **我国的发展** 我国是发展中国家,到 20 世纪 80 年代初期,才有医院感染调研的零散报道,1986 年,在卫生部医政司医院感染监控协调小组的领导下组建了由 17 所医院和 8 所防疫站组成的医院感染监测系统。经过 30 余年的发展,我国已建立起世界上最庞大的医院感染监测系统。2009 年,卫生部下发了《医院感染监测规范》,提出已经开展 2 年以上全院综合性监测的医院应开展目标性监测,要求对成人和儿童重症监护病房进行包括导管相关尿路感染在内的侵入性操作相关感染的监测,并对监测方法及其资料分析作出了明确说明。根据上海市医院感染质控中心数据,通过目标性监测 1 年,在导尿管使用率增加的情况下,CAUTI 的发病率呈下降趋势。这表明,对留置导尿管患者实施目标性监测,有目的、有计划地实施干预措施是可以预防 CAUTI 的。事实上,已经有研究证实尽管留置导尿管患者泌尿系感染发生率很高,但是,如果严格执行控制措施,进行恰当的临床处置,约有 1/3 的医院感染是可以避免的。

3. **现状与存在的问题** 尿路感染是最常见的医院感染类型,占美国重症医疗机构报道医院感染的 30% 以上。美国长期医疗单位住院患者中留置尿管率在 5% 以上,这个数字正在随着美国护理单位质量控制措施的实施逐年下降。但是,转入高质量护理机构患者的尿管使用率仍然很高,而且短期留置尿管的住院患者很多情况下为无指征置管,不仅如此,有些医务人员并不知道他们的患者正在使用导尿管,从而导致过多不必要的使用。有研究指出,忽视 CAUTI 是全球普遍存在的问题。在我国,尽管通过监测对 CAUTI 的发生率、高危因素及预防感染措施等有了初步认识,但是必须认识到,由于我国地域辽阔,经济状况不同,医院感染管理工作发展极不平衡,许多监测流于形式。尽管我国的医院感染监测系统,是迄今为止世界上最庞大的医院感染监测系统,每年监测住院患者数 120 万左右,约有2.4% 的住院患者处于监测之下。但是,多数医院医院感染的监测是被动的,结果导致大量漏报。监测资料显示 1996 年至今,医院感染平均发病率在 3%~4% 之间,与国外报道比较,发病率偏低,而同期进行的医院感染漏报率调查显示,漏报率偏高,这说明监测的质量有待提高。此外,相当部分开展了目标性监测的医院,对监测资料的利用不够,为监测而监测,多停留在数据的汇总上,未能很好地将监测结果汇报和反馈到有关部门和个人,为医院感染的控制服务;发现感染事件后,总结分析不深入,不能及时发现感染原因,致使控制措施滞后;同时,监测资料的处理落后,全国大部分医院尚处于手工操作阶段,工作效率低,结果准确性差和大量信息丢失,这些都是我国目前医院感染监测工作中普遍存在的问题。

4. **进展和发展趋势** 尽管相比于其他医院感染来说,CAUTI 的发病率和病死率较低,但是泌尿道插管的高使用率可引起大量的感染负担,并可引起感染并发症及死亡。根据美国大范围医院感染发病率和病死率调查结果,我们可发现尿路感染病例数最多(>560 000),而因尿路感染死亡的病例数大于 13 000 例(病死率为 2.3%)。而不到 5% 的菌尿病例出现了菌血症,CAUTI 是继发医院菌血症的最主要的原因,大约 17% 的菌血症具有尿路感染源,相关病死率约为10%。不仅如此,CAUTI还可导致非必需的抗菌药物的使用,从而引起尿液引流系统多重耐药菌的定植,成为菌株传播的传染源。有研究显示,17%~69%的CAUTI可通过推荐的控制措施被预防,这意味着每年380 000例感染和与CAUTI相关的9 000例死亡病例可被预防。因此,无论是2008年APIC发布的《消除导管相关尿路感染指南》,还是2009年HICPAC制定的《导管相关尿路感染预防指南》和IDSA制定的《成人导管相关尿路感染的诊断、预防和治疗国际临床实践指南》都不约而同地提出,只有在具备合适指征时才进行泌尿道插管,并且留置时间要合理,做到及时拔除,即每日评估患者是否需要继续插管。这对于减少导尿管的应用及其相关的感染风险,是最为直接的方法。研究指出,各医疗机构对CAUTI危险的忽视是不同寻常的,可能与CAUTI的发病率和病死率远低于手术切口感染、肺炎和菌血症,且治疗方式单一,费用较低等原因有关。因此,应当减小尿道置管的范围和持续时间,建立信息监测系统,对医师及时给予提示和下达停止命令,以确保以后预防CAUTI。

而对于我国这样的发展中国家来说,则是要在全面综合性监测的基础上,逐步摸索出本单位感染监测的主要目标,最终完成从回顾性全面监测到前瞻性目标监测的过渡。此外有条件的单位应逐步开展监测资料的信息化管理,对监测资料进行感染趋势预测分析,及时发现感染流行或暴发的征兆,以期达到控制感染的最终目的。

(李卫光)

思考题

1. 医疗相关泌尿系统感染的概念是什么?
2. 医疗相关泌尿系统感染的发病机制是什么?
3. 医疗相关泌尿系统感染的主要预防与控制措施有哪些?

第十一章　医疗相关肺炎

肺炎是医院感染中最常见的类型，其发生率较高，与多种危险因素（如气管插管、误吸、免疫受限等）相关，可由多种病原体所致，对患者预后有较大影响，因而对其防控需尤为重视。

第一节　医疗相关肺炎概念与诊断标准

一、医疗相关肺炎的概念

（一）医疗相关肺炎的定义

医疗相关肺炎是新近提出的专业名词，尚缺乏统一公认的定义。在各类文献和书籍中更常见的名词是医院获得性肺炎（hospital acquired pneumonia，HAP）；因此，医疗相关肺炎通常可以理解为医院获得性肺炎。医院获得性肺炎是指患者入院时不存在、也不处于感染潜伏期，而于入院48小时后新发生的由病原体感染所致的肺炎；也包括患者在医院内获得，但是在出院后发生的肺炎。医院工作人员在医院内获得的肺炎也属医院获得性肺炎。

（二）医疗相关肺炎的类型

医疗相关肺炎有多种类型，常可以根据不同患者群体、主要危险因素和临床表现等差异，分为呼吸机相关性肺炎（ventilator-associated pneumonia，VAP）、术后肺炎（post-operative pneumonia，POP）、长期卧床或昏迷相关的肺炎、免疫受限者的肺炎、新生儿医院获得性肺炎等。其中呼吸机相关肺炎和术后肺炎还有其专门的定义。

在我国，呼吸机相关性肺炎是指气管插管或气管切开的患者接受机械通气48小时后至停机拔管后48小时内出现的肺炎。包括两种情况下：①机械通气未停，肺炎发生在机械通气的48小时后；②机械通气已停，肺炎发生在停止机械通气48小时内，且满足已使用机械通气＞48小时。

术后肺炎则是指外科手术患者在术后30天内新发的肺炎，包括出院后但在术后30天内发生的肺炎。

（三）医疗相关肺炎流行病学

医院感染发生的部位以下呼吸道为主，尤其是肺炎。虽然因地域、经济、监测标准和覆盖范围等诸多差异，各家医疗机构中医疗相关肺炎发病率有所不同，但公认其有较高的发病率和病死率，并且增加患者的住院时间和经济花费。我国多年大规模患病率调查发现以肺炎为主的下呼吸道感染通常占医院感染的一半，1%~2%的住院患者在住院期间发生医疗相关肺炎。

呼吸机相关性肺炎和术后肺炎均是医疗相关肺炎的常见类型。国内呼吸机相关性肺炎在机械通气患者中的发病率为 10%~50% 不等,或为(1.3~28.9)/1 000 机械通气日,与国外报道的 2.5%~40.0% 和(1.3~20.2)/1 000 机械通气日类似。呼吸机相关性肺炎主要发生在各类 ICU,可在 ICU 患者医院获得性肺炎中占比高达 90%。

不同手术部位的术后肺炎发生率差异较大,大规模调查发现在所有外科手术患者中术后肺炎发生率常为 0.9%~1.6%。但口腔癌手术、食管手术、肺癌手术、心脏手术、头颈部手术和上腹部手术的术后肺炎发生率较高,其中部分手术后发生术后肺炎可高达 30%。

医疗相关肺炎常给患者的预后带来严重影响。国内大规模调查发现医院获得性肺炎的病死率可达 20%~30%,住院时间平均延长 10 天。呼吸机相关性肺炎国内报告的病死率为 21.2%~43.2%,高于国外报道的 13.0%~25.2%。国外报道还提示呼吸机相关性肺炎可导致患者机械通气时间延长 5.4~21.8 天,ICU 停留时间延长 6.1~20.5 天,住院时间延长 11.0~32.6 天。术后肺炎的病死率差异较大,与进行同类外科手术但未发生术后肺炎的患者相比,病死率常增加 5%~12%,平均住院时间延长 8~11 天。

(四)医疗相关肺炎的发病机制及病原学

1. **发病机制** 医疗相关肺炎发生的机制复杂,主要包括误吸、吸入、受污染的气道操作带入、血行播散、免疫受限以及其他因素等。

(1)误吸:误吸是医疗相关肺炎的主要发生机制。人体的口腔和口咽部均含有大量的微生物,如果进入气道则可导致感染。人体每日都会产生大量的口腔分泌物,正常情况下,这些口腔分泌物被吞咽经食管到胃,但每日也会产生少量的误吸进入气道,这些少量的误吸会因每日不经意的咳嗽而被排出气道,不会下行造成感染。然而,在气管插管的患者中,这些分泌物还可沿着导管的外壁进入下呼吸道。通常插管有气囊(cuff)作为气管内固定装置,气囊能阻挡分泌物继续下行。然而,气囊与气管壁并非完全无缝贴合,而且会因为患者翻身、坐起、呛咳等诸多因素造成缝隙,使得含有口腔和口咽部微生物的分泌物进一步下行而造成肺炎。外科手术后患者因为咳嗽时手术切除处疼痛常有意抑制咳嗽,造成保护性咳嗽排出误吸物减少。昏迷患者易发生误吸。长期卧床患者可因为胃蠕动减弱和体位等诸多因素,而造成胃内容物被误吸入气道。新生儿、昏迷、机械通气患者还多进行胃肠营养,胃肠营养过程中喂养速度、量常不易把握,而形成误吸。

另外,住院患者,尤其是新生儿、昏迷、机械通气患者常由于不配合或昏迷、处于镇静状态等原因,口腔清洁难度显著增大,口腔内易出现微生物滋生,又由于使用抗菌药物干扰口腔菌群,这些因素均增大了由分泌物误吸后造成感染的风险。误吸的胃内容除了含有微生物,还可能对气道及肺组织造成化学损伤,而造成感染和促进感染的发生。抑酸剂在机械通气等诸多住院患者中广泛使用,抑酸剂破坏了胃的酸屏障,而有利于微生物繁殖,增加了误吸后造成肺炎的风险。

(2)吸入:病原微生物可以飞沫或气溶胶吸入的方式直接到达支气管远端和肺泡致病,常见于结核分枝杆菌、曲霉菌、流感病毒、军团菌等。现有研究也发现鲍曼不动杆菌和肺炎克雷伯菌等医疗相关肺炎常见病原菌也可能通过飞沫或扬尘而被吸入下呼吸道致病。使用呼吸机进行机械通气的患者,其气道开放,还屏蔽了鼻毛、鼻黏膜、鼻咽、口咽、会厌、气管黏膜纤毛等诸多解剖屏障,使得病原体更易以飞沫或气溶胶吸入。此外,因为气管插管管口或气管切开套管可被污染的手接触、周围皮肤菌群移行、口腔分泌物污染等被微生物污染,这些微生物可随着气流直接到达支气管远端和肺泡而致病。

(3)受污染的气道操作带入:在病房尤其是新生儿病房和 ICU 中,病房和患者床单元环境中常存在病原微生物,甚至是多重耐药菌。通过医务人员受污染的手或者使用已被污染的设备(纤支镜等)进行气道操作(如吸痰、纤支镜、支气管灌洗等)可导致感染。插管及气道内抽吸也可能造成气道损伤,而促进感染的发生。

(4)血行播散:病原微生物经血从别的部位(如肠道和尿路)播散至肺部,造成肺炎。

(5)免疫受限:免疫功能受限,如未获控制的糖尿病、使用免疫抑制剂等,使得机体对气道内菌群和随气流、误吸或污染器械进入气道的外来病原体丧失或减弱了清除及控制能力,从而可能造成感染。免疫受限还可能使在机体内造成潜伏性感染的病原体(如巨细胞病毒、单纯疱疹病毒、水痘-带状疱疹病毒、EB病毒、结核分枝杆菌等)活化而导致污染。

(6)其他因素:肿瘤放化疗患者可能因为放化疗造成肺损伤和非感染性的炎症。这些非感染性的炎症也可能促进后续感染的发生。部分患者还有舌根肥大等解剖异常,更容易造成误吸。

2. 病原学 多种病原体(细菌、真菌、病毒、寄生虫)均可导致医疗相关肺炎,其病原学与肺炎的发生机制和入侵途径相关。医疗相关肺炎检出的常见微生物为细菌,主要是鲍曼不动杆菌、铜绿假单胞菌、肺炎克雷伯菌等革兰氏阴性菌和金黄色葡萄球菌(革兰氏阳性菌)。此外,大肠埃希菌、阴沟肠杆菌、黏质沙雷菌和嗜麦芽窄食单胞菌等(均为革兰氏阴性菌)也较为常见。需要注意的是,对于有肺炎的患者,一方面,培养出的微生物不一定是病原体,而可能是污染或定植;另一方面,病原体不一定会被检测出来。例如,口腔菌群(通常为厌氧菌)是呼吸机相关性肺炎的重要来源,但由于临床中通常不对呼吸道标本开展厌氧菌检测,常不能被检出。

通常而言,误吸相关的肺炎(常见于术后肺炎、昏迷或长期卧床患者肺炎、新生儿肺炎等),检出的微生物主要是肠杆菌目细菌(肺炎克雷伯菌、大肠埃希菌、阴沟肠杆菌、黏质沙雷菌、产酸克雷伯菌等)、金黄色葡萄球菌、肠球菌和念珠菌等;但其中阴沟肠杆菌和肠球菌通常缺乏导致肺炎的毒力因素,常反映为定植而非致病。白假丝酵母菌(也常被称为白色念珠菌)等检出率很高,但更多是反映口咽部在使用抗菌药物后的菌群失调,原发性的念珠菌肺炎极为罕见,除非是严重的免疫受限。原发性是相对于继发来自其他病灶而通过血源播散途径导致的继发性肺炎而言。

呼吸机相关肺炎还与开放气道有关,除了以上所列与误吸相关的病原体,还常见鲍曼不动杆菌、铜绿假单胞菌等环境中生存的微生物。

免疫受限患者的肺炎与其他类型的医疗相关肺炎在病原体上区别很大,病原谱更广,尤为常见的有耶氏肺孢子菌(之前曾被称为卡氏肺孢子菌或卡氏肺孢子虫)和巨细胞病毒(CMV),较为常见的还包括奴卡菌(也被称为诺卡菌)、结核分枝杆菌、非结核分枝杆菌(除了结核和麻风之外的一大类分枝杆菌,如快速生长的脓肿分枝杆菌和慢生长鸟-胞内分枝杆菌复合体)、曲霉菌等。

二、医疗相关肺炎的诊断标准

肺炎存在诸多有差异的诊断标准,常造成混乱。在医院感染监测中可以使用卫生部2001版《医院感染诊断标准(试行)》中标准判断是否肺炎,并结合肺炎发生的时间段,作出医疗相关肺炎的判断。

1. 医疗相关肺炎临床诊断标准:(1)或者(2)。

(1)符合下述两条之一可诊断下呼吸道感染[在诊断下呼吸道感染的基础上,若有肺部湿啰音或 X 线（CT 或胸片）显示肺部有炎性浸润性病变则可诊断为肺炎]。

患者出现咳嗽、痰黏稠，肺部出现湿啰音，并有下列情况之一：

- 发热；
- 白细胞总数和 / 或中性粒细胞比例增高；
- X 线（CT 或胸片）显示肺部有炎性浸润性病变；
- 神志改变（老年人）；
- 呼吸暂停、呼吸急促、鼻翼扇动伴肋间凹陷或鼾声、喘鸣、心动过缓（＜100 次 /min）和心动过速（＞170 次 /min）中任一情况（1 岁以内婴儿）。

（2）慢性气道疾患患者稳定期（慢性支气管炎伴或不伴阻塞性肺气肿、哮喘、支气管扩张症）继发急性感染，并有病原学改变或 X 线显示与入院时比较有明显改变或新病变。

（3）鉴别诊断：需除外肺水肿、急性呼吸窘迫综合征、肺结核、肺栓塞、支气管扩张、支气管哮喘、间质性肺疾病等。

（4）肺炎发生在入院 48 小时后。

以上（1）+（3）+（4）或者（2）+（3）+（4）满足则可判断为医疗相关肺炎（+ 表示同时具备）。

2. **呼吸机相关性肺炎**　国内尚缺乏统一公认的呼吸机相关性肺炎诊断标准，在医院感染监测中可以使用卫生部 2001 版《医院感染诊断标准（试行）》中标准判断是否肺炎，并结合肺炎发生在机械通气的时间段，进行呼吸机相关肺炎的判断。

在患者正接受或在 48 小时内接受过经气管插管或气管切开的有创机械通气（无创通气则排除）的前提下，满足以上临床诊断标准（1）+（3）+（4）或者（2）+（3）+（4），且肺炎发生在机械通气 48 小时后或者停机的 48 小时内，则可以判断为呼吸机相关肺炎。

3. **术后肺炎**　对于外科手术患者（非外科手术患者则排除），满足以上临床诊断标准（1）+（3）+（4）或者（2）+（3）+（4），且肺炎发生在外科手术后 30 天内，则可判断为术后肺炎。

4. **病原学诊断**　对于医疗相关肺炎（包括各种类型），在临床诊断已经成立的前提下，符合下列情形之一者则可建立病原学诊断。

（1）经筛选的痰液，连续两次分离出相同病原体。

（2）痰定量培养分离到病原菌浓度 $\geqslant 10^6$cfu/mL。

（3）血培养或并发胸腔积液者的胸液分离到病原体。

（4）经纤维支气管镜或人工气道吸引采集的下呼吸道分泌物分离到浓度 $\geqslant 10^5$cfu/mL 病原菌，或经支气管肺泡灌洗（bronchoalveolar lavage，BAL）分离到浓度 $\geqslant 10^4$cfu/mL 的病原菌，或经防污染样本毛刷（protected specimen brush，PSB）、防污染支气管肺泡灌洗（protected bronchoalveolar lavage，PBAL）采集下呼吸道分泌物分离到病原菌。

（5）痰或下呼吸道采样标本中分离到通常非呼吸道定植的细菌或其他特殊病原体。

（6）免疫血清学、组织病理学的病原学诊断。

第二节　医疗相关肺炎的预防与控制

由于医疗相关肺炎发生的机制复杂，涉及多个环节，对其的预防通常需要多种措施并举，也就是形成集束化措施（bundle）。总体原则可以分为防误吸（如口腔清洁卫生、床头抬高预防误吸、及时清除气道内液体、声门下吸引）、尽可能避免气道开放（如严格掌握气管插管或气管切开指征、每日评估其留置必要性以便尽早拔管）、避免带入污染（如无菌操作、手卫生、环境卫生、避免气管导管口污染)、改善免疫受限状态等。措施可以分为有充分证据支持、较为简便易行的基本措施,和证据尚不充分或花费较高或需要资源大但效果尚存疑问的特殊措施。基本措施适用于所有机械通气患者。特殊措施通常适用于采用了基本措施后医疗相关肺炎未获控制或者在出现暴发时使用,也就是可以作为强化措施。

一、基本措施

1. **掌握气道开放指征** 严格掌握气管插管或切开的适应证,避免不必要的侵入性机械通气。需要使用呼吸机辅助呼吸的患者应优先考虑无创通气,无创通气更适合于慢性阻塞性肺疾病和心源性充血性心力衰竭继发的急性高碳酸血症或低氧血症型呼吸衰竭的患者。

2. **无菌操作** 所有气道内操作以及与呼吸机所有相关的操作均应严格执行手卫生和无菌技术操作规程,除非紧急抢救,应尽可能穿戴手套、隔离衣、帽子等,形成物理屏障。

3. **每日评估尽早拔管** 每日对机械通气患者进行通气状况评估,如无禁忌每日停用一次呼吸机,进行自主呼吸试验(spontaneous breathing test,SBT),确定是否可以撤机和拔管,尽早停机拔管。

4. **手卫生** 接触患者前后、接触患者人工气道前后、接触呼吸机面板等物体表面后均应执行手卫生。除非为隔离患者,不推荐接触患者前后、接触物体表面时戴手套,因为可能增加虚假的安全感,带来更多污染。必须戴手套时,在戴手套前和脱手套后均应进行手卫生。

5. **环境卫生** 清洁是消毒的前提。对患者床单元和病房内高频率使用的共用区域(如卫生间)或仪器设备物表(如查房车、治疗车、电脑鼠标、键盘、各类开关等)每日进行清洁。对于新生儿使用的暖箱,其结构复杂,清洁难度大,应指定专人认真进行系统清洁。各类喂养用品(如奶瓶、营养液配置用具等)应进行彻底清洗和消毒或灭菌。正在使用的呼吸机面板每日应有人员进行擦拭做好清洁2次,也可用消毒剂进行擦拭清洁并消毒;库房待用的呼吸机,每周擦拭清洁或清洁并消毒1次其面板。

6. **口腔护理** 使用生理盐水或口腔护理液进行口腔护理(通常为使用拭子或棉签在口腔内擦拭),每6~8小时一次,以减少口腔内菌群数量。有条件的,可使用负压吸引牙刷进行口腔护理,利用机械摩擦去除牙齿及口腔内的细菌定植。

7. **抬高床头** 床头抬高30°~45°,仰卧位进食会极大增加患者发生肺炎的风险,床头抬高使患者保持半卧位有助于减少反流,促进分泌物从气管经口排出或吸出,及时清除呼吸道分泌物。

8. **减少镇静** 尽可能不使用镇静剂,必须使用的情况下优先选择苯二氮䓬类以外的镇静剂。对无禁忌证的患者每日可停用1次镇静剂,评估患者清醒状况;并进行自发觉醒试验(中断镇静剂直到患者清醒),以判断患者的镇静程度和意识状态,尽早停用镇静剂;自发觉醒试验与SBT可搭配进行。

9. **声门下吸引** 对于机械通气患者,声门下吸引是用于吸走气管插管的气囊(cuff)上方聚集的分泌物。对于气管插管时间可能超过48小时的患者进行声门下分泌物引流,推荐使用具有声门下分泌物引流口的气管内导管,气管插管的气囊充盈压宜在20~30cmH$_2$O,气囊放气或拔管前应尽可能清除气囊上方及口咽部的分泌物。

10. **预防冷凝水倒流** 呼吸机管道冷凝水收集杯应始终保持在最低位直立并及时清理,以避免冷凝水倒流入患者气道。同时,应及时倾倒冷凝水,但不可将冷凝水直接倾倒在室内地面。

11. 恰当的胃肠营养　住院患者应尽可能给予肠内营养，有助于维持肠道功能与胃肠黏膜屏障完整，减少定植与细菌移位。当使用鼻胃管进行胃肠营养时，应注意鼻饲的量和速度以及患者体位和制动，避免反流。

12. 应激性溃疡的预防　尽量减少使用或尽早停用抑酸剂预防应激性溃疡，包括 H_2 受体阻滞剂、质子泵抑制剂，为减少胃肠道和气道内细菌定植的风险，可改用胃黏膜保护剂。

13. 痰液引流　协助患者翻身拍背、体位引流、震动排痰，通过胸部物理治疗可以促进肺内分泌物的排出，从而减少肺炎的发生。根据患者痰液量，合理安排吸痰的次数和频率，避免过于频繁地吸痰造成气道损伤，也需要避免痰液聚集增加堵塞和感染的风险。

14. 早期活动　无禁忌时可常规对患者进行翻身和适度床上康复训练，尽早下床进行早期训练与活动，可减少误吸，有助于尽早拔管。

15. 治疗原发疾病　积极治疗患者的原发疾病，减少不必要的抗菌药物使用，避免扰乱口腔、口咽部、肠道和皮肤等处的菌群。对于糖尿病患者，积极控制好血糖。使用免疫抑制剂者，充分评估其免疫抑制剂使用的品种、剂量等，通过调整品种和剂量等减少患者免疫受限程度。

16. 呼吸机及管路管理　湿化器中应使用无菌水，每 24 小时更换一次。呼吸机外管道及配件应一人一用一消毒或灭菌，一次性使用的管路不可重复消毒使用；尽可能保持呼吸机管路的完整性，不推荐定期更换，仅在出现肉眼可见的污染或故障时予以及时更换。呼吸机内管路一般不需要常规进行消毒，其消毒和维护由厂家专业人员按照说明书进行。

17. 围手术期呼吸训练　如咳嗽、深呼吸训练、端坐位腹式呼吸、术前呼吸肌伸展训练、使用可以测量和调节呼吸压力的电子呼吸练习设备等，至少术前 2 周开始。

18. 术前戒烟　对于择期手术患者，术前 1 个月戒烟可有效预防术后肺部并发症的发生。

各医院可根据实际收治患者特点、硬件条件和预防的目标（呼吸机相关肺炎、术后肺炎、新生儿肺炎等），在众多的基本措施中结合自身实际，选择符合自身的措施，组成集束化干预方案，量力而行，关键是落实。

二、特殊措施

包括采用氯己定进行口腔护理、通过刷牙进行口腔护理、用口服不吸收的抗菌药物进行选择性口腔或消化道去污染、预防性使用益生菌、使用超薄聚氨酯气管导管套囊、自动控制气管插管气囊压力、气管吸痰前滴注生理盐水等。通常不推荐采用有涂层（如镀银）的气管导管、动力床、俯卧位通气、早期气管切开、监测胃残余容量、早期肠外营养和封闭式气管内吸痰等措施来预防呼吸机相关性肺炎，但这些措施可能用于其他目的（如俯卧位通气改善特定机械通气患者的氧合，但使用目的并非预防呼吸机相关性肺炎）。也不推荐全身使用抗菌药物来预防呼吸机相关性肺炎。

三、建立针对性的目标性监测，监测干预措施的依从性

根据医院实际情况选择和拟定适合的防控措施之后，经多方详细讨论后制订详细的实施计划后再开始执行。对防控措施的监测包括两方面：执行过程的监测和实施效果的监测。实施效果的监测主要通过医疗相关肺炎的目标性监测以获得医疗相关肺炎的感染率

（常以每1 000住院日的例数来表示，呼吸机相关性肺炎则以每1 000机械通气日发生的例数来表示），进而对比评估实施措施前后感染率的变化来体现防控措施的效果；对执行过程的监测则主要体现在对拟定的各项防控措施执行依从性的监测。根据监测的情况，可适时调整防控措施。

四、培训教育

结合监测情况，将医疗相关肺炎的预防措施对全体医务人员包括护工和保洁人员定期进行教育培训，并在日常的监管过程中通过各类人员的执行情况评估培训效果，再进行针对性的强化。

（宗志勇）

思考题

1. 从发病机制出发思考为什么肺炎是最常见的医院感染类型？
2. 术后肺炎与呼吸机相关肺炎在病原学和预防措施上有什么异同？

第十二章　医疗相关性腹泻

　　抗菌药物可用于多种感染性疾病的有效治疗,但它们的使用也可导致不良后果。由于抗菌药物的滥用或不当使用,耐药菌株的出现与抗菌药物相关疾病的增加,抗菌药物扰乱肠道正常菌群导致最常见的肠道并发症出现——抗生素相关性腹泻(antibiotic-associated diarrhea,AAD)。医疗相关性腹泻最常见的原因即为 AAD。将近 2/3 的 AAD 病例,其病原体尚不清楚,但艰难梭菌占了近 1/3。临床表现可能从轻微的、中等程度的腹泻至严重的结肠炎,甚至可能导致中毒性巨结肠或死亡。由此可能会延长患者住院时间,增加医疗成本。而艰难梭菌感染(clostridium difficile infection,CDI)是 AAD 的典型代表,CDI 的发病率不断上升,随着高毒力菌株 027/NAP1/BI 型在欧洲和北美的暴发流行,CDI 的患病率、疾病严重程度和死亡率明显增加,引起业界的广泛关注。特别是近几年,多个单中心流调发现国内医院获得性 CDI 发病率也呈现增高趋势,导致患者住院时间延长、病死率升高、医疗保健相关费用增加等,显著影响患者的生活质量。早期识别和监测 CDI 的流行,了解其危险因素、诊疗方法,针对性地开展预防与控制,对于临床诊疗和减轻疾病负担具有重要的意义。

第一节　医疗相关性腹泻概念与诊断标准

一、医疗相关性腹泻的定义及分类

　　医疗相关性腹泻(healthcare-associated diarrhea,HCAD)是指患者入院第 3 个日历日(≥3 个日历日)以后发生的腹泻,腹泻情况表现为 24 小时内出现的 3 次或 3 次以上不成形或液体性粪便。可以分为感染性腹泻与非感染性腹泻,医疗相关感染性腹泻最常见的原因为抗生素相关性腹泻(AAD),主要病原体为艰难梭菌、金黄色葡萄球菌等医院获得性病原菌,可以表现为肠道菌群失调;医疗相关非感染性腹泻常见原因包括致泻药物,肠内营养或并发疾病如炎症性肠病、肠易激综合征和移植物抗宿主病(GVHD)等。其中,由感染导致的医疗相关性腹泻与医院感染相关。

二、医疗相关性腹泻的病原体

　　导致医疗相关性腹泻最常见的是 AAD,其主要病原体为艰难梭菌,艰难梭菌导致的腹泻或肠道感染又称为 CDI 或艰难梭菌相关性腹泻(CDAD),AAD 最常见的致病菌除艰难梭菌外,还包括:产气荚膜梭菌、产酸克雷伯菌、金黄色葡萄球菌,白假丝酵母菌等,病毒如诺如病毒、轮状病毒和腺病毒等。

(一)艰难梭菌

　　艰难梭菌(clostridium difficile,CD)是一种严格厌氧的革兰氏阳性梭状芽孢杆菌,一般寄生在人的肠道内,广泛存在于自然环境及人和部分禽畜的粪便中。艰难梭菌是人类肠道的条件致病菌,也是医院感染性腹泻的重要病原菌。长期或不规范使用广谱抗菌药物、免疫抑制剂、化疗药物以及放疗等,使得肠道定植抗力减弱、肠道菌群失调,艰难梭菌大量繁殖并释放毒素,产生腹痛、腹泻等系列临床症状,从而导致 CDI。2013 年,美国疾病预防控制中心将 CDI 列为"微生物导致公共健康威胁"紧迫级的首位。

(二)其他病原体

1. 产气荚膜梭菌　产气荚膜梭菌也是一种革兰氏阳性厌氧芽孢杆菌,是肠道菌群的组成部分。1984 年 Borriello 等对艰难梭菌检测阴性的 AAD 患者粪便,用 ELISA 法筛查产气荚膜梭菌毒素,结果显示 1.6%(11/688)的患者呈阳性,因此提出产气荚膜梭菌是 AAD 的病原体。产气荚膜梭菌既能产生强烈的外毒素,又有多种侵袭性酶,并有荚膜,构成其强大的侵袭力,引起感染致病。毒素的毒性虽不如肉毒毒素和破伤风毒素强,但种类多,外毒素有 α、β、γ、δ、ε、η、θ、ι、κ、λ、μ、ν 12 种,和具有毒性作用的多种酶,如卵磷脂酶、纤维蛋白酶、透明质酸酶、胶原酶和 DNA 酶等,构成强大的侵袭力,因而被据此分为 A、B、C、D、E、F 6 型,各型菌株都产生 α 毒素(CPA)。其中 A 型(只产毒素 α)最常见,可以导致气性坏疽和腹泻。产气荚膜梭菌可以导致食物中毒。携带 *cpe* 基因、产生肠毒素的产气荚膜梭菌可以导致与食物不相关的抗生素相关性腹泻,并能借助质粒传导在医院内播散。2001 年 6 月至 2002 年 4 月的一项研究,4 659 例住院患者中,其中 94% 有腹泻和 85% 曾在过去 28 日内使用过抗菌药物,591(12.7%)例检测到艰难梭菌毒素,155(3.3%)例有产气荚膜梭菌肠毒素。尽管产气荚膜梭菌很少在 AAD 患者中被分离出来,但它仍然是 AAD 的一个发病病原体。

2. 致病性产酸克雷伯菌　致病性产酸克雷伯菌可以产生毒素抑制肠黏膜细胞 DNA 的合成。在非艰难梭菌感染的抗菌药物相关性血性腹泻的患者中,约有 50% 的患者由产毒的致病性产酸克雷伯菌感染造成。1978 年 Toffler 等首次报道该病的特点,在抗菌药物治疗期间突然出现血便,伴有严重腹部绞痛,内镜检查有节段性肠黏膜出血和局部水肿。病变累及升结肠和盲肠。也有研究认为,产毒的产酸克雷伯菌造成的肠道损害并不一定都是腹泻血性便,它可以被认为是一种机会性感染的病原体,也能造成程度较轻的非血性便腹泻。

3. 金黄色葡萄球菌　由于非常少见,对金黄色葡萄球菌是否为医疗相关性腹泻值得关注的病原体一直有争议,也被忽视,随着有关 MRSA 导致的 AAD 的报道不断增多,美国和欧洲的专家再次燃起了有关金黄色葡萄球菌作为 AAD 致病菌的兴趣。在 2005 年有一项研究发现,18 个月期间 11 位患者发生产肠毒素 MRSA 引起的医院内获得 AAD,并排除了艰难梭菌、其他肠道致病菌或寄生虫,以及常见肠道病毒(轮状病毒和诺如病毒)感染的可能性。他们还发现大部分患者的粪便中存在超过每克 1.0×10^8cfu 的 MRSA,并且存在葡萄球菌肠毒素。从 AAD 患者的粪便中分离的金黄色葡萄球菌肠毒素包括葡萄球菌肠毒素 A~E(SEA、SEB、SEC、SED、SEE)及中毒休克综合征毒素 -1(TSST-1),还有双组分白细胞毒素 LukED 等。这些证据均支持产肠毒素金黄色葡萄球菌可能是 AAD 的病原体。

三、抗生素相关性腹泻的流行病学

20 世纪 50 年代,由于广谱抗菌药物(四环素和氯霉素)的使用数量增加,使 AAD 被人们所认识。然而,很少有人关注了这个看似不严重的并发症,直到一个相对罕见但严重的疾病出现。接受克林霉素治疗的 10% 的患者出现了伪膜性肠炎(pseudomembranous colitis, PMC)。在 20 世纪 80 年代,许多院内感染暴发是由艰难梭菌导致的,艰难梭菌大约占 20%。

20 世纪 90 年代的研究主要集中在明确艰难梭菌感染的发病机制、危险因素和传播机制。而 21 世纪已经更深入地了解了 AAD 的危险因素、发病机制以及其他可能的病因，包括诊断方法、治疗策略和预防控制手段。虽然艰难梭菌仍然是 AAD 的主要病原体，继续探寻 AAD 其他病因的范围已经在扩大。

1. **AAD 的发病率**　根据使用抗菌药物的种类、宿主因素（年龄、健康状况等）、病原、住院治疗状况的不同和是否存在院内暴发，AAD 的报告发病率介于 12/100 000~34/100 000 门诊人次。AAD 的发生率在儿童和成年人群类似。因为抗菌药物的应用，传播媒介和易感患者等因素的混杂，医疗机构（医院、长期护理机构、养老院等）暴发 AAD 是可以预期的。从历史上看，AAD 的大多数病例报告发生于住院患者。最近，虽然 AAD 仍然多数出现在医院，但已经报告了儿科门诊高发生率（6%~33% 接诊患儿）。美国监测到的 AAD 长期趋势，主要来源于艰难梭菌相关性 AAD，从多个来源的数据显示，这种感染数量持续增加。

2. **AAD 发生的相关因素**

（1）抗菌药物的使用：几乎所有类型的抗菌药物与 AAD 相关，即使是短暂口服抗菌药物都可发生 AAD。但 AAD 的高发生率通常与广谱抗菌药物有关。抗菌药物与 AAD 发生较高的三个最常见的类型包括：氨苄西林 / 阿莫西林，头孢菌素类和克林霉素。患者给予单一广谱青霉素或头孢菌素时，AAD 发生率较低（分别为 6.7% 和 6.1%），但接受多种抗菌药物联用的患者 AAD 的发生率显著升高（11%）。如果使用了抗菌药物超过 3 天，AAD 的危险增加 1 倍。有研究比较了 503 例艰难梭菌相关性 AAD 和 132 例产气荚膜梭菌相关性 AAD 与 254 名年龄和性别匹配的无症状对照组，明确了不同病因的 AAD 有不同的风险因素，艰难梭菌导致 AAD 的危险因素包括：使用头孢菌素（OR：2.76）、延长住院时间（OR：1.03）、细胞毒类药物（OR：8.07）和鼻胃管（OR：5.63）。使用青霉素 V 或 G 的是显著的保护性因素（OR：0.13）。相比之下，产气荚膜梭菌导致 AAD 的危险因素只有一个：使用抗酸剂（OR：2.79），使用广谱青霉素是明显的保护性因子（OR：0.26）。对于社区获得性 CDI（CA-CDI），克林霉素的风险最大，其次是喹诺酮类和头孢菌素类抗菌药物，四环素类药物与 CDI 风险增加关系较小。而医院获得性 CDI（HA-CDI）发生的风险主要与 β-内酰胺 /β-内酰胺酶抑制剂组合、头孢菌素类、克林霉素、碳青霉烯类抗菌药物相关。

（2）质子泵抑制剂的使用：可以改变结肠菌群的药物也可能增加或减少 AAD 或 CDI 的发病风险。被激烈争论的一个焦点是：是否质子泵抑制剂（PPIs）增加了艰难梭菌 AAD 发病风险。一些研究已经发现了显著作用，而另一些则没有。到目前为止，PPIs 在艰难梭菌 AAD 中的角色仍存在争议。

（3）宿主因素：AAD 的发生率在年龄段上显示了鲜明的曲线，6 岁以下儿童的发生率增加，7~50 岁发生率最低，50 岁以上的成年人发生率明显增加。在住院的成人患者中发生 AAD 的平均年龄（70.2 岁 ±14.6 岁），显著高于未发生 AAD 患者平均年龄（58.5 岁 ±21.0 岁）。艰难梭菌 AAD 发生率较高的患者年龄通常超过 65 岁。年龄小于 1 岁的患儿在住院期间发生 AAD 的比率明显高于年龄大于 1 岁的患儿。可能是由于高龄患者的免疫功能较强，低龄患儿免疫功能尚未完善，二者的肠道菌群分布都不稳定，易受抗菌药物的影响而发生腹泻。证据表明，并发感染与艰难梭菌 AAD 显著相关。其风险可能是由于治疗感染时更多的抗菌药物暴露。然而，部分即使没有抗菌药物治疗疾病，也发生了 AAD，因此，合并症可能是导致健康状况不佳的患者无法建立起有效的免疫应答抑制细菌过度生长。有关免疫因素导致 AAD 的发病作用需要进一步调查。但已有报道免疫应答下降与艰难梭菌 AAD 的风险增加相关。有研究发现丙种球蛋白过少的心脏移植患者(29/141,20.6%)艰难梭菌相关性腹泻(clostridium difficile associated diarrhea,CDAD)的发生率显著高于使用丙种球蛋白治疗的心脏移植患者(6/94,6.4%)。此外,有症状艰难梭菌 AAD 的患者与健康对照组或艰难梭菌的无症状携带者相比,其体内艰难梭菌毒素 IgG 抗体水平较低。

（4）病原的暴露：医疗机构环境中存在的病原体明显高于其他地方,因此非住院患者和门诊患者 AAD 发生率明显较低。即使暴露在相同类型的广谱抗菌药物。很可能因接触病原体的概率小而引起 AAD 的风险较低。对于住院患者,住院时间长已被发现是一个显著的危险因素。细菌定植压力,或接触艰难梭菌的患者均增加了获得 CDAD 的危险。

（5）侵入性因素：如肠道手术或内镜,也可以破坏结肠菌群并增加 AAD 发生的风险。使用鼻胃管增加了 CDAD 的危险。

四、抗生素相关性腹泻的诊断方法及诊断标准

（一）AAD 的诊断方法

1. 细菌培养及分子生物学诊断方法 目前尚无统一的 AAD 诊断标准。AAD 一般发生在使用抗菌药物的 2 个月内或住院 72 小时后。最近使用任何抗菌药物或最近住院(8 周内)而发生腹泻的患者应高度怀疑 AAD。如果没有检测到特定的病原体,可能需要排除暴露于抗菌药物以及腹泻的其他原因(其他药物、慢性肠道炎症,如炎性肠病或肠易激综合征与食物不耐受)。由于粪便中菌群丰富,有时难以明确病原。细菌培养的方法包括大便菌群调查,大便菌群调查是一种粪便培养的方法,可以粗略分析优势菌群的比例,另外还可以通过粪便 16S rDNA 序列分析,甚至粪便宏基因组分析来明确病原体,该方法是通过高通量测序对粪便中的微生物群落进行深入分析。

2. 大便常规 大便常规检查腹泻者粪便性状为水样或糊样,镜检可未见异常,或见白细胞、红细胞或隐血,有假膜性肠炎者粪便中可以见到斑块条索状假膜。大便革兰氏染色菌群分析：可见球/杆菌比例失调。粪便涂片多次发现阳性球菌或真菌,如在成人粪便中发现大量粗大阳性杆菌,顶端有芽孢,则可怀疑为艰难梭菌感染。

3. 内镜检查 轻症患者结肠内镜检查可无典型表现,肠黏膜可正常或仅有轻度的充血水肿,重症者肠壁充血、水肿、出血,黏膜表面覆盖黄白色或黄绿色假膜。艰难梭菌便培养和毒素检测呈阳性的腹泻患者中,大约 50% 患者可以通过内镜发现伪膜。伪膜多局限于直肠或乙状结肠,也可位于结肠的其他部分。早期伪膜呈斑点状跳跃分布,随病程进展进一步扩大、隆起、周围红晕,红晕周边黏膜正常或水肿。伪膜可呈黄白色、灰色、灰黄色或黄褐色,隆起于黏膜,周围绕以红晕,重症病例伪膜可相互融合成片,甚至可形成伪膜管型。伪膜紧密附着在炎症的黏膜上,强行剥脱后可见其下黏膜凹陷、充血、出血。对可疑病变进行活检和组织学检查有助于明确诊断。伪膜由多形核白细胞、纤维素、慢性炎症细胞、核坏死脱落的上皮碎片组成,伪膜下的黏膜呈火山口样损害。

4. 鉴别诊断 AAD 的鉴别诊断包括感染性腹泻,如：细菌性痢疾、霍乱、弯曲菌肠炎、不凝集弧菌性肠炎、鼠伤寒沙门菌肠炎、耶尔森菌肠炎、轮状病毒肠炎、诺如病毒肠炎、腺病毒性胃肠炎等;慢性胃肠道疾病(炎性肠病、肠易激综合征、缺血性结肠炎、胶原性结肠炎和结肠癌相关的急性或慢性腹泻);非抗菌药物导致的腹泻(泻药、癌症化学治疗剂、抗病毒治

疗、抗酸药和非甾体抗炎药），或其他感染（严重腹腔感染）的并发症。

（二）CDI 的诊断

如果患者有最近住院史，应及时进行艰难梭菌检测。CDI 的诊断必须符合以下所有条件：艰难梭菌毒素检测阳性，与抗菌药物使用相关的腹泻，排除其他原因导致的腹泻。由于艰难梭菌在住院患者中无症状携带者的比率较高，诊断必须依靠实验室检测和临床表现相结合。

1. **实验室检测** CDI 的实验室检测方法主要包括菌株检测、毒素检测以及毒素基因检测。其优缺点见表 12-1。

表 12-1 CDI 实验室检测方法比较

实验室方法	检测物质	优点	缺点
菌株检测			
细菌培养	CD	可获得菌株，敏感性高	1~3 天，不能区别非产毒菌
GDH 检测	CD	快速简便，阴性预测值高	特异性差，不能区别非产毒菌
毒素检测			
CCTA	毒素 B	"金标准"	1~3 天，技术要求高
TC	产毒素 CD	参考方法	3~5 天，技术要求高
A/B EIAs	毒素 A/B	快速简便，特异性高	敏感度低，假阴性率高
毒素基因检测			
NAATs	毒素基因	快速、敏感性/特异性均高	成本高，假阳性率高

注：CCTA，细胞毒性试验；CD，艰难梭菌；EIAs，酶免疫分析；GDH，谷氨酸脱氢酶；NAATs，核酸扩增技术；TC，产毒素培养。

根据相关研究报道，2016 年欧洲临床微生物学和感染病学会（ESCMID）综合考虑不同方法的敏感度、特异性、耗时及费用等因素，推荐将 CDI 实验室诊断分为两步诊断法和三步诊断法。

（1）两步诊断法：是指同时进行 GDH 和 A/B EIAs 检测，全阳性即可认为 CDI 阳性，全阴性即可认为 CDI 阴性，结果不一致者需应用 CCTA、TC 或 NAATs 等进行确证试验。

（2）三步诊断法：是指将 GDH 作为初筛试验，阴性结果即可排除 CDI，阳性标本进行 A/B EIAs 检测，结果不一致者进行 TC、NAATs 等检测进行确证实验。两步诊断法或三步诊断法具有很好的敏感性、特异性，能够快速排除 CDI，减少费用等。我国目前推荐使用两步诊断法。

2. **CT 检查及内镜检查** CT 检查主要可应用于重症患者的辅助诊断，对于诊断 CDI 特异性和敏感度较差。内镜检查是在病原学依据缺乏或难以与其他炎症性肠病相鉴别时的重要诊断手段之一，其特征表现为伪膜性病变。通过下消化道内镜检查诊断为伪膜性结肠炎的患者，或具有特征性结肠组织病理学的有症状患者，也应视为 CDI 病例，无须进一步进行粪便样本检测。但值得注意的是，假膜性结肠炎并非完全等同于 CDI，其他病原体（例如巨细胞病毒、溶血性变形杆菌、志贺氏菌属、产志贺毒素的大肠杆菌）和药物（例如顺铂、环孢霉素 A）也可引起结肠组织出现类似的病理改变。

第二节　医疗相关性腹泻的预防与控制

医疗相关性腹泻最常见的病原体为艰难梭菌,目前我国对艰难梭菌的监测仍存在许多不足之处,如目前监测数据不够全面,多为单中心报道发病率,可能低估了我国艰难梭菌导致的腹泻或肠道感染(CDI)的实际情况,因此要重视 CDI 的监测和医院感染控制。

一、艰难梭菌感染性腹泻的监测方法

(一)医疗机构发病的 CDI 监测

在美国,医疗机构 CDI 的监测及报告,主要通过 CDC 国家安全医疗网络(NHSN)中多药耐药和 CDI 模块进行,包含感染监测报告和实验室检测报告两个核心选项,可评估是否需要加强感染控制,并进一步降低相关感染发生的风险。医疗机构应根据本地区 CDI 的流行情况开展 CDI 感染的监测,开展监测时要使用统一的标准的监测定义。可以使用系统直报和人工填报相结合的方式,如医疗机构有医院感染实时监测系统,可在其中加入监测模块进行直报和监测,没有实时监测系统的医疗机构,或本地区医疗机构 CDI 的发生率较少,可进行人工监测,采取每日报告或定期月报告的形式来统计 CDI 的发病情况。如果医疗机构内 CDI 的发生率较高,应开展 CDI 的目标性监测并纳入医院感染监测系统。此外,还应调查并分析每例 CDI 患者,同时定期进行数据的统计和分析。一般来说,建议监测时间持续 12 个月以上,如果条件不允许则至少监测 3 个月。医院感染管理部门需对监测数据进行统计,掌握医院 CDI 的发病和患病情况。

(二)病因及危险因素的监测

大量研究表明,很多危险因素可以诱发 CDI,其中抗菌药物与 PPIs 是两个影响最大的因素,而恰恰这两者在一定情况下是可控的。因此,监测抗菌药物(主要是克林霉素、头孢菌素药物、喹诺酮类药物和 β-内酰胺/β-内酰胺酶抑制剂及碳青霉烯类抗菌药物)与 PPIs 的消费情况是控制和预防 CDI 的极其重要的一个环节。2017 年美国指南推荐:应贯彻执行抗菌药物监督管理计划(ASP),尽可能减少高风险抗菌药物的治疗频率、持续时间及抗菌药物数量,以降低患者 CDI 的风险。例如,利用现有的国家数据库,将 CDI 监测数据与医院或国家层面的抗菌药物和 PPIs 消费数据联系起来,可能有助于评估抗菌药物使用和 PPIs 使用对 CDI 发病率的影响。通过正常的审批流程,推行抗菌药物管理(AMS),包括抗菌药物使用频率、用药持续时间、类型等,应该及时审查,对于存在高危感染因素患者的临床诊疗过程中,应尽量避免使用以上抗菌药物或 PPIs。

(三)CDI 暴发的监测

1. CDI 暴发的定义　医院感染暴发是指在医疗机构或其他科室的患者中,短时间内发生＞3 例同种、同源感染病例。CDI 暴发的定义,不同指南有所差异。美国医疗卫生保健流行病学会(SHEA)定义为在短时间或特定空间内,CDI 的发生率较散发状态升高。而在 2008 年英国卫生部发布的《艰难梭菌防控指南》中,则指由同一菌株引起的≥2 例病例,其发病的时间和地点与首例病例相关。

2. 暴发时的应急处理　相关研究表明,＞65 岁人群在暴发期间感染艰难梭菌的风险是年轻住院患者的 10 倍。因此,当出现 CDI 的医院感染暴发时,应及时采取流行病学调查和控制措施。

（1）对所有感染者，医院感染管理专职人员应保证及时通过上报机制和监测系统获取HA-CDI病例增加或病情加重的信息。暴发预警阈值的设立应包括不同科室的感染现患病例数。暴发监测预警"关口前移"不局限于确诊病例感染，更加关注其临床症状。凡可疑患者均应进行早期筛查、早期确诊、早期采取干预措施。

（2）CDI患者粪便标本应妥善保存，明确艰难梭菌的流行病学特征，确定暴发是否与高毒力菌株有关。

（3）CDI患者是病原菌传播的源头，为预防艰难梭菌交叉感染，宜单间隔离，所有可能污染的用物应专人专用，且应安排专人负责CDI病例的分组护理。

（4）针对可能的传播途径，一旦CDI暴发，所有卫生措施都应增加清洁消毒次数，加强手卫生，同时应确保高质量及高频率环境清洁消毒的执行标准。

（5）>65岁患者是暴发期间的易感人群，更应注意老年患者的日常护理与防控。

（6）若所有预防措施均按标准执行后CDI发生率仍较高，则可延长接触隔离措施直至患者出院。

二、艰难梭菌感染性腹泻的防控措施

（一）接触隔离与个人防护

针对艰难梭菌定植或感染患者的管理，接触隔离是预防和控制感染的关键环节之一，全球CDI预防指南或策略将其列为一项重要预防措施。接触隔离主要包括以下内容：①CDI患者应选择单间病房进行护理，如果单间不足，可考虑让CDI患者同住一个房间，但应行区域隔离；②当进入患者房间时应穿着隔离衣、戴手套，接触被患者粪便污染的表面或物品，或者从污染到清洁的操作时，都应立即更换手套，接触不同患者需更换隔离衣和手套；③患者的医护设备（如听诊器等）应做到专人专用，如果仪器设备必须共用，使用后应立即清洁消毒；④离开病房前，脱掉隔离衣和手套；⑤离开病房后，按照规范标准进行手卫生；⑥在门口、床头等醒目处设置接触隔离警示牌，提示医务人员做好个人防护；⑦限制人员进出，谢绝探视。解除接触隔离的标准：美国CDC建议实行接触隔离措施一直持续到患者肠道功能正常后48小时，也就是至少持续到腹泻症状消失后48小时。这是因为即便CDI患者临床症状消失，但其粪便仍可持续排出艰难梭菌以污染环境，而且这类患者在治疗停止后也是CDI复发的高危人群。

（二）手卫生

由于艰难梭菌可形成芽孢并且在恶劣环境中生存，使医疗环境易受芽孢污染。医护人员或患者如果接触到被细菌或芽孢污染的医疗仪器或环境物品，即有被感染的风险，而经医护人员手部是最可能的传染途径。因此应重点防止患者或医护人员手部、患者物品或环境被粪便中艰难梭菌菌株或芽孢污染。洗手是减少污染的最有效方法，正确使用手套也能减少患者间微生物的散播。但艰难梭菌芽孢对乙醇抵抗，含醇类消毒剂不能将其杀灭，因此建议使用洗手液在流动水下进行手卫生。

（三）环境消毒

艰难梭菌芽孢能污染患者居住的环境和使用的仪器设备，包括病房内的家具、直接接触患者的医疗设备以及被医护人员和患者频繁接触的物体表面等。尽管环境是感染艰难梭菌的重要来源，但医务人员的间接传播是患者感染艰难梭菌的主要潜在途径。因此，这些被污染的环境表面和仪器设备都应进行彻底的清洁消毒。常规推荐使用2 000~5 000mg/L

的含氯消毒剂或批准的杀芽孢产品用于污染区域的环境消毒,使用时注意有效浓度和作用时间,并确保充分的接触时间。

　　研究表明,环境清洁消毒也可以考虑其他非接触式消毒方式,包括过氧化氢喷雾装置和高强度紫外线消毒。其中,过氧化氢喷雾装置可以有效清除艰难梭菌芽孢,但需要先将环境除污。紫外线消毒法清除艰难梭菌芽孢的能力不亚于含氯消毒剂,尤其是 CDI 患者经常接触的环境区域,效果较理想。粪便容器建议使用一次性便盆或专用便盆。若使用马桶时,便后应盖好马桶盖再冲洗,避免艰难梭菌菌株或芽孢随气溶胶微粒污染周围环境。因此,便盆和马桶切勿使用喷洒式龙头来清洁消毒,以免污染周围环境。

　　对于艰难梭菌医院感染管理,强调 CDI 监测的必要性及重要性,同时注意 CDI 的防控措施落实情况。另外,基于我国缺乏 CDI 的统一监测平台,可借鉴国外或当前全国医院感染监测网的模式,在此基础上建立一个实时监测的公共系统,旨在促进全国层面了解 CDI 的发病率及疾病负担,有助于 HA-CDI 的精准管理与及时防控。

（李春辉）

思考题

1. 什么是医疗相关性腹泻?
2. 医疗相关性腹泻的主要预防与控制措施有哪些?

第十三章　新生儿医院感染

　　由于新生儿的呼吸系统、循环系统、泌尿系统、血液系统、消化系统、代谢系统、酶系统、体温调节系统、神经系统、免疫系统及内分泌系统不论从组织学还是器官功能学上还不成熟，极易受到细菌包括毒性较低的条件致病菌、病毒、真菌等多种病原体感染。新生儿感染缺乏特异性临床表现，同时局部感染极易引发全身侵袭性感染，而全身侵袭性感染是新生儿死亡、新生儿致残如支气管肺发育不良、早产儿视网膜病变、肝功能障碍、神经发育不良（包括认知或感觉障碍和脑瘫）及坏死性小肠结肠炎的重要诱因。早产儿、极低/超低出生体重儿、高危新生儿是感染包括医院感染的高发群体。本章节将重点介绍新生儿医院感染常见类型、发病机制、诊断标准、监测及预防控制。

第一节　新生儿医院感染概念与诊断标准

一、新生儿分类

　　从出生后脐带结扎开始到整 28 天前的一段时间定为新生儿期。根据出生时胎龄，将出生时胎龄满 37^{+0}~41^{+6} 周的新生儿定义为足月儿；出生时胎龄＜37 周定义为早产儿；出生时胎龄≥42 周定义为过期产儿。根据出生体重，将出生时体重为 2 500~3 999g 定义为正常出生体重儿；出生时体重＜2 500g 定义为低出生体重儿；出生时体重＜1 500g 定义为极低出生体重儿；出生时体重＜1 000g 定义为超低出生体重儿；出生时体重≥4 000g 定义为巨大儿。根据出生体重与胎龄关系分类，将出生体重在同胎龄体重的第 10~90 百分位定义为适于胎龄儿（AGA）；出生体重在同胎龄体重的第 10 百分位以下定义为小于胎龄儿（SGA）；出生体重在同胎龄体重的第 90 百分位以上定义为大于胎龄儿（LGA）。根据生后周龄分类，将出生 1 周以内的新生儿定义为早期新生儿；出生第 2~4 周的新生儿定义为晚期新生儿。将已发生或可能发生危重情况的新生儿定义为高危新生儿。新生儿分类对新生儿医院感染监测及精准化预防有重要指导意义。

二、新生儿医院感染定义

　　新生儿医院感染是指新生儿在出生过程中（产妇在医院内分娩过程中）及出生后住院期间获得的感染，下述情况属于新生儿医院感染：①新生儿出生过程中感染了母亲产道或肠道定植的微生物（细菌、病毒、支原体、衣原体、真菌等）；②入院 48 小时后发生的无明确潜伏期的感染；③自入院时起超过平均潜伏期后发生的感染；④本次感染与上次住院直接相关；⑤因诊疗措施被激活的潜在感染，如疱疹病毒、结核分枝杆菌等的感染。新生儿经胎盘垂直传播获得的感染如梅毒、单纯疱疹、弓形体病、水痘等不属于医院感染。

依据新生儿医院感染部位分为医院获得性血流感染（脓毒血症）、呼吸道感染、尿路感染、消化道感染、中枢神经系统感染、眼部感染、手术部位感染等。

三、新生儿医院获得性血流感染

（一）发病机制

新生儿医院获得性原发血流感染最常见的发病机制是皮肤黏膜屏障破坏或发育不成熟导致细菌、病毒、真菌直接入血。常见危险因素包括早产儿、极低或超低出生体重儿，损伤性分娩，中央血管置管，全静脉营养，坏死性小肠结肠炎肠道黏膜屏障损伤以及静脉输入被微生物污染的溶液、营养液、药物、血制品等。

原发血流感染病原体种类依据发病机制不同存在明显差异。中央导管相关性血流感染以皮肤定植菌为主，如凝固酶阴性葡萄球菌菌群、金黄色葡萄球菌、肠球菌、肠杆菌科细菌、念珠菌等。肠道黏膜破坏引起血流感染以肠杆菌科细菌、厌氧菌等肠道菌群感染为主。损伤性分娩、羊水或产道微生物直接侵袭入血以 B 族溶血性链球菌（GBS）、李斯特菌、肠杆菌科细菌、单纯疱疹病毒（HSV）、水痘带状疱疹病毒（VZB）、肠道病毒、副肠孤病毒等致病微生物感染为主。

（二）诊断

病例诊断首先要满足新生儿医院感染诊断标准和新生儿血流感染诊断标准，其次要判断是原发性或继发性血流感染。

1. 新生儿血流感染诊断 分三个标准，分别代表不同程度特异性。

（1）标准一：又称实验室确认的血流感染，参见本教材第八章第一节：医院获得性血流感染的概念与诊断。

（2）标准二：在不满足标准一的前提下，满足以下至少三项：①体温≥37.5℃或<35.5℃；②心动过速或新发或更频繁的心动过缓发作；③新发或更频繁的呼吸暂停发作或氧气需求增加或通气支持需求增加；④嗜睡或仅在受刺激时移动，肌张力减退或易激惹；⑤喂养困难或腹胀；⑥皮肤苍白或灌注不良或低血压；⑦白细胞计数异常或 I/T 比值>0.2；⑧血小板计数异常；⑨C 反应蛋白（CRP）、降钙素原（PCT）炎症标志物升高；⑩代谢性酸中毒。

（3）标准三：在不满足标准一和二的前提下，至少满足以下两项：①体温≥37.5℃或<35.5℃；②呼吸急促或严重胸部凹陷或咕噜声或发绀；③活动能力改变；④有喂养困难史；⑤有抽搐史。

2. 新生儿中央导管相关血流感染诊断 首先要满足新生儿血流感染诊断标准，其次判断感染与中央导管使用的相关性（参照第八章）。

四、新生儿医院获得性呼吸道感染

（一）发病机制

新生儿医院获得性呼吸道感染指新生儿在住院期间各种病原体（细菌、病毒、真菌、支原体）通过接触、吸入方式在呼吸道黏附与繁殖，引发呼吸道炎症。常见有三种感染机制：①分娩时感染，胎儿在出生时吸入母亲产道内定植或污染的微生物引起呼吸道感染，常以 GBS、李斯特菌、肠杆菌科细菌、肠道病毒、腺病毒、支原体、衣原体等病原体感染为主；②出生后住院期间感染，此类呼吸道感染多由经飞沫及接触传播为主的病毒与细菌引起，常可引起病区内暴发流行，如呼吸道合胞病毒（RSV）、呼吸道腺病毒、流感病毒、副流感病毒、冠状病毒、鼻病毒等引起的呼吸道医院感染；③呼吸机相关肺部感染，致病机制与气管插管内外细菌生物膜形成有关，细菌沿插管壁内外下移至肺部感染。以肠杆菌科细菌、非发酵菌、金黄色葡萄球菌等细菌感染为主，且致病菌多表现为对多种抗菌药物耐药。

常见感染风险包括患者因素如早产儿、极低出生体重儿、超低出生体重儿、新生儿中重度支气管肺发育不良、新生儿呼吸窘迫、母亲患妊娠高血压等。治疗因素包括接受气管插管或气管切开机械辅助呼吸治疗时间长、未使用带套囊气管插管及声门下吸引装置、接受体外膜肺治疗、新生儿重症监护病房（NICU）住院时间长、标准预防执行不规范等。出生时感染风险包括孕产妇胎膜早破、羊水污染、产道致病菌定植或感染等。

（二）诊断

1. **新生儿医院获得性肺炎** 病例诊断首先要满足医院感染诊断标准，其次满足新生儿肺炎诊断标准。新生儿肺炎诊断也分为三个标准。

（1）标准一，须同时满足以下三项：①胸片显示胸膜腔或肺叶间裂有新的或进行性或持续性的浸润阴影或积液；②采用被认可的检验方法在上呼吸道标本中检测到病毒，或在无菌部位检测到细菌；③满足下列至少三项：体温≥37.5℃或≤35.5℃；呼吸过速或鼻翼扇动或胸腔凹陷或呼噜声；增加氧气需求或需要机械通气维持或氧饱和度<95%；呼吸暂停；呼吸道分泌物增加或吸痰需求增加；咳嗽、喘息；CRP或PCT升高。

（2）标准二，须同时满足以下两项：①胸片显示胸膜腔或肺叶间裂有新的或进行性或持续性的浸润阴影或积液；②满足下列至少4项：体温≥37.5℃或≤35.5℃；呼吸过速或鼻部扩张或胸壁凹陷或呼噜声；增加氧气需求或需要机械通气维持或氧饱和度<95%；呼吸暂停；呼吸道分泌物增加或吸痰需求增加；咳嗽、喘息；CRP或PCT升高。

（3）标准三，需至少满足以下两项：呼吸困难/呼吸急促；严重的胸壁凹陷；鼻翼扇动；呼噜声；喘息、发热。

2. **新生儿呼吸机相关性肺炎** 目前尚无针对新生儿VAP定义及诊断标准，原因之一是新生儿患者普遍采用的人工气道吸引采集的下呼吸道分泌物标本常被上呼吸道定植菌污染而无法获得可靠的病原学检测依据，成人和儿童患者采用支气管肺泡灌洗液或防污染毛刷获取的较高质量的下呼吸道标本不适合新生儿患者使用。可参照第十一章医疗相关肺炎中呼吸机相关肺炎<1岁年龄组诊断标准。

五、新生儿医院获得性泌尿道感染

（一）发病机制

不同于成人及大龄儿童尿路感染，10%~40%新生儿尿路感染合并脓毒血症，接近2%患者合并化脓性脑膜炎，远期危害包括高血压、肾脏瘢痕形成、肾功能不全等。新生儿医院获得性泌尿道感染途径与病原学参照第十章医疗相关泌尿系统感染。新生儿医院获得性尿路感染常见风险因素包括早产儿；极低出生体重儿；超低出生体重儿；尿路畸形如膀胱输尿管反流、多囊肾、肾盂积水、输尿管积水、先天性膀胱憩室等；包皮过长；中重度支气管肺发育不良。治疗相关危险因素包括频繁插管导尿、留置导尿时间过长、臀部护理不及时、中央静脉置管时间过长、全静脉营养、机器通气、住院时间长等。

（二）诊断

1. **新生儿医院获得性泌尿道感染** 病例诊断要同时满足医院感染诊断标准及泌尿系统感染诊断标准。新生儿泌尿系统感染临床表现极不典型，常常以全身性表现为主，如发热或体温不升；精神萎靡或不安；拒奶、呕吐、腹泻等，当出现上述情况应排除泌尿系统感染，确诊依靠尿培养。由于新生儿的低渗尿和某些感染导致尿 pH 增高可使尿液中白细胞分解破坏，因此通过尿常规判断是否有尿路感染容易误诊。

新生儿留取合格尿细菌培养标本非常困难，集尿袋收集尿液做培养污染率高，临床通常采用插管导尿采集尿标本。当尿液培养细菌菌落计数≥10^5cfu/mL 可确诊，10^4~10^5cfu/mL 可疑，≤10^4cfu/mL 多为污染，但要排除抗菌药物治疗因素。

2. 新生儿导尿管相关泌尿道感染 诊断须同时满足尿路感染诊断及与导尿管相关性判断，与导尿管相关性判断参照第十章医疗相关泌尿系统感染。

六、新生儿医院获得性消化道感染

（一）发病机制

新生儿医院获得性消化道感染是指新生儿在住院期间获得由细菌、病毒、真菌引起的肠道炎症，严重者可继发血流感染。感染机制分为以下几种类型：①分娩时感染，母亲肠道定植或感染致病菌或病毒污染产道，胎儿出生时吞入后感染；②使用被污染器皿或奶具，或食用被污染奶制品、水等；③工作人员患有肠道感染或肠道有致病微生物定植，在诊疗护理过程中手卫生执行不规范导致新生儿感染；④抗菌药物使用，尤其是广谱抗菌药物的长期使用导致抗菌药物相关性腹泻。

感染常见致病菌包括沙门菌、5 种致腹泻性大肠埃希菌、弯曲菌、蜡样芽孢杆菌、李斯特菌、阪崎肠杆菌。常见肠道感染病毒包括轮状病毒、肠道腺病毒、诺如病毒、肠道病毒等。常见风险因素包括孕产妇阴道／肠道致病菌及病毒感染或定植、工作人员手卫生执行不规范、尿不湿等卫生用品废弃物处置不规范、母乳／奶制品采集／配制与储存不规范等、奶具消毒不规范、抗菌药物不合理使用等。

（二）诊断

病例诊断须满足医院感染病例诊断标准和消化道感染病例诊断标准，新生儿消化道感染诊断依据临床表现及病原学检测。临床表现因感染途径、病原体、疾病严重程度不同导致临床表现差异较大：①轻型病例临床上表现为一般消化道症状，腹泻每日数次至 10 次不等，可伴有低热、拒奶、呕吐、精神稍萎靡、轻度腹胀、不安、轻度脱水症状；②重型病例腹泻每日 10 次以上，全身症状重，脱水、酸中毒、电解质紊乱、末梢循环障碍等临床表现。实验室检查大便性状改变，细菌感染时白细胞增加，可见吞噬细胞。真菌感染时可见真菌菌丝及肠道菌群改变。病原体检查包括消化道致病菌、与肠道感染相关病毒检测，包括培养、分子检测、抗原及毒素（包括艰难梭菌毒素）检测。

七、新生儿医院获得性中枢神经系统感染

（一）发病机制

新生儿医院获得性中枢神经系统感染是指新生儿在出生过程中或住院期间由于细菌、病毒直接侵入或血流感染等全身性感染播散至中枢神经系统，引发脑膜炎症、脑室膜炎症、脑炎。其医院感染机制分为：①出生时感染，胎儿在出生时吸入或吞入母亲产道或肠道定植或感染的细菌、病毒引起；②医院获得性原发或继发细菌性血流感染、病毒血症、真菌血症播散至中枢神经系统；③直接感染，这部分感染主要见于脑室分流术引起的手术部位感染。新生儿医院获得性中枢神经系统感染常见病原体为 GBS、李斯特菌、大肠埃希菌、肺炎

克雷伯菌、凝固酶阴性葡萄球菌、铜绿假单胞菌、鲍曼不动杆菌、隐球菌、水痘带状疱疹病毒、肠道病毒、人免疫缺陷病毒（HIV）等。

常见风险因素包括：早产儿、极低出生体重儿、超低出生体重儿，产妇阴道／肠道致病菌感染或定植，引发其他部位医院获得性感染的风险因素，手术部位感染相关风险因素等。

（二）诊断

病例诊断须同时满足医院感染诊断和新生儿中枢神经系统感染诊断标准。新生儿中枢神经系统感染诊断分三个标准。

（1）标准一：使用公认的实验室方法在脑脊液（CSF）标本中检测到致病性病原体，或如果从 CSF 中检测出一种通常被认为非致病性的条件致病菌时，需要同时满足标准二的所有标准。

（2）标准二需要同时满足以下四项：①脑脊液细胞增多或病原体特异性 IgM 抗体阳性；②从无菌部位（脑脊液除外）检测到致病性病原体；③体温≥37.5℃或≤35.5℃；④满足以下至少一项：抽搐史；嗜睡或易怒；昏迷；呼吸暂停；囟门膨胀；颈部僵硬。

（3）标准三

1）需同时满足以下四项：① CSF 标本中细胞增多；②从正常的无菌部位标本中检测到微生物；③体温≥37.5℃或≤35.5℃；④满足以下至少三项：抽搐史；嗜睡或易怒；昏迷；呼吸暂停；囟门膨胀；颈部僵硬。

2）在未做腰椎穿刺或无法获得脑脊液标本时，需要同时满足以下两项：①体温≥37.5℃或≤35.5℃；②至少满足以下四项：抽搐史；嗜睡或易怒；昏迷；呼吸暂停；囟门膨胀；颈部僵硬。

八、新生儿其他类型医院获得性感染

新生儿其他类型医院获得性感染包括手术部位感染（SSI）、器械检查相关感染、皮肤黏膜感染等可参考相关章节内容。

第二节　新生儿医院感染预防与控制

一、新生儿医院感染监测

（一）新生儿医院感染病例综合监测

医院感染病例综合监测是制定精准化医院感染预防与控制措施的重要依据，相关概念参见第五章第一节医院感染监测概念与方法。

新生儿医院感染病例综合监测是针对新生儿患者个体进行如下四方面信息收集、诊断、判断与反馈：①患者基本信息监测，如住院号、姓名、性别、出生日期、入院日期时间、出院日期时间、入院诊断、出院诊断；②感染相关信息监测与诊断，如感染相关临床症状、体征、辅助检查、实验室检测等；③感染发生日期时间及场所信息监测与医院感染判断；④医院感染相关危险因素监测，如母亲孕晚期肠道与阴道 GBS 等筛查信息、分娩信息、出生体重分组（≤1 000g；＞1 000~1 500g；＞1 500~2 500g；＞2 500g）、胎龄、喂养方式、出生缺陷、危重症评分、侵袭性治疗与检查、手术、患者安置、抗菌药物及免疫抑制剂治疗等。

通过对新生儿患者医院感染病例综合监测，分析得出新生儿患者相关医院感染质量控制指标，如单位时间内新生儿患者医院感染例次发病率；新生儿患者按出生体重分组（≤1 000g；>1 000~1 500g；>1 500~2 500g；>2 500g）的千日医院感染例次发病率、中央血管导管使用率及其相关血流感染发病率、新生儿呼吸机使用率及呼吸机相关性肺炎发病率等医院感染监测质量控制指标。

（二）新生儿病房医院感染风险监测

新生儿病房医院感染风险监测是对新生儿病房潜在医院感染风险按不同风险种类进行连续时间及分组监测，监测内容至少包括以下几个方面：①患者因素，包括按不同出生体重患者分组的新入院人数、在院人数信息收集；按危重症评分分布进行监测；②治疗因素，如按侵袭性操作人数（使用中央血管置管、使用呼吸机）、手术人数、广谱抗菌药物使用人数、母乳喂养人数、全静脉营养治疗人数等分组监测；③感染控制措施执行因素，如床护比变化、手卫生依从性执行率变化、导管相关性医院感染预防措施执行率变化等。通过上述因素动态监测评估新生儿病房医院感染风险变化，及时进行针对性干预。

二、新生儿医院感染预防与控制

标准预防、重点环节预防、重点人群预防是医院感染预防的三个重要方面。标准预防措施如手卫生、个人防护用品正确使用、环境/诊疗器械的清洁与消毒、医用织物管理、安全注射、患者安置、呼吸道礼仪对预防与控制新生儿以接触传播为主的医院感染同样有效（参照第一章第六节标准预防）。新生儿重点环节及重点人群医院感染预防与控制相比成人及大龄儿童患者有其特殊性。

（一）新生儿重点环节医院感染预防与控制

1. 分娩相关医院感染预防与控制 在孕晚期开展孕妇阴道、肠道 GBS 主动筛查，对 GBS 感染或定植孕产妇在分娩前给予青霉素类或 β-内酰胺类抗菌药物预防性治疗可显著降低新生儿 GBS 医院感染发生率；另外避免损伤性分娩、减少宫内检查次数、减少或避免分娩时直肠指检可减少产道及宫内污染。

2. 母乳喂养相关医院感染预防与控制 母乳内含有母体免疫因子，母乳喂养已被用作提高新生儿免疫力、减少肠道致病菌定植与感染的治疗措施，有条件的新生儿病房通过建立母乳库使更多新生儿获得母乳喂养的机会。最新研究显示严重呼吸窘迫综合征-冠状病毒-2 型阳性母亲在感染后 2 个月内其母乳中可持续检测到此型病毒棘突蛋白受体结合域（RBD）特异性乳免疫球蛋白 A（IgA），研究结果支持通过有效的接触隔离和飞沫及气溶胶隔离措施，已感染的母亲仍可以继续母乳喂养。

母乳喂养相关医院感染是指喂养的母乳被病原体污染导致新生儿发生感染。母乳病原体污染常见以下途径：①母乳提供者患有乳腺炎导致致病菌直接污染母乳；②母乳提供者皮肤尤其是乳腺周围皮肤患有化脓性感染、单纯疱疹病毒感染及水痘带状疱疹病毒感染，在采集母乳时手卫生及局部消毒执行不当导致母乳时污染；③母乳提供者患有巨细胞病毒、乙型肝炎病毒、丙型肝炎病毒、人类免疫缺陷病毒（HIV）、西尼罗病毒感染时，在其母乳中可检出上述病毒；④母乳在医院储存不当被细菌污染。

母乳相关医院感染预防包括严格母乳提供者筛选，如对母乳捐献者进行乙型及丙型肝炎病毒、梅毒螺旋体、HIV 病毒、巨细胞病毒等筛查；对捐献者提供母乳采集、储存及运送全流程安全管理；对捐献的母乳进行 62.5℃，30 分钟常规加热消杀；对母乳进行常规细菌监测等综合措施降低母乳喂养医院感染风险。母亲向自己的婴儿提供乳汁不需要常规处理。

3. 干预传播途径的预防与控制 包括气溶胶、飞沫、接触传播病原体预防，在执行标准预防的基础上，通过对病原体开展快速主动筛查、按传播途径及时进行相应隔离，对易感人群采取药物、疫苗等预防措施可有效降低医院感染风险（参照第三章隔离与职业防护）。

4. 导管相关等医院感染预防与控制 中央血管置管相关血流感染预防措施同样适用于新生儿患者（参照第八章第二节医院获得性血流感染的预防与控制），不同于成人及大龄儿童患者，新生儿患者中央血管置管前的皮肤消毒采用碘消毒剂消毒。有研究表明用于成人呼吸机相关肺炎综合预防措施对新生儿患者同样有效，其中口腔护理是预防儿童呼吸机相关肺炎的最主要措施。手术切口医院感染预防参照第十一章第二节医疗相关肺炎的预防与控制、第九章第二节手术部位感染的预防与控制。

（二）新生儿重点人群的医院感染预防与控制

早产儿和极低、超低出生体重儿、危重儿是医院感染高发人群，针对这部分新生儿群体的医院感染预防，在遵循标准预防及重点环节预防基础上采取如下综合预防与控制措施：①采取保护性隔离；②加强基础护理措施（增加臀部及口腔护理频次、擦浴）；③针对性治疗，如原发病治疗、提高免疫力及促进器官功能成熟等治疗；④减少有创操作；⑤母乳喂养；⑥肠内营养时机评估等。

除上述预防措施外，提高新生儿医务工作者的诊疗和护理专业能力；科学合理使用抗菌药物；探索降低医院感染风险的新技术；科学合理配置新生儿医疗资源都将对新生儿医院感染预防产生重要影响。

（王传清）

思考题

1. 新生儿患者医院感染定义与成人患者相比有哪些不同点？
2. 新生儿患者医院内血流感染的危险因素及主要防控要点有哪些？
3. 新生儿患者医院内尿路感染诊断、危险因素及主要防控要点有哪些？

第十四章　老年患者医院感染

当前,世界人口老龄化进程正在加速,世界卫生组织(WHO)数据显示,2014 年全世界 60 岁及以上人群有 8.41 亿,预计到 2050 年将达到 20 亿。目前,中国已经成为世界上老年人口最多的国家,也是人口老龄化发展速度最快的国家之一。我国老龄化的主要特征是增速快、规模大,而且老龄化的速度还在加快,我国自 2000 年步入老龄化社会以来的 20 年间,老年人口比例增长了 8.4 个百分点,其中,从 2010 年到 2020 年的 10 年间升高了 5.4 个百分点。

随着人口老龄化的加剧,老年患者在医院住院患者中的占比也随之增加,老年患者的疾病负担问题已成为广泛关注的社会问题。相关研究显示,老年患者发生医院感染,不仅会进一步加重疾病负担,也会明显增加死亡率。因此,深入研究老年患者医院感染的特点,积极防控老年患者的医院感染,是当前医院感染管理领域研究的重点之一。

第一节　老年患者医院感染的特点

老年人的机体免疫功能衰退,多合并基础疾病,常处于多病共存的状态,生活自理能力较差,因此患病入院后发生医院感染的可能性较高,这也为老年住院患者医院感染的防控带来了挑战。医院感染的发生对于原发病治疗的预后也有明显的影响,也与患者的生活质量息息相关。2022 年,第八次全国人口普查显示,我国大陆地区 60 岁及以上的老年人口总量为 2.80 亿人,已占到总人口的 19.8%。据报道,2010 年,我国住院患者累计超过 3 600 万,其中 60 岁以上老年住院患者比例高达 30.5%。随着人口老龄化的加剧,老年患者在住院患者中的占比也随之增加。

一、老年患者发生医院感染的危险因素

1. **多病共存**　随着年龄的增长,老年患者机体各个器官功能处于衰退状态,免疫功能减弱。老年住院患者多合并基础疾病,以患有高血压、糖尿病等慢性非传染性基础疾病为主,常处于多病共存的状态。2013 年,中国有近 50%(约 1 亿)的老年人患有多种慢性基础疾病,其中包括脑卒中、恶性肿瘤、呼吸系统疾病、糖尿病等。研究显示,多种慢性基础疾病对个体功能、生活质量和死亡风险的影响大于上述疾病的单个效应之和。

2. **存在营养风险**　营养摄入不足会导致患者体重下降、机体免疫力低下,进而对入侵的外界病原微生物的防御清除功能降低,使医院感染发生的风险增加。临床上老年患者营养不良较为常见,多由进食不足或因器质性疾病引起的能量和蛋白质摄入不足而导致。国内外多项研究表明,血清白蛋白水平是老年患者感染的独立危险因素,低蛋白血症可损害

机体免疫反应，使老年患者更容易发生医院感染。有研究显示住院老年人营养不良患病率为11.1%，存在营养风险患病率高达46.7%，而且随着年龄的增长，营养不良患病率显著增加。另有研究显示，按照营养不良风险筛查评分简表（NRS）评分将老年患者分为营养良好组（NRS评分<3分）及存在营养风险组（NRS评分≥3分），观察并比较营养状况测量指标及医院感染情况。结果显示，老年住院患者伴有营养风险的医院感染发病率为10.22%，显著高于营养状况良好组的医院感染发病率（3.5%）。

3. **侵入性诊疗操作**　侵入性操作破坏皮肤黏膜屏障和机体的防御功能，增加了细菌定植和入侵的机会，老年患者由于病情较重，采用呼吸机、中心静脉置管、留置导尿等侵入性辅助诊疗操作较多，增加了老年患者发生医院感染的风险。

4. **抗菌药物使用**　老年患者多数患有基础疾病，易发生感染性疾病，抗菌药物的使用率较高，且剂量大、疗程长，易导致机体内菌群失调而发生医院感染。

5. **抑制中枢神经系统药物使用**　老年患者常因存在睡眠障碍、焦虑等症状而使用抑制中枢神经系统的药物，虽可短时间内改善睡眠或焦虑等症状，但患者中枢神经系统受到抑制，吞咽和咳嗽反射减弱，容易发生误吸而发生肺炎。Herzig等的大型队列研究显示，使用抗精神药物的住院患者发生医院获得性肺炎的风险是未使用者的1.5倍。

6. **住院时间长**　老年患者常因病情危重导致住院时间延长，调查发现，住院时间≥20天的老年患者医院感染发病率（24.2%）高于住院时间<20天的老年患者（11.3%）。老年患者医院感染的高发时间段为住院时间≥15天，此阶段医院感染发病率为13.43%，提示临床医务人员应尽量将老年患者住院时间缩短至15天以内。

二、老年患者医院感染的特点

研究显示，老年患者医院感染的发病率为2.16%~16.34%，均高于同期相应医院总的医院感染发病率。老年患者的医院感染发生率与年龄增长存在正相关性，其中60~69岁患者医院感染发病率为5.12%，90岁以上患者的医院感染发病率高达23.1%。

1. **常见感染部位**　老年患者医院感染以肺炎为首位，其次是泌尿道感染、抗菌药物相关性腹泻。

（1）肺炎：研究数据显示，57%的医院获得性肺炎发生在65岁以上住院患者中，且老年患者肺炎发生率是年轻患者的4倍，其中65~69岁患者的发病率为1.82%，90岁以上患者的发病率为5.99%。美国相关数据显示，2003年老年住院患者的肺炎病死率（30.3%）是年轻患者的3倍。Ali等一项回顾性研究结果表明，老年患者呼吸机相关肺炎的病死率（46.4%）高于非老年患者。

（2）泌尿道感染：老年患者发生导尿管相关泌尿道感染在老年人感染中仅次于肺炎，居第二位（占15.5%）。美国的一项研究统计，泌尿道感染约占所有医院感染总数的40%，其中80%是由于导尿管留置引起的。老年患者卧床、留置导尿管和应用抗菌药物可能是引发医院感染的危险因素。在留置尿管后很容易出现菌尿，留置导尿管后2~10天内菌尿发生率约26%，其中1/4进一步导致导尿管相关泌尿道感染。并且更为严重的是，老年导尿管相关泌尿道感染治疗不当会导致死亡，其病死率约6.2%。

（3）抗菌药物相关性腹泻：抗菌药物相关性腹泻是抗菌药物使用过程中不可忽视的重要问题。研究表明，老年患者抗菌药物相关性腹泻患病率可高达40%~86.84%。可能是老年患者基础疾病较多，免疫力下降，消化道分泌减少，肠蠕动功能减弱，抗菌药物使用后更易造成肠道菌群平衡破坏,导致致病菌及条件致病菌过度增生而引发。

2. 常见病原菌 全国细菌耐药监测网 2014~2019 年数据显示,65 岁及以上老年患者临床分离细菌以革兰氏阴性菌为主,革兰氏阳性菌和革兰氏阴性菌占比维持在 1:4 左右。革兰氏阳性菌中金黄色葡萄球菌占 5.9%~6.3%,屎肠球菌占 3.1%~4.0%,粪球菌占 2.8%~2.9%。革兰氏阴性菌中居前四位的是大肠埃希菌、肺炎克雷伯菌、铜绿假单胞菌、鲍曼不动杆菌。临床重要耐药菌 MRSA 和耐万古霉素肠球菌分离率持续下降,而耐碳青霉烯类肺炎克雷伯菌分离率持续上升。老年患者医院感染的病原菌仍以革兰氏阴性菌为主,占 44.65%~63.38%,其次为真菌、革兰氏阳性菌。真菌比例高达 14.65%~30%。

3. 预后 研究显示,老年患者发生医院感染后的死亡率为 14.88%,较非院感病例的 1.19% 明显升高。

4. 疾病负担 研究显示,医院感染显著增加老年患者的疾病负担。老年医院感染病例平均住院日为 21.53 天,显著高于非医院感染病例组平均住院日 8.72 天;医院感染病例例均住院费用为 8.20 万,同样显著高于非院感病例组例均费用 2.7 万元。

第二节 老年患者医院感染的预防与控制

一、针对危险因素开展有效的预防措施

1. 积极治疗原发基础疾病,提高患者免疫力 做好老年人慢性病的一级预防和二级预防,加强老年常见病知识的宣传和普及,鼓励老年人适当运动,保证老年人身心健康,从而提高抵御病菌的能力。积极鼓励老年人接种肺炎疫苗和流感疫苗。接种肺炎疫苗可以有效应对老年患者肺炎链球菌耐药性,接种流感疫苗可以有效地预防流感,降低流感相关疾病的发病率,获得较高的成本效益。

临床医务人员应针对老年患者疾病的特点给予具体治疗,营养缺乏者积极补充营养,免疫力低下者适当应用免疫调节剂,提高老年患者机体抵抗力。卧床患者应定时翻身拍背,并指导老年患者有效咳嗽、咳痰,从而预防呼吸道感染。高龄老年患者容易发生吞咽困难、误吸、严重营养不良、反复肺部感染等情况,可以根据患者具体情况选择经鼻腔留置肠内营养导管的方式提供营养支持,从而减少胃部和口咽细菌的定植,降低医院感染发病率。

2. 尽量缩短患者住院时间,降低交叉感染的发生 医院是各种病原菌的集聚地,尤其是多重耐药菌株的集聚地,尽可能缩短老年患者的住院时间,控制医院感染的传播。老年患者入院后应及时安排检查,积极进行治疗,在病情允许的情况下,可设家庭病床或定期门诊复查,也可转到社区等医疗机构进行康复治疗。

3. 严格遵守无菌技术操作规程 严格掌握有创检查和侵入性操作的适应证,减少不必要的侵入性操作,尽可能缩短各种导管留置时间。在患者进行机械通气治疗的过程中,应加强无菌观念,避免交叉感染,并加强翻身拍背,促进痰液引流。对于免疫力低下的老年患者来说,微创手术的术后医院感染发病率低于传统手术。故根据病情需要手术的患者,应尽量选择手术创伤小的手术方式,如介入手术、微创手术等。

4. 加强抗菌药物使用的管理 抗菌药物的合理使用是预防和控制医院感染的措施之一。建立健全医院抗菌药物管理制度,加大抗菌药物使用的监管力度。加强对医务人员合理使用抗菌药物的培训,严格掌握抗菌药物的使用指征,对可疑感染的患者应积极获取病

原菌结果,针对病原菌药敏试验的结果合理选用抗菌药物。禁止滥用抗菌药物、频繁换药及不合理的联合用药,避免过多的预防性用药,防止耐药菌的产生。合理使用抗菌药物,是预防控制医院感染抗菌药物相关性腹泻的关键,与此同时,还应注意采取维持肠道正常菌群的措施。

二、切实执行医院感染控制措施

面对人口老龄化加剧、老年住院患者占比增加的趋势,医疗机构应当建立健全医院感染管理组织,及时制定和修订相关制度,加强培训,不断提高医务人员防控医院感染的知识和技能水平。在落实感染控制分级管理、监测及报告管理、标准预防、多重耐药菌感染预防、侵入性器械/操作措施相关感染控制等基础制度的基础上,做好老年患者的医院感染风险评估,切实落实感染控制措施,切实为提高医疗质量提供保障。

1. **建立健全医院感染管理组织,及时制定和修订相关制度**　建立健全医院感染管理组织是防控医院感染的前提,病区应成立医院感染管理小组,成员包括科主任、护士长、兼职感染控制医生、兼职感染控制护士。依照相关法律法规、行业标准相关的要求,建立健全医院感染控制规章制度并及时更新。

2. **强化管理,落实感染控制基本制度**　医院感染管理应体现在对人员、环境、医用物品、医疗废物的管理以及消毒隔离措施的执行等各个方面。要针对老年患者的特点,关注诊疗的全要素、全环节,要完善和细化操作规程,注重感染控制基本制度的落实。

3. **加强培训,不断提高医务人员防控医院感染的知识和技能水平**　提升各类人员防控医院感染的理念,是落实各项医院感染控制措施、实现有效的医院感染控制的前提条件。各医疗机构可根据诊疗工作特点,开展专项培训和人员分层培训。专项培训包括手卫生、抗菌药物合理使用、加强耐药菌监测、标准预防、职业防护等;人员分层培训包括医师的培训、护理人员的培训、护工的培训以及患者及家属的培训。

4. **加强重点环节的管理**　加强各种手术、内镜、插管、注射等侵入性诊疗过程的监管,降低相关感染风险。

5. **对患者及家属进行预防感染知识宣教**　可利用查房、定期召开座谈会、线上科普宣传等多种形式,介绍有关预防医院感染的知识,提升患者、家属、老年人照护者对医院感染的危害性及预防方法的认知程度,主动配合诊疗工作,减少医院感染。

三、研究与展望

当前,我国已步入老龄化社会,对老年患者医院感染的监测和控制需要及时更新理念和技术,应该加强对医务人员的培训,做好老年慢性病的一级预防和二级预防,重视医院感染的监测与预防控制。在临床实践中,增强医务人员的无菌操作观念,缩短患者住院时间,积极治疗原发基础疾病,掌握各项侵入性操作的适应证,加强抗菌药物使用的管理,做到最大限度地降低老年患者医院感染的发生,提高老年患者的生存质量和生活质量。

有研究者通过对老年患者临床资料进行分析,筛选了医院获得性肺炎(HAP)、中央导管相关血流感染(CRBSI)、导尿管相关泌尿道感染(CAUTI)的危险因素,初步构建了风险预测评分模型;经验证,均具有良好的判别效度与应用价值,可为医务人员早期识别高危人群,有效预防与控制老年患者医院感染提供依据。冯月静等采用BP-人工神经网络(back propagation artificial neural network)的方法针对整体老年手术患者构建医院感染预测模型。

结果认为,BP 神经网络模型对老年手术患者医院感染有良好的预测效果,预测准确度、灵敏度和模型拟合优度均高于传统 Logistic 预测模型。但目前针对老年个体发生医院感染的预测模型还较少,如何在老年住院患者未发生医院感染之前进行可靠的预测预警,并根据危险因素开发灵敏度高、特异度好的床旁评分工具,对住院老年患者医院感染发生风险进行实时预测将是我们下一步关注和研究的重点。

随着生物科技的不断突破和远程医疗的发展,以及养老方式的转变,未来很多的医疗操作都会发生在家里、发生在养老院,在这些诊疗操作过程中,医院感染控制措施的落实,也是减少感染、提高老年患者生活质量的保障,而对健康照护者开展医院感染预防与控制的相关培训至关重要。

（王力红）

思考题

1. 老年患者医院感染的特点有哪些?
2. 老年患者医院感染的危险因素有哪些?
3. 预防老年患者发生医院感染的措施有哪些?

第十五章　血液透析相关感染

近 50 年来,终末期肾病患者的数量显著增加,血液透析是治疗急、慢性肾衰竭和药物、毒物中毒的最有效措施之一。随着透析技术的广泛应用,接受透析治疗的患者也不断增多。肾病患者由于免疫系统异常及其他并发症而易受感染。血液透析诊疗操作较为复杂,通常多个患者在血液透析室中同时接受侵入性的透析治疗,患者和透析室的工作人员直接或间接频繁接触被血液污染的设施、设备、用品(包括药物)、环境表面或医务人员的手,存在感染性病原体反复传播的机会,血液透析相关感染已成为世界性的严重问题。加强血液透析相关感染的预防与控制,对于提高患者生存率及生活质量、降低医疗费用、缩短住院时间、保障医务人员的健康与安全均有重要意义。

第一节　血液透析相关感染概念与病因学

一、血液透析相关感染的概念

(一)血液透析相关感染

血液透析相关感染(hemodialysis-associated infections,HDAI)是患者在血液透析过程中或者血液透析后发生的感染。

1. **透析(dialysis)**　是通过小分子经过半透膜扩散到水(或缓冲液)的原理,将小分子与生物大分子分开的一种分离纯化技术。

2. **透析疗法**　是使体液内的成分(溶质或水分)通过半透膜排出体外的治疗方法,一般可分为血液透析和腹膜透析两种。

(二)血液透析

血液透析(hemodialysis,HD)简称血透,是指使用血液透析机及其相应配件,利用半透膜原理,利用血液透析器的弥散、对流、吸附和超滤原理,将体内各种有害以及多余的代谢废物和过多的电解质移出体外,达到净化血液、纠正水电解质及酸碱平衡的目的。

1. **血液透析系统**　一般由供水系统、水与透析液的混合浓缩系统和通过人造肾脏(通常称为人工肾或透析器)输送透析液的机器(血液透析机)组成。透析器是完成透析的场所,它连接到患者的血液循环系统,血液通过透析器输送,作为体外循环的部分,通过透析膜的扩散和对流方式从患者的血液中排出废物。透析用水是自来水经过过滤、软化、活性炭吸附、去离子、反渗及紫外线消毒后的水。透析用水的质量直接影响透析效果。

2. **血液透析室或血液透析中心**　是对慢性或急性肾衰竭、免疫性疾病和中毒等疾病的患者进行血液净化治疗的场所。本章将医疗机构内的血液透析室或血液透析(净化)中心以及提供血液透析服务的第三方社会办血液透析中心统称为"血液透析室",或简称为"血透室"。

二、病原体及其流行病学

HDAI 按病原体类型主要划分为细菌感染（包括结核感染）和病毒感染，按病原体来源可分为外源性感染和内源性感染。

（一）细菌感染

血液透析相关的细菌感染按其感染部位划分主要有血管通路感染和其他细菌感染两类。细菌导致的外源性 HDAI 一般来源于受污染的透析液或设备，多重耐药菌感染问题日益引起重视。内源性的细菌性 HDAI 则由侵入或存在于患者体内的细菌引起。

1. **血管通路感染**　血液透析的血管通路包括临时性血管通路（如血液透析导管）和永久性血管通路（如动静脉瘘），目前认为，自体动静脉瘘管是循环最好、并发症最少的永久性血管通路。血管通路感染常见于临时性血管通路。血管通路感染主要包括穿刺部位感染、隧道感染和导管相关性血流感染，金黄色葡萄球菌（32%~53%）和凝固酶阴性葡萄球菌（20%~32%）是血流感染和血管通路感染最常见的病原体，常来源于患者皮肤的细菌定居在导管外部或与导管直接接触（如医务人员的接触污染）。由于透析用水中存在的革兰氏阴性菌（10%~18%）或分枝杆菌导致导管内表面污染，也可导致血管导管相关血流感染。此外，其他革兰氏阳性球菌和肠道杆菌（0%~12%）以及真菌（<1%）也可导致血管通路感染。

2. **其他细菌感染**　美国 1999~2001 年 109 家血透中心报告的数据中，导管相关感染占 3.2%（包括有菌血症和无菌血症），血管通路相关菌血症为 1.8%，与血管通路无关的伤口感染率为 1.3%，肺部感染为 0.8%，尿路感染为 0.3%。在一项对法国 27 个血液透析中心的研究中，230 例血液透析感染患者中有 28% 累及血管通路，25% 累及肺，23% 累及尿路，9% 累及皮肤和软组织，15% 累及其他或未知部位。皮肤感染病原体常见于皮肤常居菌，呼吸道感染细菌中既有常见致病菌也可见条件致病菌，泌尿系统感染的病原体多来源于肠道与会阴部，消化道感染病原体多与肠道菌群相关。此外，在发展中国家血透患者结核感染率高。

（二）病毒感染

血透患者免疫功能低下，营养不良，易通过输血及血制品、血透中心的环境污染、注射器（采血或注射）、自身破损皮肤及黏膜接触感染经血传播疾病。乙型、丙型、丁型肝炎等肝炎病毒及 HIV 主要通过血液、体液传播，含有血液成分的分泌物或排泄物，如透析液、滤出液、血浆、腹水、唾液等均可成为病毒性肝炎的传播途径。在已报道的血液透析室发生的诸多感染暴发事件中经血传播的病毒感染，如乙肝、丙肝等肝炎病毒以及获得性免疫缺陷病毒（HIV）感染最为常见。

三、易感因素

血液透析相关感染的发生与宿主、病原体及诊疗过程相关。

（一）患者因素

1. 接受血透治疗的患者由于严重的原发性疾病（一般为肾衰竭）或合并其他基础性疾病（如慢性阻塞性肺疾病、高血压、糖尿病以及心力衰竭等）、免疫力低下、重度贫血或营养不良以及使用免疫抑制剂或广谱抗菌药物，使得对病原体的易感性增加。

2. 高龄（≥75 岁）和肥胖、行走不便或活动能力下降是 HDAI 的易感因素。

3. 透析间期患者自我保护不当,患者、亲属或陪护不遵守导管护理规范也是感染的危险因素。

（二）病原体因素

1. 微生物的数量、类型和毒力不同,对患者感染的威胁程度不一,但由于透析患者免疫功能的普遍低下,除了易受致病性病原体感染外,条件致病菌感染亦较为常见。

2. 透析治疗过程是透析液和血液交换的过程,而部分微生物（如革兰氏阴性菌、分枝杆菌和真菌的某些类型）适宜在水中存活,易发生细菌分解释放内毒素引起宿主发热或在一定条件下繁殖并释放入血导致宿主菌血症。

3. 侵入性导管易形成生物被膜,使得病原体对消毒剂和抗菌药物的抵抗力增加,从而增大发生 HDAI 的可能性。

（三）诊疗因素

1. 穿刺等侵入性操作、导管护理过程等消毒不到位或操作污染均可造成 HDAI。

2. 透析龄长和导管留置时长是 HDAI 发生的主要危险因素之一。

第二节　血液透析相关感染的预防与控制

自 20 世纪 70 年代末以来,随着接受透析治疗的患者不断增多,我国的血液净化事业（特别是维持性血液透析治疗）蓬勃发展,为了方便肾病患者就近接受血透治疗,我国在全国范围内布局县级综合医院广泛开展血液透析治疗。2016 年国家卫生计生委印发了《血液透析中心基本标准（试行）》和《血液透析中心管理规范（试行）》,第三方血液透析中心纷纷建立并开展血透治疗。由于血液透析室是感染高发场所,医院感染暴发事件时有发生,严重威胁透析患者和医务人员的健康,因此,加强血液透析室的管理,采取有力措施预防与控制 HDAI,是每个医院管理者和医务人员必须履行的职责。

一、血液透析室医院感染监测

HDAI 可通过血管通路部位,经血液以及透析液、透析机和透析器的污染导致,也可以通过污染的环境以及医务人员的手感染。血液透析系统（包括透析机、透析水、透析器等）的监测是预防和控制 HDAI 的重要一环,同时也应加强对透析患者、环境以及医务人员手的监测。

（一）血液透析系统监测

每年每台透析机应至少进行 1 次透析液的细菌和内毒素检测。如有储水装置,也应进行细菌和内毒素的监测。本章所推荐监测要求及指标引自国家卫生健康委员会印发的《血液净化标准操作规程（2021 版）》（国卫办医函〔2021〕552 号）,其他国家监测标准稍有差异。

1. **细菌检测**　每月 1 次对透析用水和透析液进行细菌检测,细菌数应≤100cfu/mL。当细菌数>50cfu/mL 时应进行干预。透析用水的采样部位为反渗水供水管路的末端,透析液监测采样时应在透析液进入透析器的位置收集标本。透析用水和透析液培养方法参照《血液透析及相关治疗用水》（YY 0572—2015）标准规范执行。

2. **内毒素检测**　透析用水内毒素监测应每 3 个月 1 次,采样部位为反渗水供水管路的末端,应≤0.25EU/mL,透析液内毒素应≤0.5EU/mL;超过最大允许水平的 50% 应进行干预。应使用鲎试剂法或其他确认能提供相同结果的检测方法测定内毒素。

3. 透析用水的细菌或内毒素水平达到干预指标,应对水处理系统进行消毒;透析用水的细菌或内毒素合格,而透析液的细菌或内毒素水平超标,应对所有同型号透析机进行透析液细菌和内毒素检测,并校验透析机消毒程序。对于不符合或达到干预标准的水处理系统和/或透析机,必须重新消毒且符合标准后方可使用。

（二）透析室空气及物体表面监测

每月应对透析室的空气及物体（包括透析机）表面进行病原微生物的抽样培养。空气监测的细菌菌落总数应≤4cfu/（5min·9cm 直径平皿），物体表面监测的平均细菌菌落总数应≤10cfu/cm²,登记并保留原始资料。

（三）透析患者的监测

1. 首次开始血液透析、由其他血液透析室转入或近期接受血液制品治疗的患者,即使血源性传染疾病标志物检测阴性,至少 3 个月内应重复检测传染病标志物。

2. 长期透析的患者应每 6 个月检查 1 次乙型肝炎病毒、丙型肝炎病毒、梅毒螺旋体及人类免疫缺陷病毒标志物,保留原始记录并登记。

3. 存在不能解释的肝脏转氨酶异常升高血液透析患者,应进行 HBV-DNA 和 HCV-RNA 定量检测。

4. 血液透析室出现乙型肝炎病毒标志物（HBsAg 或 HBV-DNA）或丙型肝炎病毒标志物（HCV 抗体或 HCV-RNA）阳转的患者,应立即对密切接触者（使用同一台血液透析机或相邻透析单元的患者）进行乙型肝炎病毒或丙型肝炎病毒标志物（抗原和/或抗体）检测,包括 HBV-DNA 和 HCV-RNA 检测;检测阴性的患者应 3 个月内重复检测。

5. 建议乙型肝炎病毒易感（HBsAb 阴性）患者接种乙型肝炎病毒疫苗。丙型肝炎患者进行药物治疗。

（四）医务人员的监测

1. **手卫生监测** 每月应对医务人员手进行病原微生物的抽样培养,医务人员卫生手消毒后表面细菌菌落总数应≤10cfu/cm²。建议定期进行医务人员诊疗过程手卫生依从性和正确性的监测。

2. **健康监测** 建立工作人员健康档案,定期（原则上至少 1 次 /a）进行健康体检以及乙型肝炎病毒、丙型肝炎病毒、梅毒螺旋体和人类免疫缺陷病毒标志物检测,并管理保存体检资料。建议乙型肝炎病毒易感（HBsAb 阴性）的工作人员注射乙型肝炎病毒疫苗。

二、血液透析室的管理

血液净化诊疗过程感染风险高,危害大,血液透析室的管理是医疗机构感染控制管理的重点和难点。为有效降低 HDAI,多个国家发布了血液透析室管理规范、血液净化操作指南以及感染控制专家共识。我国国家卫生行政部门先后颁布了多项血液透析室管理相关的规范和标准,其中包括《血液透析器复用操作规范（2005）》《医疗机构血液透析室基本标准（试行）》《血液净化标准操作规程（2010 版）》《血液透析中心基本标准和管理规范（试行）》《丙型肝炎病毒（HCV-RNA）检测结果转阴患者血液透析管理方案》《血液透析中心管理规范（2020 年版）》《血液透析及相关治疗用水》《血液透析及相关治疗用浓缩物》以及《血液净化标准操作规程（2021 年版）》等,国内血液透析室管理的规范化水平得以迅速提高,近 20 年来全国 HDAI 的发生率显著下降。

（一）血液透析室建筑布局

1. 血液透析室的结构和布局应遵循环境卫生学和感染控制的原则,做到布局合理、分区明确、标识清楚、功能流程合理,满足工作需要;区域划分应符合医疗机构相关感染控制要求。清洁区包括治疗准备室、水处理间、清洁库房、配液间、复用后透析器储存及医护人员办公室和生活区;潜在污染区包括透析治疗室、专用手术/操作室、接诊室/区及患者更衣室;污染区包括透析器复用间、污物处理室及洁具间。

2. 透析治疗室应具备通风设施和/或空气消毒装置,光线充足、通风良好,达到《医院消毒卫生标准》(GB 15982—2012)的Ⅲ类环境。每个血透床/椅间距不小于1m,每个透析单元面积宜不少于32m²。

3. 接受乙肝、丙肝、梅毒及HIV等血源性传染疾病患者的血透室应设置隔离透析治疗室/区。

（二）环境与物品管理

1. 每班次透析结束后,透析治疗室/区应通风,并进行有效的空气净化/消毒。应参照《医疗机构环境表面清洁与消毒管理规范》对透析单元内的物品(包括透析机)表面及地面进行清洁消毒。患者使用的床上用品应当一人一用一更换。

2. 乙肝、丙肝、梅毒及HIV等血源性传染疾病患者应专机进行血液透析,配备专用的透析操作用品车,区域内专用的设备和物品如病历、血压计、听诊器、治疗车、机器等应有明确标识。

（三）血液透析系统管理

1. **水处理系统**　按照厂家要求和根据水质监测结果维护保养水处理设备,做好记录。宜采用直接供水模式。若必须采用间接供水模式应达到《血液透析和相关治疗用水处理设备技术要求》的相关要求。

2. **透析机**　每台透析机均应建立独立的维护档案,每次透析结束后应按照使用说明书的要求对透析机内部管路进行消毒。采用中心供液自动透析系统、无内部管路的透析机,可自动冲洗后开始下次透析,无须进行机器内部管路消毒。

3. **血液透析器/滤器复用**　经国家药品监督管理局批准的可复用透析器/滤器可重复使用,遵照《血液透析器复用操作规范》进行操作和管理。合并病毒性肝炎、梅毒及艾滋病等传染病患者不得复用透析器。随着血透管理的日益规范,目前国内已少有机构复用血液透析器。

4. **透析液配制容器**　每次使用前用透析用水将容器内外冲洗干净并标明日期,使用时间不应超过24小时。每周至少消毒2次。

5. 使用自体动静脉内瘘、移植物血管内瘘或动静脉管路等进行血透治疗的全过程均应遵循《血液净化标准操作规程》,落实血管导管相关血流感染的预防与控制措施。

（四）工作人员管理

1. **管理制度与人员培训**

（1）血液透析室应依据相关国家法律、法规及文件,结合医疗机构的具体情况,建立健全岗位职责、技术操作规范、消毒隔离、质量管理、监测、设备管理及操作规程、职业安全防护等管理制度和突发事件的应急预案。

（2）应建立血透室医务人员继续教育制度,每年至少组织1次血透室全体工作人员的岗位培训与考核,重点监督血流相关感染控制措施的落实。

2. 健康管理与职业安全防护

（1）建立工作人员健康档案，定期（原则上至少 1 次 /a）进行健康体检以及乙肝、丙肝、梅毒和 HIV 标志物检测，并管理保存体检资料。建议乙型肝炎病毒易感（HBsAb 阴性）的工作人员注射乙型肝炎病毒疫苗。美国免疫实践咨询委员会规定，血透工作人员应接种流感疫苗。

（2）医护人员在执行可能暴露于血液、体液（如血管穿刺及血管通路连接与断开等）的操作时，应遵循标准预防原则，合理选择和使用个人防护装备。

（3）传染病隔离透析治疗室护理人员应相对固定。处置传染病患者时，应在基于标准预防的基础上根据传播途径采取额外的隔离措施，并选择不同防护级别的个人防护装备。

（4）工作人员感染性职业暴露应遵循《血源性病原体职业接触防护导则》的要求处理。

3. 工作人员手卫生管理

（1）血液透析室的每个分隔透析治疗区域均应配置手卫生设施。每 4~6 个透析单元应配备一套手卫生设施（非手触式水龙头开关），并配备适量的速干手消毒剂。少于 4 个透析单元的隔离区也应配备手卫生设施。

（2）工作人员应严格遵守《医务人员手卫生规范》。

（3）戴手套的时机：①戴清洁手套的时机包括：接触透析单元内可能被污染的物体表面，注射药物、抽血、处理标本、处理插管及通路部位、处理或清洗透析机等操作以及处理医疗废物等；②进行深静脉插管、拔管和连接血管通路以及移植物内瘘穿刺时应戴无菌手套。

（五）患者管理

1. 建立患者病历档案，按照国家相关要求对透析患者进行全过程的分类管理和定期监测。建议 HBV 易感患者及时接种乙肝疫苗。

2. HIV 阳性或确诊传染梅毒的患者建议到指定医疗机构接受透析治疗或进行居家透析治疗。

3. 我国血透患者合并肺结核的问题日益引起关注。美国 CDC 建议所有血透患者应在开始血透时至少进行一次结核感染标志物检测。合并活动性肺结核的患者建议在呼吸道隔离病房或到指定医疗机构接受透析治疗。

4. 美国免疫实践咨询委员会规定，慢性肾衰竭患者应接种肺炎球菌多糖疫苗。血透工作人员应接种流感疫苗。

5. 呼吸道传染病（如 SARS、新型冠状病毒感染等）疫情期间，透析前应按照政策要求预分诊，检测患者体温并进行相关呼吸道传染病筛查。可疑和确诊患者应到指定医疗机构接受透析治疗。

6. 合并经空气传播疾病的患者进入透析室，应进行卫生宣教，佩戴一次性医用外科口罩。

（六）传染病报告与感染暴发处置

1. 传染病患者的报告按照《传染病防治法》及其配套文件的要求报告。

2. 发生与血液透析相关的医院感染暴发时，应根据《医院感染管理办法》及《医院感染暴发控制指南》的相关规定进行处置。

（鲜于舒铭）

思考题

1. 为何接受血液透析治疗的患者易发生感染?

2. 为何血液透析室较其他临床、医技科室更易发生医院感染暴发?

3. 我们可以采取哪些措施降低血透相关感染?

第十六章 介入诊疗相关感染

介入放射学(interventional radiology)由 Margulis 于 1967 年首次提出,是一门将影像设备与诊断治疗相结合的新兴学科,介入放射学具有微创性、定位准确、疗效高、可重复性强和并发症发生率低等优点而被广泛应用。目前,介入放射学已成为继内、外科之后的第三大临床学科,广泛应用于神经系统、呼吸系统、心血管系统、消化系统、泌尿系统和骨骼系统等系统的肿瘤、血管栓塞、创伤等疾病的诊断与治疗。介入手术作为一项侵入性操作,由于操作过程复杂、用时较长,所用器械种类繁多、栓塞物质各不相同、使用的药物多种多样,存在许多院内感染的高危环节,介入操作后感染并发症的发病率和潜在的死亡率不容小觑,因此,应该重视介入相关感染,采取措施预防感染事件的发生,最大限度地提高患者医疗安全。

第一节 介入相关感染概念及诊断标准

一、介入相关感染的概念

介入相关感染(intervention-associated infection)包括:一般介入诊断与治疗术后 30 天内发生在穿刺部位、手术目标区器官或腔隙的感染,以及异物植入手术后 1 年内发生在手术目标区器官或腔隙的感染。不同于传统外科手术的"切口"感染,也不包括那些介入手术后不同时期与介入操作无直接关系的感染,如肺炎、尿路感染等。

按发生感染的风险不同,外科将切口分为 4 个等级:清洁切口、清洁 - 污染切口、污染切口及感染切口。类似于外科手术分类,介入手术也分为 4 类。

1. **清洁介入手术(Ⅰ类介入手术)** 手术不涉及人体与外界相通的脏器(如呼吸道、消化道、泌尿生殖道等),手术部位无明显炎性反应且操作过程符合无菌原则,如全身动静脉诊断性造影与治疗。

2. **清洁 - 污染介入手术(Ⅱ类介入手术)** 即可能污染手术,手术进入到人体与外界相通的脏器(如气管、食管、肠道、泌尿生殖系统等)或胆道,手术部位无明显炎性反应且操作过程符合无菌原则。

3. **污染介入手术(Ⅲ类介入手术)** 手术部位有炎性反应或继发性炎性反应的胃肠道、泌尿生殖系统等,但局部无化脓性感染;或术中出现严重的破坏无菌原则的操作。

4. **感染介入手术(Ⅳ类介入手术)** 手术操作进入感染或化脓性区域,例如脓肿、临床上已经感染的胆道、泌尿生殖道或穿孔的器官。

二、介入相关感染的诊断

（一）介入相关表浅切口感染

仅限于介入治疗切口涉及的皮肤和皮下组织,感染发生于术后30天内。

1. 临床诊断　具有下述两条之一即可诊断。

（1）表浅介入治疗切口有红、肿、热、痛,或有脓性分泌物。

（2）临床医师诊断的表浅介入治疗切口感染。

2. 病原学诊断　临床诊断基础上,细菌培养阳性。

3. 说明

（1）介入治疗切口缝合针眼处有轻微炎症和少许分泌物不属于穿刺部位感染。

（2）介入治疗切口脂肪液化,液体清亮,不属于切口感染。

（二）介入相关器官（或腔隙）感染

无植入介入手术后30天内、有植入物（如动脉闭合器、血管支架、下腔静脉滤器、胆道支架等）术后1年内发生的与手术有关（除皮肤、皮下、深筋膜和肌肉以外）的器官或腔隙感染。

1. 临床诊断　符合上述规定,并具有下述三条之一即可诊断。

（1）引流或穿刺有脓液。

（2）再次手术探查、经组织病理学或影像学检查发现涉及器官（或腔隙）感染的证据。

（3）由临床医师诊断的器官（或腔隙）感染。

2. 病原学诊断　临床诊断基础上,细菌培养阳性。

3. 说明　临床和/或有关检查显示典型的介入治疗部位相关感染,即使细菌培养阴性,亦可以诊断。

第二节　预防心血管介入诊疗相关感染

一、心血管常用介入诊疗技术

心血管介入诊疗技术是指通过导管术,将诊断或治疗用的各种器材送入心脏或血管内进行疾病诊断及治疗的方法。心血管常用介入诊疗技术包括冠状动脉造影、经皮冠状动脉介入治疗（percutaneous coronary intervention,PCI）、先天性心脏病的介入治疗、永久性起搏器植入治疗技术、快速性心律失常的射频消融技术等,因其具有准确、安全、创伤小、疗效显著、恢复快等优点,在临床已广泛开展。心血管介入诊疗是诊断和治疗心血管疾病的重要手段,但因此类患者多伴有基础疾病,机体抵抗力下降,且心血管介入诊疗为有创操作,是发生医院感染的潜在危险因素。

二、心血管介入诊疗中医院感染的危险因素

（一）介入室空间布局不合理

由于我国很多医院心血管介入诊疗起步较晚,介入室大多是由旧建筑改造而来,布局不够合理,并没有真正地从功能上把介入室进行合理分区,人员、物品、消毒的管理没有形

成像外科手术室那样完整的管理体系,无菌区、清洁区和污染区分区不明确,隔离条件不具备,或者由于介入室建筑布局不合理,存在清洁通道与污染通道、工作人员通道与患者通道相互交叉的现象,成为医院感染的危险因素,增加了介入室交叉感染的概率。

(二)工作人员无菌意识不强

由于心血管介入室的工作人员主要是内科临床医生、护士和技师,与外科医务人员相比,无菌观念相对薄弱。加上目前心血管介入治疗的患者越来越多,每天手术量大,长时间、超负荷地疲劳工作,容易导致无菌观念放松,使得不少医务人员在介入诊疗过程中无法真正地做到无菌操作,是医院感染较为关键的危险因素。术前未正确选择消毒剂、穿刺部位的皮肤未经过彻底消毒或消毒范围不够,可引起患者发生医院感染。

(三)患者合并有感染性疾病

患者合并有结核病、麻疹、嗜肺军团菌肺炎等呼吸道传染病时,由于介入室空间密闭,空气流通差,患者通过打喷嚏、咳嗽等途径排出的细菌和病毒,可通过空气传播给医务人员;若患者合并有经血液传播的疾病(如艾滋病、乙肝、丙肝等),医务人员还存在因直接或间接接触患者的血液或体液而感染的可能。此外,由于一般医院很难为合并感染性疾病的患者提供专用的手术室和仪器设备,感染性和非感染性患者通常安排在同一个介入室进行治疗,因此,存在因感染性患者术后未及时彻底消毒而引起非感染性患者发生交叉感染的危险。

(四)导管污染或在体内留置时间过长

由于导管留置为侵入性操作,导管在植入过程中发生污染,或导管在体内留置时间过长,也可能引起医院感染的发生。值得一提的是,介入诊疗结束后,如果不能正确地处理导管,还会对医务人员造成一定的危险,医务人员在清理使用过的医疗器材时发生职业暴露,如接触到废弃的导管,而患者又同时合并有经血液传播的疾病时,则有可能直接或间接引起医务人员感染。

(五)介入室规章制度不健全或落实不到位

根据相关的要求,介入室应当建立预防医院感染的一系列规章制度,并严格执行。如果医院相关规章制度不健全,或者建立了规章制度但落实不到位,导致在心血管介入诊疗期间发生医院感染的风险较大,甚至在一些大型医院,由于治疗的患者人数多、医务人员工作强度大,导致一些规章制度执行不到位的情况也时有发生,也是医院感染的一个潜在危险因素。

三、心血管介入诊疗中医院感染的预防措施

(一)建立合理的布局结构

心血管介入室应独立成区,可设置在建筑物一端或单独设置,地点选择应邻近心血管病房和手术室。靠近心血管病房是方便患者接送,而靠近手术室则是考虑到当患者发生需要外科处理的紧急情况时,有利于以最快的速度将患者送到手术室。在遵从放射防护要求的基础上,可参照《医院洁净手术部建筑技术规范》(GB 50333—2013)设置。心血管介入室要求布局合理,符合功能流程,严格划分为限制区、半限制区和非限制区三区规格设置,并且严格区分,各区之间分界清楚,标志明显。

(二)健全规章制度并严格执行

严格遵守并执行各项预防感染的管理制度,必须规范化并贯穿于整个日常医疗过程。

介入室要严格消毒,严格控制进入介入室的人数,避免人员之间的频繁走动。工作人员要严格执行无菌操作,并要定期进行体检。环境物体表面、手术器械、护理用品要严格消毒灭菌。废弃物要放入专门的医疗废物袋,由专人进行回收处理,以免造成污染。

（三）强化工作人员无菌意识

定期组织介入室工作人员参加医院感染相关知识培训,并建立考核制度,以提高医务人员无菌意识,熟悉预防介入室医院感染的基本措施,同时在实际工作中严格执行相关制度,对有效控制医院感染至关重要。介入室新进工作人员、实习生和进修生,必须经过医院感染知识的岗前培训并通过考核后方可上岗。

（四）严格消毒灭菌

无菌物品应存放于无菌柜内,保持室内环境清洁有序。介入室宜安装自动控制空气消毒机,亦可使用紫外线消毒,严格按照《医院消毒卫生标准》(GB 15982—2012)中Ⅱ类环境卫生学标准进行消毒,定期对介入室空气进行细菌培养,如有超标,应及时查找原因,重新消毒至达到环境要求标准方可继续使用。

（五）加强对导管等一次性物品的管理,严禁重复使用

在心血管介入治疗中,导管、导丝、压力传感器、标测电极、射频消融导管连线等耗材应使用一次性物品。建立一次性物品登记簿,一次性物品使用时,严格检查有效期、型号规格、包装密封性等情况,一旦发现有过期、被污染、不合格、破损、潮湿或字迹模糊等物品,绝对不能使用。严禁一次性物品重复使用,以防止医院感染的发生。

（六）加强患者护理

心血管介入手术前须做好患者皮肤清洁护理,保持其皮肤干燥、清洁;选择完好、无伤口感染的部位进行穿刺,穿刺操作要严格执行无菌操作规程,正确选择皮肤消毒剂,注意检查消毒剂是否在有效期内,确保侵入性操作环节的安全性,防止医院感染的发生。手术中如有导管植入、起搏器植入,应确保植入物的无菌性,植入过程要严格无菌操作,手术后应注意观察植入处切口是否有血肿,穿刺局部形成血肿有利于微生物的生长繁殖,从而引起感染。

（七）术后常规追踪随访

将介入术后患者的追踪随访列为常规,并形成制度,从管理上加以约束。介入护士及时追踪介入患者术后情况,如果患者有发热、伤口感染等医院感染发生,应追溯手术的医师、手术的时间、名称,分析可能存在的原因,并进行统计,从而更好地预防以后介入术后感染。

第三节 预防其他介入手术相关感染

一、其他介入手术的类型

非血管介入手术主要有经皮穿刺活检术、经皮穿刺囊肿硬化术、泌尿系统介入手术(经皮肾造瘘置管、换管术及支架植入术)、肿瘤射频消融术、脓肿引流术、经皮椎体成形术、椎间盘介入手术等。

二、其他介入手术相关感染预防控制措施

针对介入操作过程中发生介入相关感染的高危险因素和高风险环节,采取有效感染控制措施,预防感染事件的发生,是介入手术相关医护人员和感染控制人员关注的重点。

（一）遵循无菌操作规程

严格限制进入介入手术室的人员，非工作人员不准随意进入，入室工作人员必须洗手，更换室内专用工作服、鞋子、戴口罩、工作帽，帽子必须盖住头发。手术患者一律穿洁净的病员服，戴一次性帽子，患者必要时备皮，手术部位用浸有碘伏的棉球或纱布做同心圆向外涂擦，并重复1次，消毒5分钟后待其干燥后，再铺设从头到脚的大无菌巾。介入手术操作者应穿无菌手术衣、戴工作帽、口罩、无菌手套，手术过程中严格执行无菌操作，不跨越无菌区、取用无菌物品须使用无菌持物钳等。术中减少不必要的人员流动和谈话，一旦拔出针头或导管，应立即在局部盖上干燥的无菌纱布，以胶布固定。

（二）执行医疗器械消毒灭菌制度

一次性使用的无菌医疗用品必须符合《医疗器械监督管理条例》，进口的一次性导管等无菌医疗用品应具有国家药品监督管理部门颁发的《医疗器械产品注册证》，并有灭菌日期和失效期的中文标示。国家药品监督管理部门审批的产品，其说明书未界定为一次性使用的导管，送消毒供应中心（室）消毒灭菌后方可使用，需要记录导管编号、使用情况。所有无菌物品应定期检查有效日期，超过有效期或可疑污染时，应重新灭菌后再使用。

（三）落实环境物表清洁消毒

落实介入导管室的环境物表清洁消毒制度，每次介入性诊疗操作结束后，均应立即对介入导管室内物体表面进行清洁和消毒处理，对空气进行消毒，并定期开展环境物表、空气的环境卫生学监测；HBV、HCV、HIV、梅毒螺旋体等阳性或特殊感染患者安排在其他患者之后或在隔离手术间进行，术后对导管室实施严格终末消毒。医用铅衣日常可用清水擦拭，保持清洁；被血液、体液污染时可用软布蘸取清洁剂擦拭干净，再用消毒剂（推荐使用季铵盐类消毒剂）进行擦拭消毒，有条件时可用铅衣消毒柜。提供舒适的病房环境非常必要，加强病室空气消毒，经常开窗通风，保持空气新鲜，对患者所接触的物体表面应每天用消毒剂擦拭清洁消毒，有分泌物、排泄物或体液污染时随时清洁消毒。

（四）预防性使用抗菌药物

不同类型的介入手术术后引发的感染率有很大差异，手术切口污染程度越高，术后感染率越高。介入放射科抗菌药物指南参照外科切口分类，对于不同类别手术，可在术前参照抗菌药物使用指南，预防性使用抗菌药物。

（五）加强术后患者的管理

术后严密监测患者切口局部及全身情况，及时控制感染症状，做好介入患者住院期间的护理，尽量缩短住院时间，从而降低医院感染率，应做到：①术后应保持穿刺部位敷料清洁、干燥；②注意监测体温，观察患者有无畏寒、发热等全身感染征象和血常规变化，发现异常及时处理；③随着置管时间延长，感染发生率会增加，应结合患者治疗效果，尽早拔除不必要的导管，若发生导管源性感染，可在严格消毒后更换导管或拔管；④加强患者的营养和支持疗法，提高机体免疫力，积极治疗原发基础病。

（六）其他预防控制措施

重视医护人员手卫生，接触患者前后应严格洗手或执行手消毒；加强病房管理，控制探视和陪护，缩短患者住院时间，减少院内感染的发生；改进放射介入手术室结构布局，满足放射介入手术技术需求，从而在确保手术顺利进行的同时降低感染率。

（熊莉娟）

思考题

1. 什么是介入相关感染?
2. 介入相关感染的诊断标准是什么?
3. 如何预防心血管介入诊疗相关感染?

第十七章　内镜诊疗相关感染

内镜诊疗技术是指医疗机构及其医务人员通过人体正常腔道或人工建立的通道,使用内镜器械在直视下或辅助设备支持下,对局部病灶进行观察、组织取材、止血、切除、引流、修补或重建通道等,以明确诊断、治愈疾病、缓解症状、改善功能等为目的的诊断、治疗措施。随着医疗技术的不断发展,内镜已成为临床诊断、治疗的重要手段。由于内镜清洗消毒不彻底,诊疗过程中不遵守无菌技术操作原则等原因,导致内镜诊疗活动后医源性感染的发生,统称为内镜诊疗相关感染。全球出现过多起因内镜污染造成的感染和感染暴发事件,病原体多种多样,有细菌、病毒,常见的内镜诊疗相关的病原体有:假单胞菌属、葡萄球菌属、幽门螺杆菌、结核分枝杆菌、非结核分枝杆菌、乙肝病毒、丙肝病毒、人类免疫缺陷病毒等。

第一节　内镜相关感染概述

一、内镜分类

根据材质不同,内镜主要包括硬式内镜和软式内镜。

1. 硬式内镜　包括胸腔镜、腹腔镜、脑室镜、关节镜、膀胱镜、鼻内镜等,多数需要进入人体无菌的组织、器官或经外科切口进入人体无菌组织腔室内,每次使用后均应进行彻底清洗和灭菌后备用。硬式内镜的诊疗操作应当在达到标准的手术区域进行,并按照手术室的要求进行管理,此类内镜清洗消毒灭菌应当遵循消毒供应室相关要求,宜由消毒供应室集中处理或管理。

2. 软式内镜　包括胃镜、肠镜、纤维支气管镜、鼻咽镜等,通过人体正常腔道完成诊疗,每次使用后均应进行彻底清洗,高水平消毒或灭菌处理后备用。

二、内镜及附件的清洗、消毒或者灭菌的原则

1. 内镜及附件用后应当立即清洗、消毒或者灭菌。

2. 凡进入人体无菌组织、器官,接触破损皮肤、破损黏膜,穿破黏膜或者经外科切口进入人体无菌腔室的内镜及附件,如腹腔镜、关节镜、脑室镜、膀胱镜、宫腔镜等,必须灭菌。耐热、耐湿的内镜手术器械应首选压力蒸汽灭菌;不耐热的内镜手术器械采用低温灭菌方法。经过压力蒸汽灭菌的内镜手术器械应自然冷却后使用,不应使用快速降温。过氧化氢低温等离子体灭菌、环氧乙烷灭菌、低温甲醛蒸气灭菌方法遵循《医疗机构消毒技术规范》(WS/T 367—2012)的要求。采用化学浸泡灭菌法,应参照内镜手术器械产品使用说明书,化学灭菌剂使用浓度、作用时间应符合规定,器械的轴节应充分打开、管腔内应充盈灭菌剂无气泡,灭菌后应用无菌水充分冲洗干净,再用无菌纱布擦干。

3. 凡进入人体消化道、呼吸道等与完整黏膜接触,而不进入人体无菌组织、器官,也不接触破损皮肤、破损黏膜的内镜,如喉镜、气管镜、支气管镜、胃镜、肠镜、乙状结肠镜、直肠镜等,应当按照《医疗机构消毒技术规范》(WS/T 367—2012)的要求进行高水平消毒。

4. 与完整皮肤接触而不与黏膜接触的用品宜低水平消毒或清洁。

5. 医疗机构使用的消毒剂、消毒器械或其他消毒设备,必须符合《消毒管理办法》(2017年;国家卫生和计划生育委员会令第18号,第二次修订)的规定。

6. 内镜及附件的清洗、消毒或者灭菌时间应当使用计时器控制。

7. 禁止使用非流动水对内镜进行清洗。

三、导致内镜相关感染的常见原因

(一)内镜清洗、消毒不规范

1. **清洗、消毒、灭菌方法不正确** 由于绝大多数内镜的材质特殊,构造精细复杂,管道细长,污染微生物不容易去除;许多部件不耐高温、高压、怕腐蚀,多数内镜及附件造价高,医院内镜数量少,使用频率高等原因,给内镜消毒灭菌带来困难,导致内镜及附件的清洗、消毒或者灭菌未严格按照相关原则落实。

2. 多酶洗液反复使用、配制不当、浸泡时间不足、未在合适水温条件下配制、未按比例稀释酶液等,容易导致内镜清洗不干净,无法保障消毒质量。

3. 消毒剂选择不正确,浓度或消毒时间不达标。

4. **清洗消毒程序错误** 可拆卸部件不拆卸清洗,刷洗次数不够,管道冲洗不足,自动清洗消毒机使用不正确等。

5. 监测流程未遵守消毒规范。

6. 内镜中心未配置相应的水除菌过滤装置,导致高水平消毒后的内镜经终末漂洗时出现二次污染。

7. 储存前未完全干燥,不合适的干燥和储存。

8. 内镜内腔破损是消毒失败的重要原因之一。

9. 内镜腔道生物膜的形成。

(二)宿主因素

受检者合并恶性肿瘤、糖尿病、尿毒症、肝硬化、营养不良等,机体免疫功能下降,易发生内镜相关感染。

(三)内镜操作

腔镜手术或内镜治疗操作使受检部位受损,正常菌群移位或内镜及附件的病原体侵入,均可导致血液感染为主的内镜相关感染发生;忽视诊疗前、后的手卫生,腔镜手术时手术操作不当,不遵守无菌技术操作原则,易发生手术部位感染。

第二节 内镜相关感染的预防与控制

一、管理要求

有条件的医院宜建立集中的内镜诊疗中心(室),负责内镜诊疗及清洗消毒工作。根据《内镜清洗消毒技术操作规范》,建立医院感染管理小组,制定内镜诊疗中心(室)医院感染管理制度,健全各级医护人员岗位职责,完善工作流程,包括清洗消毒操作规程、质量管理、监测、设备管理、器械管理、职业安全防护、继续教育和培训等管理制度和突发事件的应急预案。护理管理、人事管理、医院感染管理、设备及后勤管理等部门,应在各自职权范围内,对内镜诊疗中心(室)的管理履行相应职责,对内镜诊疗中心(室)清洗、消毒、灭菌工作和质量监测进行指导和监督,定期进行检查与评价。

二、人员要求

医疗机构根据工作量合理配置内镜诊疗中心(室)的工作人员。从事内镜诊疗和内镜清洗消毒工作的医务人员,应当具备内镜清洗消毒方面的专业知识,接受相关的医院感染管理知识培训,严格遵守有关规章制度。

应有相对固定的专人从事内镜清洗消毒工作,其数量与本单位内镜诊疗工作相适应,并指定专人负责质量监测工作。

工作人员进行内镜诊疗或者清洗消毒时,应遵循标准预防原则和《医院隔离技术规范》(WS/T 311—2009)的要求做好个人防护,穿戴必要的防护用品,如工作服、防水围裙或防水隔离衣、医用外科口罩、护目镜或防护面罩、帽子、手套、专用鞋等。

三、建筑布局及设施、设备要求

内镜诊疗中心(室)建筑布局及工作流程应符合医院感染控制原则,设立办公区、患者候诊室(区)、诊疗室(区)、清洗消毒室(区)、内镜与附件储存库(区)等,各区域通风良好,其面积应与工作需要相匹配。

应根据开展的内镜诊疗项目设置相应的诊疗室。每个诊疗单位应包括诊查床1张、主机(含显示器)、吸引器、治疗车等。应配备手卫生装置,采用非手触式水龙头。不同系统(如呼吸、消化系统)软式内镜的诊疗工作应分室进行;不能分时进行的,应当分时段进行;灭菌内镜的诊疗必须在达到手术标准的区域内进行,并按照手术区域的要求进行管理。

清洗消毒室应独立设置,通风良好。如采用机械通风,宜采取"上送下回"式排风系统,并保证足够的新风量。清洗消毒流程在建筑布局中需充分考虑,应做到由污到洁,应将操作规程以文字或图片方式在清洗消毒室适当的位置张贴。不同系统(如呼吸、消化系统)软式内镜的清洗槽、内镜自动清洗消毒机应分开设置和使用。清洗消毒需配有必备的设施、设备,如:清洗槽(手工清洗消毒操作还应配备漂洗槽、消毒槽、终末漂洗槽)、全管道灌流器、各种内镜专用刷、压力水枪、压力气枪、测漏仪器、计时器、内镜及附件运送容器、低纤维絮且质地柔软的擦拭布及垫巾、非手触式水龙头,宜配备动力泵(与全管道灌流器配合使用)、超声波清洗器、内镜自动清洗消毒机。

清洗消毒室的耗材应满足以下要求。

1. **水** 应有自来水、纯化水、无菌水。自来水水质、纯化水应符合《生活饮用水卫生标准》(GB 5749—2022)的规定,并保证细菌总数≤10cfu/100mL;生产纯化水所使用的滤膜孔径应≤0.2μm,并定期更换。无菌水为经过灭菌工艺处理的水。必要时对纯化水或无菌水进行微生物学检测。

2. **压缩空气** 应为清洁压缩空气。

3. **医用清洗剂** 应选择适用于内镜的医用清洗剂,如酸性(pH<6.5)、中性(pH为6.5~7.5)、碱性(pH>7.5)、含酶医用清洗剂。或根据需要选择特殊用途的医用清洗剂,如抗菌、具有去除生物膜等作用的医用清洗剂。

4. **医用润滑剂** 应为水溶性,与人体组织有较好的相容性,不影响灭菌介质的穿透性和器械的机械性能。

5. **消毒剂及灭菌剂**

(1)应适用于内镜且符合国家相关规定,并对内镜腐蚀性较低;

(2)高水平消毒可选用邻苯二甲醛、戊二醛、过氧乙酸、二氧化氯、酸性氧化电位水、复方含氯消毒剂,也可选用其他消毒剂;灭菌可选用戊二醛、过氧乙酸等;

(3)酸性氧化电位水应符合《酸性电解水生成器卫生要求》(GB 28234—2020)的规定。

6. **消毒剂浓度测试纸** 应符合国家相关规定。

7. **干燥剂** 应配备75%~95%乙醇或异丙醇。

内镜与附件储存区应通风良好,保持干燥,储存库(柜)内表面应光滑、无缝隙,便于清洁和消毒。

四、清洗消毒操作规程

(一)内镜清洗消毒手工操作流程

内镜清洗消毒手工操作应包括以下步骤:床旁预处理、测漏、清洗、漂洗、消毒/灭菌、终末漂洗、干燥、储存。

1. **预处理** 内镜从患者体内取出后,在与光源和视频处理器拆离之前,应立即用含有医用清洗液的湿巾或湿纱布擦去外表面污物,擦拭用品应一次性使用;反复送气与送水至少10秒;将内镜的先端置入装有清洗液的容器中,启动吸引功能,抽吸清洗液直至其流入吸引管;盖好内镜防水盖;放入运送容器,送至清洗消毒室。

2. **测漏** 每次清洗前进行测漏是早期发现内镜破损问题的唯一办法,国内对测漏的忽视是导致内镜寿命大大降低的重要因素;同时内镜内腔破损也是消毒失败的重要原因之一,必须强调测漏。由于国内大多数医疗机构患者数量大,内镜数量相对较少,每次清洗前进行测漏可操作性较差,因此规定,手工清洗消毒或使用无测漏功能清洗消毒机的,应每天于工作结束时对当天使用的内镜测漏一次;条件允许时,宜每次清洗前测漏。测漏情况应有记录。

3. **清洗** 在清洗槽内配制清洗液,将内镜、按钮和阀门完全浸没于清洗液中。用擦拭布反复擦洗镜身,应重点擦洗插入部和操作部。擦拭布应一用一更换。刷洗软式内镜的所有管道,刷洗时应两头见刷头,并洗净刷头上的污物;反复刷洗至没有可见污染物。连接全管道灌流器,使用动力泵或注射器将各管道内充满清洗液,浸泡时间应遵循产品说明书。刷洗按钮和阀门,适合超声清洗的按钮和阀门应遵循生产厂家的使用说明进行超声清洗。每清洗一条内镜后清洗液应更换,将清洗刷清洗干净,高水平消毒后备用。

4. **漂洗** 将清洗后的内镜连同全管道灌流器、按钮、阀门移入漂洗槽内。使用动力泵或压力水枪充分冲洗内镜各管道至无清洗液残留。用流动水冲洗内镜的外表面、按钮和阀门。使用动力泵或压力气枪向各管道充气至少30秒,去除管道内的水分。用擦拭布擦干内镜外表面、按钮和阀门,擦拭布应一用一更换。

5. **消毒/灭菌** 将内镜连同全管道灌流器,以及按钮、阀门移入消毒槽,并全部浸没于消毒液中。使用动力泵或注射器,将各管道内充满消毒液,消毒方式和时间应遵循产品说明书。更换手套,向各管道至少充气30秒,去除管道内的消毒液。使用灭菌设备对内镜灭菌时,应遵循设备使用说明书。

6. **终末漂洗** 将内镜连同全管道灌流器,以及按钮、阀门移入终末漂洗槽。使用动力泵或压力水枪,用纯化水或无菌水冲洗内镜各管道直至无消毒剂残留。用纯化水或无菌水冲洗内镜的外表面、按钮和阀门。采用浸泡灭菌的内镜应在专用终末漂洗槽内使用无菌水进行终末漂洗。如使用自来水直接进行终末漂洗,因自来水含菌量高等原因,容易导致内镜消毒不合格。

7. **干燥** 将内镜、按钮和阀门置于铺设无菌巾的专用干燥台。无菌巾应每 4 小时更换一次,污染、潮湿随时更换。用 75%~95% 乙醇或异丙醇灌注所有管道。使用压力气枪,用洁净压缩空气向所有管道充气至少 30 秒,至其完全干燥。用无菌擦拭布、压力气枪干燥内镜外表面、按钮和阀门。

8. **储存** 内镜干燥后应储存于内镜与附件储存库(柜)内,镜体应悬挂,弯角固定钮应置于自由位,并将取下的各类按钮和阀门单独储存。内镜与附件储存库(柜)应每周清洁消毒 1 次,遇污染时应随时清洁消毒。灭菌后的内镜、附件及相关物品应遵循无菌物品储存要求进行储存。

（二）内镜清洗消毒机操作流程

1. 使用内镜清洗消毒机前应先遵循手工清洗操作中的第 1~4 步的规定,对内镜进行预处理、测漏、清洗和漂洗。

2. 清洗和漂洗可在同一清洗槽内进行。

3. 内镜清洗消毒机的使用应遵循产品使用说明。

4. 无干燥功能的内镜清洗消毒机,应遵循手工清洗操作中的规定进行干燥。

（三）复用附件的清洗消毒与灭菌

1. 附件使用后应及时浸泡在清洗液里或使用保湿剂保湿,如为管腔类附件应向管腔内注入清洗液。

2. 附件的内外表面及关节处应仔细刷洗,直至无可见污染物。

3. 采用超声清洗的附件,应遵循附件的产品说明书使用医用清洗剂进行超声清洗。清洗后用流动水漂洗干净,干燥。

4. 附件的润滑应遵循生产厂家的使用说明。

（四）设施、设备及环境的清洁消毒

1. 每日清洗消毒工作结束,应对清洗槽、漂洗槽等彻底刷洗,并采用含氯消毒剂、过氧乙酸或其他符合国家相关规定的消毒剂进行消毒。

2. 每次更换消毒剂时,应彻底刷洗消毒槽。

3. 每日诊疗及清洗消毒工作结束后,应对内镜诊疗中心(室)的环境进行清洁和消毒处理。

五、监测与记录

（一）内镜清洗质量监测

1. 应采用目测方法对每件内镜及其附件进行检查。内镜及其附件的表面应清洁、无污渍。清洗质量不合格的,应重新处理。

2. 可采用蛋白残留测定、ATP 生物荧光测定等方法,定期监测内镜的清洗效果。

（二）使用中的消毒剂或灭菌剂监测

1. **浓度监测** ①应遵循产品使用说明书进行浓度监测;②产品说明书未写明浓度监测

频率的,一次性使用的消毒剂或灭菌剂应每批次进行浓度监测;重复使用的消毒剂或灭菌剂配制后应测定一次浓度,每次使用前进行监测;消毒内镜数量达到规定数量的一半后,应在每条内镜消毒前进行测定;③酸性氧化电位水应在每次使用前,应在使用现场酸性氧化电位水出水口处,分别测定 pH 和有效氯浓度。

2. 染菌量监测　每季度应监测 1 次,监测方法应遵循《医疗机构消毒技术规范》(WS/T 367—2012)的规定。

（三）内镜消毒质量监测

1. 消毒内镜应每季度进行生物学监测。监测采用轮换抽检的方式,每次按 25% 的比例抽检。内镜数量少于等于 5 条的,应每次全部监测;多于 5 条的,每次监测数量应不低于 5 条。

2. 监测方法应遵循《医院消毒卫生标准》(GB 15982—2012)的规定,消毒合格标准:菌落总数≤20cfu/ 件。

3. 当怀疑医院感染与内镜诊疗操作相关时,应进行致病性微生物检测,方法应遵循《医院消毒卫生标准》(GB 15982—2012)的规定。

4. 终末漂洗用水的监测应每季度监测 1 次并做好记录。

5. 内镜清洗消毒机的监测

（1）内镜清洗消毒机新安装或维修后,应对清洗消毒后的内镜进行生物学监测,监测合格后方可使用。

（2）内镜清洗消毒机的其他监测,应遵循国家的有关规定。

6. 手卫生和环境消毒质量监测

（1）每季度应对医务人员手消毒效果进行监测,监测方法应遵循《医务人员手卫生规范》(WS/T 313—2019)的规定。

（2）每季度应对诊疗室、清洗消毒室的环境消毒效果进行监测,监测方法应遵循《医疗机构消毒技术规范》(WS/T 367—2012)的规定。

7. 质量控制过程的记录与可追溯要求

（1）应记录每条内镜的使用及清洗消毒情况,包括:诊疗日期、患者标识与内镜编号（均应具唯一性）、清洗消毒的起止时间以及操作人员姓名等。

（2）应记录使用中消毒剂浓度及染菌量的监测结果。

（3）应记录内镜的生物学监测结果。

（4）宜留存内镜清洗消毒机运行参数打印资料。

（5）应记录手卫生和环境消毒质量监测结果。

（6）记录应具有可追溯性,消毒剂浓度监测记录的保存期应≥6 个月,其他监测资料的保存期应≥3 年。

（童德军）

思考题

1. 内镜及附件的清洗、消毒或者灭菌必须遵照的原则有哪些?

2. 内镜清洗消毒手工操作应包括哪些基本步骤?

第十八章　肠道病毒医院感染

肠道病毒（enterovirus，EV）是一种主要通过粪 - 口途径传播的病毒，包括脊髓灰质炎病毒（poliovirus，PV）、柯萨奇病毒（Coxsackie virus，COX）A 组和 B 组、埃可病毒（ECHO virus，ECHO）及不断发现的新型肠道病毒。肠道病毒感染（enterovirus infection，EI）在温带地区夏秋季发生率较高，在热带地区全年均会流行。肠道病毒感染好发于婴幼儿，具有较强的传染性，可因照育者、医护人员或新生儿间交叉感染引发医院感染暴发流行，可引起复杂多样的临床症状，严重者危及生命。

第一节　肠道病毒医院感染的特点与诊断标准

一、病原学

肠道病毒属于微小 RNA 病毒科（Picornaviridae）的肠道病毒属，为无包膜的单股正链 RNA 病毒。病毒呈圆球状颗粒，直径 20~30nm，由二十面体衣壳组成，每个衣壳由 4 种蛋白（VP1~VP4）构成的 60 个亚基组成，其基因组由一个约 7 500 个核苷酸组成的线性单股正链 RNA 组成。因肠道病毒无类脂质包膜，耐酸，液体环境稳定，能在 pH 3.0~10.0 条件下存活，有利于在胃肠道繁殖。可抵抗一般消毒剂（如乙醇、乙醚等），但对氧化剂（如含氯消毒剂、高锰酸钾等）、紫外线、热干燥剂敏感。室温下可存活数日，−20℃ 以下长期存活。肠道病毒有高突变率，易重组变异。最初根据不同的特异性抗血清中和试验作出区别，分为 5 个亚属，包括脊髓灰质炎病毒血清型、柯萨奇 A 组病毒、柯萨奇 B 组病毒、埃可病毒血清型及新发现的新型肠道病毒。近年来由于分子检测技术发展，肠道病毒根据编码 VP1 衣壳蛋白基因序列不同分为 A、B、C、D 四类，共有 116 种血清型。

二、流行病学

肠道病毒感染在世界范围内分布广泛，可引起暴发流行、局部流行及散发病例。全年均有发病，在热带地区无明显季节性，在温带地区主要高发在夏季和秋季。2021 年全国法定传染病疫情概况丙类传染病报告显示，报告发病率及死亡率的病种位居其首为手足口病，其中以柯萨奇 A 组 16 型（CV-A16）及肠道病毒 71 型（EV-A71）较为常见。

（一）传染源

患者与病毒携带者均为传染源，隐性感染较显性感染多见。肠道病毒早期可在咽拭子及粪便检出，在第一周时阳性率最高，而粪便中病毒可持续阳性 2 周左右，甚至长达 2~3 个月，可污染水源、食物、餐具、玩具或公用其他物品。

（二）传染途径

主要经粪-口传播，也可经呼吸道或垂直传播感染新生儿。宫内、产时感染发病较早，在出生后 3~4 天内。生后感染发病较晚，一般在出生 4~5 天后。流行性出血型眼结膜炎则通过接触眼部分泌物传播。直接或间接接触经患者污染的水、食品、物也成为重要传染源。

（三）人群易感性和免疫性

肠道感染可发生在各年龄组，但婴幼儿感染最为常见。新生儿感染多由柯萨奇病毒 B 和埃可病毒引起，绝大多数致死性肠道病毒感染由埃可病毒 11 所致。婴幼儿肠道感染的易感性主要是由于宿主免疫功能不成熟。肠道感染后可获得对同型病毒较持久的免疫力，感染后 1 周内血清中最早出现特异性抗体 IgM，而后出现 IgG，2~3 周达高峰，以后渐降。唾液及肠道可产生分泌型 IgA，对同型病毒的保护力较持久。中和性抗体 IgG 可通过胎盘从母体进入新生儿体内，大多在出生后 6 个月降至最低。

三、发病机制与病理改变

肠道病毒侵入咽部及消化道，在局部黏膜及淋巴组织中定植并进行繁殖，引起局部症状。第 3~4 天后形成轻微的、一过性病毒血症，病毒经血液循环在全身播散，到达远处淋巴结、肝、脾、骨髓网状内皮组织等处大量繁殖，之后再次形成病毒血症，随着血液循环病毒侵入其他部位，如脑膜、皮肤黏膜、心脏、呼吸器官、肠、肝、胰、肌肉等处引起各系统相应的临床症状。柯萨奇 B 组病毒感染新生儿常引起广泛病变，常累及脑、肝、心肌，以灶性坏死为主，伴淋巴细胞及中性粒细胞浸润。

四、临床表现

肠道病毒可侵犯人体不同组织，从而引起复杂多样、轻重不一的临床表现。从轻微的发热及皮疹到严重的，甚至是致死性的疾病，包括脑膜炎、脑炎、急性弛缓性脊髓炎、重症肺炎和心肌炎等。同一种肠道病毒血清型可引起不同的症状，不同肠道病毒血清型又可引起相似症状。而某些血清型具有对不同宿主组织特殊亲和性，常引起某一系统感染，例如脊髓灰质炎病毒主要侵犯中枢神经系统，埃可病毒感染以神经系统、消化道和呼吸道症状多见；柯萨奇 B 组病毒感染以心血管系统、神经系统症状和肝损伤为多见。

脊髓灰质炎病毒感染潜伏期为 5~10 天，柯萨奇病毒感染为 3~6 天，埃可病毒感染为 2~6 天。肠道病毒 71 型主要引起儿童手足口病，潜伏期为 2~10 天。发生中枢神经系统感染者，其潜伏期可延长。感染者可在上呼吸道排毒 1~3 周，在粪便中长达 8 周，感染后的最初 2 周传染性最大。

（一）轻症

肠道病毒感染后多为自限性感染，多数患儿感染后无临床表现或症状轻微，主要多表现为发热，热性不规则，也可表现为低体温；伴或不伴有皮疹，常见的手足口疱疹主要集中在手、足、口、臀部，疱疹性咽峡炎主要表现在咽部充血，软腭、悬雍垂、咽部和扁桃体表面有灰白色疱疹和浅表溃疡，周围伴有红晕。除皮疹和发热症状外，其他症状可有纳差、嗜睡、腹泻、呕吐、腹胀、皮肤苍白、黄疸、肝脾大、呼吸道症状及呼吸暂停等。轻症病例发热多在 2~4 天内热退，其他症状在 7 天左右缓解。

（二）重症

重症肠道感染主要表现在中枢神经系统感染、心肌炎、脓毒症样综合征，部分可导致重症肺炎、急性肾功能损伤等多脏器损害。依据累及部位不同可有不同临床表现。

1. 中枢神经系统感染　肠道病毒感染引起的中枢神经系统感染主要表现为病毒性脑膜炎,轻症可无任何中枢表现,仅有非特异性低至中度发热,但腰穿可有脑脊液改变;也可造成弥漫性或局灶性脑炎、脑膜脑炎或急性弛缓性脊髓炎;少数重症表现可有极度嗜睡、抽搐、偏瘫、迟缓性麻痹和昏迷,常伴有心肌炎或肝炎,病死率达 10%。预后不一,可能发生智力、运动功能、语言和视力受损及长期癫痫发作。

2. 心肌炎　心肌受累占肠道病毒重症感染的 25% 左右,以柯萨奇病毒 B 组 1~5 型最常见。心肌炎起病急,在出现心脏表现前 2~5 天常有嗜睡、喂养困难和轻度呼吸窘迫症状。约 1/3 患儿有双峰热,可有呼吸窘迫、心动过速、青紫、黄疸和腹泻等表现。体检有体温波动、心率快、心律失常、肝大和末梢循环不良。心电图可表现室上性心动过速、ST 段低平、低电压和其他异常,超声心动图常显示左室或左右心室功能不良。柯萨奇病毒 B 病毒心肌炎患儿常合并脑膜脑炎,称之为脑炎 - 心肌炎综合征,感染亦可累及肝脏、胰腺及肾上腺等多器官脏器。患儿可很快出现循环衰竭,病死率一般为 30%~50%,当合并其他器官受累时病死率更高。

3. 脓毒症样综合征　脓毒症样综合征占肠道病毒重症感染的 25% 左右,常伴有心肌炎或全身感染表现,最初表现类似细菌性败血症,严重病例多为埃可病毒 11 型所致,其他类型埃可病毒也有报道,以肝脏弥漫性坏死和暴发性肝衰竭为特征。在 2~3 天内出现皮肤瘀斑和穿刺部位出血不止等凝血功能障碍表现,称之为出血 - 肝炎综合征,于 1~3 周内超 80%死亡。尸检发现有大面积肝坏死和脑室、心包间隙、肾髓质和许多实质器官的间腔内广泛出血,炎症常局限于肝和肾上腺,也可见于心、脑、脑膜和其他器官;存活者可发展为肝硬化和慢性肝功能不全。在肠道病毒流行季节,应早期识别。

五、诊断标准

肠道病毒血清型繁多,同一临床表现可以由不同病毒不同血清型引起,同一血清型又可引起不同临床症状。因而初步诊断需要临床医生丰富的经验且对疾病有足够的认知,确诊需实验室病原学诊断。根据感染严重程度分为轻症感染和重症感染。轻症感染定义为无症状性发热、皮疹、无菌性脑膜炎(脑脊液细胞数 $>25 \times 10^6$/L,脑脊液培养阴性且其他检查均排除细菌感染)、肝功能损害、凝血功能异常、心肌损害等。重症感染定义为感染后存在呼吸衰竭、脓毒症休克、肾衰竭、心力衰竭、坏死性肝炎等多器官功能障碍需要重症监护。

(一)流行病学

肠道病毒流行季节流行病学接触追踪及新生儿围生期是否有母体感染有助于早期识别肠道病毒感染。

(二)临床表现及诊断标准

临床上出现典型综合征例如疱疹性咽峡炎、手足口病、流行性肌痛、流行性出血性眼结膜炎等,依据典型临床表现基本可临床诊断,但大多数患者无临床症状或症状轻微,不易诊断,则须与其他病毒感染鉴别。新生儿早期惊厥性疾病须注意排查肠道病毒感染。

手足口病诊断:①流行季节,常见于学龄前儿童,婴幼儿多见,多有接触史,潜伏期多为2~10 天不等,平均 3~5 天;②普通病例多表现为发热伴手、足、口、臀部皮疹,部分病例可无发热;③重症病例出现神经系统受累、呼吸系统及循环系统功能障碍等表现;④实验室检查可表现为外周血白细胞增高、脑脊液异常、凝血功能及生化功能明显异常,脑电图、颅脑脊髓 MR、胸部 X 线片、心脏超声等可能出现异常；⑤部分不典型病例可能诊断困难，依赖病原体分离进一步诊断。

疱疹性咽峡炎诊断：①流行季节，常见于学龄前儿童，婴幼儿多见，多有接触史；②表现为突发反复高热、明显咽痛、拒食、流涎，严重者呕吐，严重者出现中枢神经系统受累，表现为精神差、嗜睡、吸吮无力、易惊、烦躁、肢体抖动、颈强直等；③体格检查见咽部充血，软腭、悬雍垂、咽部和扁桃体表面有灰白色疱疹和浅表溃疡，周围伴有红晕；④实验室检查可表现为外周血白细胞增高、脑脊液异常、凝血功能及生化功能明显异常，脑电图、颅脑脊髓 MR、胸部 X 线片、心脏超声等可能出现异常；⑤部分不典型病例可能诊断困难，依赖病原体分离进一步诊断。

新生儿肠道病毒感染诊断：肠道病毒可通过胎盘传染胎儿，新生儿肠道病毒感染多发生在围生期经胎盘或分娩时经产道过程。严重肠道病毒感染者多是围生期有病毒感染的母亲传播导致，新生儿病情轻重与是否存在被动获得的母体中和抗体有关，产前垂直传播多病情重，多于生后数小时内即出现症状，出生后 1~2 天即可出现发热、精神差、拒奶、皮疹、呼吸道症状及颈强直、前囟饱满等神经系统症状。病情进展可出现类似败血症样表现，出现多系统损害：消化道症状：黄疸、腹胀、呕吐、腹泻；呼吸道症状：咳嗽、鼻塞、流涕、喘息或呼吸困难；心血管系统症状：心律不齐、心音低钝、奔马律、心脏杂音、心脏扩大、心电图异常或末梢循环障碍以及休克等危重表现，严重者危及生命。

免疫功能低下人群肠道病毒感染：无论是先天性或获得性免疫低下患者，肠道感染其临床表现大多数呈迁延、慢性化趋势。大多数病例是由埃可病毒引起，少数可由柯萨奇病毒引起。中枢神经系统感染表现为慢性脑膜炎、脑炎，病情初期可无明显神经系统症状，仅感头痛、颈项僵直、运动乏力、嗜睡，后渐出现肢体震颤和共济失调，眼底水肿，甚至发生惊厥。其他器官如骨骼肌、肝脏和其他软组织等可能会引起皮肌炎样综合征或慢性肝炎。病程起伏不定，但最终结果大多数患者预后不佳。

（三）实验室及辅助检查

1. **常规检验**　白细胞大多数正常，亦可见白细胞增高，分类以淋巴细胞为主。C 反应蛋白正常或略升高。可有肝功能异常、心肌酶升高等；严重者可能导致出凝血功能障碍。

2. **病毒分离**　从体液（粪便、咽拭子、脑脊液、血液或组织细胞等）培养中分离到病毒是肠道病毒感染的主要实验室诊断方法。但是由于该技术耗时长且昂贵，临床上应用较少，大部分应用于实验室或流行病调查。

3. **血清特异性抗体检测**　在起病 3~4 周后可采用中和试验、补体结合试验或酶联免疫吸附试验（ELISA）测定特异性 IgM 抗体阳性或感染极期与恢复期双份血清 IgG 抗体滴度 4 倍以上增加，有助于诊断。

4. **分子生物学技术**　逆转录聚合酶链反应（RT-PCR）目前广泛用于临床标本检测肠道病毒 RNA，尤其是在检测脑脊液、呼吸道分泌物和尿液中肠道病毒时比培养更敏感，且能快速诊断。

5. **NGS、t-NGS**　近三年来新兴的技术，通过基因测序技术对临床样本中的核酸进行高通量测序来分析查找病原体，适用于急危重症及疑难感染患者。

6. 胸部 X 线片、心电图、心脏彩超、肝胆胰脾 B 超、头颅 MR 及脑电图等检查可能会出现异常结果。

六、治疗

目前尚无特效的抗病毒药物,大多数新生儿肠道病毒感染为自限性,主要采取维护内环境稳定的综合治疗措施,急性期应注意隔离,隔离期一般两周左右,避免交叉感染,注意休息、清淡饮食,做好口腔、肛周及皮肤护理,加强发热、呕吐、腹泻等对症治疗。对重症病例可尽早给予免疫球蛋白(IVIG)。

在疾病的早期和轻症一般不主张使用肾上腺皮质激素,激素可酌情用于重症患儿及有心力衰竭、心源性休克者。中枢神经系统感染时可用甘露醇降低颅内压,惊厥时可用苯巴比妥及地西泮止惊。改善心肌代谢的药物有 1,6 - 二磷酸果糖及维生素 C 等。如遇严重心力衰竭,常规医学治疗难以奏效时,体外膜氧合(ECMO)对这些患儿有一定的作用。

第二节　肠道病毒医院感染的预防与控制

医疗机构中肠道病毒感染最常见于新生儿及婴幼儿,具有传染性。肠道病毒感染的危害主要在于病情复杂,难预见、难控制,易因母亲、医护人员或新生儿间交叉感染引起暴发流行,因此如何预防医院肠道病毒感染及暴发,尤其是新生儿肠道病毒医院感染及暴发,对于降低肠道病毒感染发生风险极为重要。

一、监测与控制传染源

(一)预检分诊

夏秋季是肠道病毒感染的高发季节,医院需做好门诊和病区尤其是新生儿及儿科的预检分诊工作。每一例新收患儿都应做肠道病毒的预检分诊,认真评估患儿、母亲及其他接触者的情况。必要情况下(如手足口病流行期间),可安排专门的诊室接待发热、出疹的患者。患儿如有发热、拒奶、皮疹、腹泻、血小板进行性减少、心/肝/肾损害、脑炎等症状表现,应高度警惕肠道病毒感染可能,将患儿安置于隔离室观察治疗并及时进行相关病原学送检。在肠道病毒流行期间,若母亲在围生期发生肠道病毒感染,或母亲及密切接触者(包括医护人员)有不明原因发热,医务人员应提高警惕及时鉴别肠道病毒感染可能性。

(二)医疗机构监测及报告

医疗机构可开展肠道病毒监测及疑似病例的病原体检测,根据流行季节及流行情况,可与疾病预防控制中心联合开展肠道病毒感染风险专项监测;通过主动监测,及时发现散发病例、聚集性病例和感染暴发。当怀疑有医院感染暴发时及时收集患儿、与患儿接触的医护人员、护工、患儿母亲等人员的肠道病毒标本如血清、肛拭子、粪便等进行检测,可同时开展环境物表和医务人员手卫生的采样,有条件时可以进行同源性分析,为明确医院感染暴发提供依据。医务人员发现肠道病毒患者增多、重症病例、肠道病毒感染相关死亡病例、发生疑似感染暴发或暴发时,立即按程序及时报告上级卫生健康行政部门。医疗机构应定期科学评估感染控制风险因素,针对性采取干预措施,持续改进感染管理质量。

(三)管理传染源

肠道病毒感染重要的传染源为有症状的患者及处于潜伏期无症状或隐性感染者。因此,对肠道病毒感染患者及隐性感染者进行早发现、早诊断、早隔离及积极治疗十分重要。

新生儿中疑似患儿和确诊患儿应当分开安置，疑似患儿需单间隔离，确诊患儿首选单间隔离，无单间时同种病原体感染患儿可同室安置，同种病原体感染可安置在同一房间。不同类型的肠道病毒潜伏期和隔离期限不等，如手足口病的潜伏期为 2~7 天，流行期间患者需隔离 2 周，并对接触者进行检疫；疱疹性咽峡患者需避免交叉感染，做好呼吸道隔离，居家隔离 2 周；脊髓灰质炎的潜伏期常为 5~14 天，要求自发病日起至少隔离 40 天，第 1 周行呼吸、消化道隔离，1 周后行消化道隔离，密切接触者需医学观察 20 天。肠道病毒感染患者实行分区诊疗护理，医务人员相对固定，护理人员分组护理，各组不交叉，并按要求限制探视。手足口病患者的密切接触者（包括医务人员和陪护人员）须及时隔离，医学观察 7 天。

二、切断传播途径

肠道病毒主要以接触传播和粪 - 口传播为主要传播途径，可通过污染水源、食物直接传播或经手及污染物间接传播；部分肠道病毒以呼吸道飞沫传播为主要传播途径，特别是柯萨奇 A 及肠道病毒 D68；围生期母 - 婴垂直传播即宫内、产时通过胎盘血行传播、胎儿吸入或吞咽羊水中病毒颗粒传播给胎儿，是新生儿医院肠道病毒感染的主要来源；通过接触感染患儿或受污染的设备、物品，经工作人员的手引起婴儿室、新生儿病房及快速传播，是造成医院肠道病毒感染暴发的重要原因。

医务人员应做好个人防护，在接触患儿及其周围环境和物品前须穿戴好防护用品，落实手卫生管理制度，严格执行手卫生；因肠道病毒对仅含乙醇的手消毒剂不敏感，对于速干手消毒剂的选择，必须是符合能有效灭活肠道病毒标准的产品。候诊区、诊室和病房须保持通风良好，包括自然通风和机械通风；若通风条件受限，应保持空气洁净，定期对空调出、入风口进行清洁和消毒，可使用空气消毒机或紫外线对空气进行消毒；接触患者皮肤、黏膜等可复用的器械、器具及物品如体温计等应当专人专用，用后需彻底消毒 / 灭菌；患儿用过奶瓶、奶嘴一用一消毒或灭菌；加强洗婴用物的管理，洗婴池一人一用一消毒；加强使用中温箱、蓝光箱外表面及高频接触部位的消毒；加强母乳接收、储存与配方奶使用的管理，防止交叉污染；患者出院、转院或死亡后严格执行终末消毒，对住院患者使用过的病床及桌椅等设施和物品必须消毒后才能继续使用。针对不同类型的肠道病毒可选择不同浓度的消毒剂，可采用含有效氯的消毒剂。由于肠道病毒感染患者粪便排毒时间较长，患者尽量使用专用厕所或者专用便器，加强对患者分泌物、呕吐物和排泄物等废物的消毒，换下的尿片及时放入医疗废物袋，防止污染环境，按照感染性废物处置。

三、保护易感人群

接种疫苗是预防肠道病毒感染的有效方法，目前在研的 EV-A71 疫苗包括灭活全病毒疫苗、减毒活疫苗、病毒样颗粒疫苗、重组 VP1 蛋白疫苗和合成多肽疫苗，仅有灭活 EV-A71 全病毒疫苗已广泛应用；但目前尚无新生儿肠道病毒疫苗接种的研究报道，对密切接触患者的婴幼儿可肌内注入血清丙种球蛋白 3~6mL 预防；对患儿及家长开展健康教育，加强饮食管理、手卫生，肠道病毒感染流行期间，不宜到公共泳池、江河中游泳；新生儿及婴幼儿是肠道病毒感染的易感人群，教育家长哺乳及喂养前洗手和清洁乳头，如果母亲存在明显的肠道感染症状时，应对母乳进行巴氏消毒，共享母乳应巴氏消毒，对所有共享母乳进行微生物指标监测，做好健康教育工作，干预执行；新生儿病区严格实施分区管理及分区诊疗,医护操作应当遵守以先操作处理早产儿后处理足月儿、先处理非感染性患儿后处理感染性患儿、最后处理隔离患儿的原则进行,严格防止病原体在病区内的传播。

（孙树梅）

思考题

1. 肠道病毒医院感染特点有哪些?
2. 医疗机构中预防新生儿肠道病毒感染有哪些措施?

第十九章　经血源传播疾病医院感染预防与控制

血源性病原体(bloodborne pathogen)是指存在于血液和某些体液中能引起人体疾病的病原微生物,例如乙型肝炎病毒(HBV)、丙型肝炎病毒(HCV)和人类免疫缺陷病毒(HIV)等。医院为血源性病原体患者高度集中的场所,尤其是针对手术室这种高频接触患者体液,高强度、高工作效率的科室,通过血源传播而引起的感染性疾病是医院感染不可忽略的内容。经血源传播疾病主要可以通过输血和血液制品、注射、手术等途径进行传播,其致死率和致残率较高,严重危害着患者以及医护人员的生命安全。为了减少和避免医务人员及患者的医院感染,保证医疗安全,做好经血源传播疾病在医院感染的管理与控制显得尤为重要。

第一节　人类免疫缺陷病毒医院感染预防与控制

近年来人类免疫缺陷病毒(human immunodeficiency virus,HIV)感染者和艾滋病[获得性免疫缺陷综合征(acquired immunodeficiency syndrome,AIDS)]患者来医院就诊已逐渐增多,在临床工作中发现和接触 HIV 感染者及 AIDS 患者已不再罕见。患者就诊医院频率越高,所做的侵入性检查操作越多,造成医院环境污染和接触者污染的可能性越大,发生医源性传播的风险越高。面对这一严峻形势,医院应加强 HIV 感染的管理,临床医护人员要树立牢固的防范意识,警钟长鸣。

一、艾滋病医院感染的基本概念

1. **艾滋病**　其病原体为人类免疫缺陷病毒(HIV),亦称艾滋病病毒。

2. **HIV 医院感染**　医务人员是 HIV 感染的高危易感人群,特别是直接参加实验、手术、血液透析、治疗性血液成分单采与置换等直接接触体液和血液的工作人员,尤应注意自身防护,患者在接受有创操作时,也存在因接触 HIV 污染的器械、物品,有发生医院感染的风险。

二、艾滋病感染的传染源

HIV 感染的传染源为 HIV 感染者和 AIDS 患者。HIV 主要存在于感染者的血液、精液、阴道分泌物、胸腔积液、腹腔积液、脑脊液、羊水和乳汁等。

三、艾滋病感染的传播途径

1. **经性接触传播**　包括不安全的同性、异性和双性性接触。
2. **经血液及血制品传播**　包括共用针具静脉注射毒品,不安全、不规范的介入性医疗操作,文身等。

3. **经母婴传播**　包括宫内感染、分娩时和哺乳传播。

四、艾滋病感染的临床表现与分期

从初始感染 HIV 至 AIDS 终末期是一个较为漫长、复杂的过程,在病程的不同阶段,与 HIV 相关的临床表现也是多种多样。根据感染后的临床表现,HIV 感染的全过程可分三个期,即急性期、无症状期和艾滋病期。

1. **急性期**　通常发生在感染 HIV 后的 6 个月内。部分感染者在急性期出现 HIV 病毒血症和免疫系统急性损伤相关临床表现。临床表现以发热最为常见,可伴有咽痛、盗汗、恶心、呕吐、腹泻、皮疹、关节疼痛、淋巴结肿大及神经系统症状。大多数患者临床症状轻微,持续 1~3 周后自行缓解。此期在血液中可检测到 HIV RNA 和 p24 抗原,$CD4^+T$ 淋巴细胞计数一过性减少,$CD4^+/CD8^+T$ 淋巴细胞比值倒置。部分患者可有轻度白细胞和血小板计数减少或肝脏生化指标异常。

2. **无症状期**　通常从急性期进入无症状期,或无明显的急性期症状而直接进入此期。持续时间一般为 4~8 年。其时间长短与感染病毒的数量和型别、感染途径、机体免疫状况的个体差异、营养条件及生活习惯等因素有关。在无症状期,由于 HIV 在感染者体内不断复制,免疫系统受损,$CD4^+T$ 淋巴细胞计数逐渐下降,可出现淋巴结肿大等症状或体征。

3. **艾滋病期**　为感染 HIV 后的终末阶段。患者 $CD4^+T$ 淋巴细胞计数多<200 个 $/\mu L$。此期主要临床表现为 HIV 感染相关症状、体征及各种机会性感染和肿瘤。

五、艾滋病职业暴露

HIV 职业暴露是指卫生保健人员或人民警察或其他人员在职业工作中与 HIV 感染者的血液、组织或其他体液等接触而具有感染 HIV 的危险。

(一)暴露途径

发生职业暴露的途径包括暴露源损伤皮肤(刺伤或割伤等)和暴露源沾染不完整皮肤或黏膜。如暴露源为 HIV 感染者的血液,那么经皮肤损伤暴露感染 HIV 的危险性为 0.3%,经黏膜暴露为 0.09%,经不完整皮肤暴露的危险度尚不明确,一般认为<0.1%。

暴露源危险度分级:①低传染性:病毒载量水平低、暴露源接受高效抗逆转录病毒治疗(ART)并有持续病毒学成功;②高传染性:病毒载量高、AIDS 晚期、未接受 ART 或不规律服药者;③暴露源情况不明:暴露源所处的病程阶段不明、暴露源是否为 HIV 感染,以及污染的器械或物品所带的病毒载量不明。

(二)HIV 职业暴露后的处理原则

1. 用肥皂液和流动的清水清洗被污染局部。

2. 污染眼部等黏膜时,应用大量等渗氯化钠溶液反复对黏膜进行冲洗。

3. 存在伤口时,应轻柔地由近心端向远心端挤压伤处,尽可能挤出损伤处的血液,再用肥皂液和流动的清水冲洗伤口。

4. 用 75% 乙醇或 0.5% 碘伏对伤口局部进行消毒。

(三)HIV 职业暴露后的预防性用药原则

1. **阻断方案**　首选推荐方案为替诺福韦/恩曲他滨+拉替拉韦或多替拉韦(TDF/

FTC+RAL 或 DTG）等整合酶抑制剂（INSTIs）；也可考虑选择比克替拉韦 / 恩曲他滨 / 丙酚替诺福韦（BIC/FTC/TAF）。如 INSTIs 不可及，根据当地资源，可使用蛋白酶抑制剂（PIs），如洛匹那韦 / 利托那韦（LPV/r）和达芦那韦 / 利托那韦（DRV/c）；对合并肾功能下降并排除有 HBV 感染的患者可使用齐多夫定 / 拉米夫定（AZT/3TC）。国内研究显示，含艾博韦泰（ABT）的暴露后预防（post-exposure prophylaxis，PEP）方案艾博韦泰 + 多替拉韦（ABT+DTG）或艾博韦泰 + 替诺福韦 + 拉米夫定（ABT+TDF+3TC）具有较高的治疗完成率和依从性，以及很好的安全性，但这方面尚需积累更多的研究证据。

2. **开始治疗用药的时间及疗程**　发生 HIV 暴露后，应尽可能在最短的时间内（尽可能在 2 小时内）进行预防性用药，最好在 24 小时内，但不超过 72 小时，连续服用 28 天。

3. **HIV 职业暴露后的监测**　发生 HIV 职业暴露后，应立即、4 周、8 周、12 周和 24 周后检测 HIV 抗体。对合并 HBV 感染的暴露者，注意停药后对 HBV 相关指标进行监测。

4. **预防职业暴露的措施**　主要是规范操作，做好标准预防。

六、非艾滋病职业暴露

非艾滋病职业暴露是指除职业暴露外其他个人行为发生的 HIV 暴露。暴露评估、处理原则（包括阻断用药）与职业暴露相同。注意阻断用药应遵循自愿的原则，并开展规范随访，以尽早发现感染者。

七、HIV 医院感染的管控

（一）HIV 医院感染的管理方法

1. **建立 HIV/AIDS 监测报告管理制度**　我国《传染病防治法》将艾滋病列入乙类传染病进行管理，要求医疗机构在发现 HIV/AIDS 后应在 24 小时内通过网络进行信息的录入报告。

2. **积极开展 AIDS 知识培训**　加大全体医护人员 AIDS 防控知识培训力度，提高医护人员对 AIDS 的早期识别能力和诊断水平。

3. **做好医院内 HIV 初筛检测**　详细采集病史，及时进行 HIV 初筛对疾病的诊断十分重要。尤其是了解患者有无卖淫、嫖娼、多性伴侣、男性同性恋、静脉吸毒以及经常输血、供血等既往史。

4. **严格医疗器械消毒灭菌与医疗废物管理**　被污染的医疗器械传播 HIV 可能性最大，因此医疗器械的消毒灭菌是医院内预防 HIV 传播的重要环节。

（二）HIV 医院感染的预防与控制

1. **树立标准预防观念**　要把所有患者的血液、体液及被血液、体液污染的物品都要视为具有传染性的病原物质，接触这些物质时，必须遵照标准预防原则，采取防护措施。

2. **严格医疗操作程序**　在进行各项诊疗护理操作时应严格医疗操作程序，熟练操作技术，避免意外损伤。

3. **严格防范措施**　严格遵照《中国艾滋病诊疗指南（2021 年版）》，规范职业暴露后处理流程，使每一位医务人员正确掌握预防和控制 HIV 职业暴露的防护技术。

第二节 肝炎病毒医院感染预防与控制

一、病毒性肝炎的概念

病毒性肝炎是由多种嗜肝病毒引起的常见传染病,具有传染性强、传播途径复杂、流行面广泛、发病率高等特点。

二、肝炎病毒感染的传播途径

1. 甲型、戊型肝炎病毒主要是通过消化道传播。
2. 乙型、丙型、丁型、庚型肝炎病毒主要经血(输血及血制品、侵入性操作及皮肤黏膜破损等)和母婴垂直传播。

三、乙型肝炎病毒暴露后采取的预防措施

乙型肝炎病毒接触后预防措施与接种疫苗的状态紧密相关,共分为以下 4 种情况:①未接种疫苗者,应采取注射乙肝免疫球蛋白和接种乙肝疫苗的措施;②以前接种过疫苗,已知有保护性抗体者,无须处理;③以前接种过疫苗,已知没有保护性抗体者,应采取注射乙肝免疫球蛋白和接种乙肝疫苗的措施;④如乙肝病毒感染状况不明确者,应采取注射乙肝免疫球蛋白和接种乙肝疫苗的措施,同时进行乙肝病毒血清检测,根据结果确认是否接种第 2、3 针乙肝疫苗。

四、肝炎病毒医院感染的预防控制

（一）甲型、戊型肝炎病毒医院感染的预防和控制

执行胃肠道感染控制的规定。

（二）乙型、丙型、丁型、庚型肝炎病毒医院感染的预防和控制

1. **乙型、丙型、丁型、庚型肝炎患者（感染者）的筛查** 医源性感染是这几种病毒型肝炎传播的重要途径之一,其对患者及医务人员的危害不容忽视。早筛查（发现）、早诊断、早治疗是阻断传播的关键措施。为使有限的医疗资源发挥最大作用,应当在医疗机构内开展对高危人群等相关人员的普遍筛查。

2. **严格执行安全用血措施** 乙型、丙型、丁型、庚型肝炎在医疗机构中的传播主要为血源性传播。患者如有输血或使用血液制品,血液制品的来源和使用应严格按照国家的有关规范执行。医疗机构应遵照《医疗机构临床用血管理办法》,健全临床用血管理制度,不断加强和改进医疗服务水平,大力推行节约用血新技术,推广合理用血先进理念和经验,规范用血标准,严格用血指征。

3. **严格执行标准预防** 标准预防是基于患者的血液、体液、分泌物(不包括汗液)、非完整皮肤和黏膜均可能含有感染性因子的原则,针对医院所有患者和医务人员采取的一组预防感染的措施。标准预防措施包括手卫生,根据预期可能的暴露选用手套、隔离衣、口罩、护目镜或防护面屏,以及安全注射;也包括穿戴合适的防护用品处理患者环境中污染的物品与医疗器械。强调双向防护,既要预防感染性疾病由患者传至医务人员,又要防止感染性疾病从医务人员传给患者。

4. **安全使用和处置锐器** 锐器不能直接用手传递,尽量减少搬运,使用或处置前不要弯曲或破坏针头,针头与注射器在处理前不得用手分解针头,无须重新戴帽,使用过的针头应就地放入利器盒收集容器,利器盒的装量不要超过标示的装量或四分之三,公共区域的锐器盒不能放在地上而应放在安全的地方,重视预防针刺伤设施的使用。对针刺伤预防设施进行严格的评价,确定其效果及可接受程度,对患者护理的影响及成本效益进行分析。

5. **加强血液净化中心管理** 医疗机构内应加强血液净化中心管理,加强患者分区管理,应按照《医院感染管理办法》的要求,规范实施感染监测,及时发现感染病例和感染隐患,确诊传染病病例应在规定时间内及时上报。

6. **暴露后应急处理程序** 血液、体液暴露的黏膜应用流动水冲洗,包括眼结膜。如果有锐器伤伤口,暴露发生后,应立即用流动水冲洗暴露的伤口或非完整的皮肤,然后用消毒剂(碘伏或乙醇)对伤口进行消毒。医务人员诊疗操作中发生职业暴露后,如明确暴露源为HCV感染者,建议暴露后医务人员按筛查时间进行抗-HCV和HCV-RNA检测,一旦HCV-RNA阳性可以立即使用直接抗病毒药物(DAAs)进行抗病毒治疗。

7. **患者使用后的物品及器械处理** 所有患者使用后的可复用的物品及器械,应按照《医院消毒供应中心 第3部分:清洗消毒及灭菌效果监测标准》(WS 310.3—2016)进行处理。病毒性肝炎患者使用后的物品应按《医疗机构消毒技术规范》(WS/T 367—2012)相关要求进行处理。病毒性肝炎患者血液污染的废弃物品,应遵循《医疗废物管理条例》及《医疗卫生机构医疗废物管理方法》的要求,进行分类及处置。

五、预防与控制肝炎病毒的健康教育与培训

针对当前病毒性肝炎的流行现状与不良后果,医疗机构应对肝炎病毒感染的高危风险人群进行系统的教育培训。医院应充分利用候诊区、病区宣传画廊等空间对就诊患者进行宣传,如通过海报、宣传彩页、壁挂电视(在候诊室定期循环播放)等途径宣传肝炎病毒感染的危害、传播途径、临床特点、科学防控等知识。

(一)患者教育

对患者进行病毒性肝炎防控教育的目的是规范和促进高危风险人群的筛查,提高确诊率和治疗率,改善病毒性肝炎者的临床预后,同时预防传播。医务人员主动向病毒性肝炎阳性患者介绍病毒性肝炎的危害,以及病毒性肝炎病毒检测的重要性及治疗的必要性等知识。

(二)医务人员教育

在医务人员的职业伤害中,血源性暴露是主要风险之一。乙型、丙型病毒性肝炎具有隐匿性,医务人员发生职业暴露后感染HBV、HCV的风险显著增加。为避免患者及医务人员发生HBV、HCV医源性感染,对医务人员进行血源性传播疾病暴露的培训教育尤其重要,宜将血源性传播疾病职业暴露的预防及处理纳入医疗机构新到岗人员的培训中;将相关培训纳入医疗机构员工年度继续教育必修课程,以确保每名员工每年都接受培训;宜定期举办HBV、HCV感染职业暴露为主题的专题培训。

第三节 梅毒螺旋体医院感染预防与控制

一、梅毒的基本概念

梅毒（syphilis）是苍白密螺旋体苍白亚种（treponema pallidum）（又名梅毒螺旋体）感染人体所引起的一种系统性、慢性性传播疾病，可引起人体多系统多器官的损害，产生多种临床表现，导致组织破坏、功能失常，甚至危及生命。

二、梅毒螺旋体感染的传播途径

（一）性传播途径
经性传播是最常见的形式。

（二）血液传播途径
即不小心接触到了梅毒患者的血液，并且患者的梅毒螺旋体含量比较高，进入了破损的机体内部，可以诱发梅毒，但该种情况一般发生的比例比较少。

（三）母婴传播途径
母婴传播在近些年来也逐渐增加，胎儿在母体内部感染了梅毒螺旋体，或新生儿和母亲的亲密接触、哺乳等，也能够导致新生儿发生梅毒。

还有一些间接接触，比如接触了梅毒患者污染的一些器具，如牙刷、牙具、剃须刀、便器等，也能够传染上梅毒，但这样的方式比较罕见。

三、梅毒螺旋体感染的临床表现与分期

梅毒根据临床表现可分为一期梅毒、二期梅毒和三期梅毒。缺乏临床表现但血清学试验阳性称为潜伏感染，其中感染1年以内的潜伏梅毒称为早期潜伏梅毒，其他情况的潜伏梅毒称为晚期潜伏梅毒或病期不明的潜伏梅毒。

（一）一期梅毒
1. **硬下疳** 潜伏期2~4周（平均3周），多见于外生殖器等性接触部位。起初表现为小丘疹，逐渐发展为直径1~2cm的圆形或椭圆形浅表性溃疡，界限清楚、边缘略隆起，溃疡面清洁；一般为单发；触诊基底质韧，呈软骨样硬度；无明显疼痛或触痛。硬下疳也可不典型，或可因为继发细菌感染，表现为自觉疼痛、多个溃疡、深或大的溃疡、溃疡面有脓性渗出物、触之不硬等。

2. **腹股沟或患部近卫淋巴结肿大** 可为单侧或双侧，无痛，相互孤立而不粘连，质硬，不化脓破溃，其表面皮肤无发红、发热表现。

（二）二期梅毒
1. **皮损** 呈多形性，可模拟各种皮肤病皮损，包括斑疹、斑丘疹、丘疹、丘疹鳞屑疹及脓疱疹等，常泛发对称；掌跖部易见暗红斑及脱屑性斑丘疹；外阴及肛周可见湿丘疹及扁平湿疣；皮损一般无自觉症状，也可有瘙痒；口腔可发生黏膜斑，或可有生殖器部位黏膜斑；可发生虫蚀样脱发。二期复发梅毒，皮损局限，数目较少，形态奇异，常呈环状、弓形或弧形。

2. 全身浅表淋巴结可肿大。

（三）三期梅毒

1. 晚期良性梅毒　皮肤黏膜损害表现为头面部及四肢伸侧的结节性梅毒疹，大关节附近的近关节结节，皮肤、口腔、舌咽树胶肿，上腭及鼻中隔黏膜树胶肿可导致上腭及鼻中隔穿孔和马鞍鼻；也可发生骨梅毒及其他内脏梅毒，累及骨骼及关节、呼吸道、消化道、肝脾、泌尿生殖系及内分泌腺等。

2. 眼梅毒　少数可发生虹膜睫状体炎、视网膜炎及间质性角膜炎等，可致失明。

3. 神经梅毒　可发生脑膜神经梅毒（出现头痛、呕吐、颈项强直等）、脑膜血管梅毒（出现闭塞性脑血管综合征表现如偏瘫、失语、癫痫性发作）、脑实质梅毒（出现麻痹性痴呆、脊髓痨等），也可为无症状性神经梅毒，仅有脑脊液异常发现。

4. 心血管梅毒　可发生单纯性主动脉炎、主动脉瓣闭锁不全、主动脉瘤等。

四、梅毒螺旋体医院感染的预防与控制

（一）遵照标准预防原则

认定患者的血液、体液、分泌物均具有传染性，需进行隔离。不论是否有明显的血迹污染或是否接触非完整的皮肤与黏膜，接触上述物质者，必须采取防护措施。

（二）手卫生规范

严格掌握洗手与卫生手消毒的指征：①接触患者前；②清洁、无菌操作前，包括进行侵入性操作前；③暴露患者体液风险后，包括接触患者黏膜、破损皮肤或伤口、血液、体液、分泌物、排泄物、伤口敷料等之后；④接触患者后；⑤接触患者周围环境后，包括接触患者周围的医疗相关器械、用具等物体表面后。

（三）正确处理利器

包括：①锐器及用后的针头直接放入耐刺、防渗漏的锐器盒中；②禁止手持锐器随意走动；③禁止将使用后的一次性针头重新套上针头帽，如果必须套回一定要单手操作；④禁止用手直接接触使用后的针头、刀片等锐器；⑤禁止将针等锐器随手传递；⑥进行侵袭性诊疗、护理操作中，要保证充足的光线，防止被针头、缝合针、刀片等锐器刺伤或者划伤；⑦丢弃的损伤性废物无论是否使用均按损伤性废物处理。

（四）可重复使用设备的清洁、消毒、灭菌

通常情况下应遵循先清洗后消毒的处理程序，应根据《医院消毒供应中心　第3部分：清洗消毒及灭菌效果监测标准》管理规范的规定，选择清洗、消毒或灭菌处理方法。

（五）防护用品

主要考虑接触性的防护。若进行侵入性操作（包括打针、抽血等）、伤口换药等应戴双层手套、口罩、隔离衣，视操作需要考虑护目镜的使用。

（六）进行积极的岗前培训

充分认识梅毒职业暴露的危险性和危害性，工作中科学选用防护用品，安全注射、手术。处理患者接触或污染的物品时，避免接触污染物后揉眼睛、抠鼻子和挖耳朵等。及时清洗手及暴露部位的皮肤，注意保护皮肤屏障的完整。

（黄　勋）

思考题

1. 什么叫艾滋病职业暴露?
2. 乙型肝炎病毒暴露后应采取哪些预防措施?

第二十章　多重耐药菌医院感染预防与控制

近年来,多重耐药菌(multi-drug resistant organism, MDRO)的种类和数量仍在迅速增加,日益突出的多重耐药菌问题给临床抗感染治疗和医院感染控制带来了严峻挑战。随着抗菌药物的广泛应用、免疫抑制剂应用以及侵入性操作的开展,细菌的耐药形势愈演愈烈,多重耐药菌已逐渐成为医院感染重要的病原菌,可导致住院患者住院时间延长、医疗费用和病死率明显增加。如何实施规范的医院感染管理,有效预防和控制多重耐药菌在医院内的产生和传播,保障患者安全,已成为医学界、政府和社会广泛关注的问题。

第一节　多重耐药菌感染基本概念

一、多重耐药菌感染的基本概念

多重耐药菌,主要是指对临床使用的三类或三类以上抗菌药物同时呈现耐药的细菌。三类是指 β-内酰胺类、喹诺酮类、大环内酯类、四环素类、氨基糖苷类、林可霉素类等这些大类中的三类,而不是每一类中的三种,如只对一代头孢、二代头孢、青霉素耐药就不算多重耐药菌,只能算对 β-内酰胺类耐药。多重耐药也包括泛耐药(extensive drug resistance, XDR)和全耐药(pan-drug resistance, PDR)。常见多重耐药菌包括:耐甲氧西林金黄色葡萄球菌(MRSA)、耐万古霉素肠球菌(VRE)、产超广谱 β-内酰胺酶(ESBLs)细菌、耐碳青霉烯类抗菌药物肠杆菌目细菌(CRE)[如产Ⅰ型新德里金属 β-内酰胺酶(NDM-1)或产丝氨酸类碳青霉烯酶(KPC)的肠杆菌目细菌]、耐碳青霉烯类抗菌药物鲍曼不动杆菌(CR-AB)、多重耐药/泛耐药铜绿假单胞菌(MDR/PDR-PA)和多重耐药结核分枝杆菌等。

二、细菌耐药机制

细菌对抗菌药物的耐药机制主要有:药物作用靶位改变;产生抗菌药物灭活酶,如氨基糖苷修饰酶;药物到达作用靶位量的减少,包括外膜孔蛋白通透性下降及外排泵的过度表达等。如 MRSA 的耐药机制主要为携带 *mecA* 基因编码的青霉素结合蛋白 2a(PBD2a)与β-内酰胺类抗生素的亲和力极低,而青霉素结合蛋白具有促进细菌细胞壁合成的作用,使β-内酰胺类抗生素不能阻碍细胞壁肽聚糖层合成,从而产生耐药。VRE 对万古霉素的耐药性多数是由位于染色体或质粒上的耐药基因簇引起细胞壁改变所致。产 ESBLs 是肠杆菌目细菌对 β-内酰胺类抗生素耐药的主要机制。细菌的耐药基因在细菌间传播造成耐药,如携带多重耐药基因的质粒在肠杆菌目细菌间传播的耐药。对于非发酵菌多重耐药,特别是铜绿假单胞菌,对铜绿假单胞菌作用最强是亚胺培南和头孢他啶,且亚胺培南与其他抗铜绿假单胞菌药物一般不易产生交叉耐药,而铜绿假单胞菌对亚胺培南的耐药,主要是产生抗菌药物水解酶、改变抗菌药物作用靶位、外膜通透性降低等,国内外报道主要与细菌外膜碳青霉烯类特异通道关闭和金属酶产生有关。

三、多重耐药菌的传播机制

(一)传播源

MDRO 的传播源包括生物性和非生物性传播源。MDRO 感染患者及携带者是主要的生物性传播源。被 MDRO 污染的医疗器械、环境等构成非生物性传播源。

(二)传播途径

MDRO 的传播途径呈多种形式,其中接触(包括媒介)传播是 MDRO 医院内传播的最重要途径;咳嗽能使口咽部及呼吸道的 MDRO 通过飞沫传播;空调出风口被 MDRO 污染时可发生空气传播;其他产生飞沫或气溶胶的操作也可导致 MDRO 传播风险增加。

四、多重耐药菌的产生原因

(一)抗生素选择性压力

MDRO 常携带多种耐药基因,细菌耐药质粒能在不同细菌之间互相传播,尤其通过基因转移在菌株间横向传播。由于抗菌药的不合理使用,抗菌药物多药联合使用和使用级别较高,造成对基因突变、耐药基因转移以及耐药菌富集,是导致 MDRO 产生的主要原因。

(二)耐药菌传播增加

通过医护人员尤其手的接触,细菌在患者间交叉寄生造成耐药菌株在医院内的传播,以及随后通过患者的转移,耐药菌在医院甚至社区间进行传播。

五、多重耐药菌感染的主要危险因素与类型

目前,认为 MDRO 感染的危险因素主要包括:①老年;②免疫功能低下(包括糖尿病、慢性阻塞性肺疾病、肝硬化、尿毒症的患者,长期使用免疫抑制剂治疗、接受放射治疗和/或化学治疗的肿瘤患者);③接受中心静脉插管、机械通气、泌尿道插管等各种侵入性操作;④近期(90 天内)接受抗菌药物治疗;⑤既往多次或长期住院;⑥既往有 MDRO 定植或感染史等。

MDRO 和非耐药细菌均可引起全身各类型感染。常见的医院感染类型包括医院获得性肺炎、血流感染(包括血管导管相关血流感染)、手术部位感染、腹腔感染、导尿管相关泌尿道感染、皮肤软组织感染等。

六、多重耐药菌医院感染的危害

(一)增加疾病负担

1. MDRO 感染患者病死率高于敏感菌感染或未感染患者。
2. 感染后住院时间和住重症监护室(ICU)时间延长,影响床位周转率。
3. 用于感染诊断、治疗的费用增加,增加住院费用。

(二)影响医疗安全和质量

1. 抗菌药物不良反应的风险增加。
2. 耐药菌感染暴发隐患。
3. 成为传播源,医院感染风险增加。

（三）威胁医务人员的安全

1. 职业安全　由于医院工作环境和工作对象的特殊性，医务人员 MDRO 感染属于职业暴露，可导致医务人员诊疗过程中存在恐惧心理，不愿与 MDRO 感染患者交流接触或实施治疗，进而在工作中产生消极情绪、情感疏远与态度冷漠等表现，自身工作效率与服务质量均随之下降，患者信任感与配合度减低，甚至引发医疗纠纷损害医院形象。

2. 家人健康　医务人员发生 MDRO 感染后可能损伤医务人员身心健康，给医务人员及其家人造成不必要的伤害。

第二节　常见多重耐药菌感染治疗

一、耐甲氧西林金黄色葡萄球菌

（一）判断标准

金黄色葡萄球菌对苯唑西林耐药或头孢西丁耐药诱导实验阳性。目前，临床检测 MRSA 的主要方法有：PCR 法、苯唑西林纸片扩散法、头孢西丁纸片扩散法。其中 PCR 法的检测结果多作为"金标准"，而纸片扩散法则相对来说操作简单，成本低，检测结果直观。头孢西丁纸片扩散法检测 MRSA 的敏感性和特异性高，终点容易判读，是首选的初筛方法。头孢西丁纸片结果为耐药，应报告为苯唑西林耐药。由于存在非 *mecA* 基因介导的苯唑西林耐药，如果苯唑西林纸片法结果为耐药，要检测苯唑西林最低抑菌浓度（MIC），如 MIC≥4μg/mL，即使 *mecA* 基因和 PBP2a 检测为阴性，也要报苯唑西林耐药。一旦被确认为 MRSA，应报告对所有的 β-内酰胺类抗生药物耐药，包括头孢菌素和亚胺培南，无论其体外试验的结果敏感与否。

（二）感染与治疗

MRSA 感染的暴发流行常出现在 ICU、新生儿病房、产房等科室，最重要的感染途径是通过污染的手，尤其是医务人员的手传播。感染的主要部位有皮肤及软组织、泌尿系统、血液系统、呼吸系统、手术切口。

治疗 MRSA 首选：万古霉素、去甲万古霉素，替考拉宁、利奈唑胺也有较好敏感性。

1. 皮肤及软组织感染

（1）社区获得性皮肤脓疱病及皮肤溃疡：夫西地酸或莫匹罗星软膏局部治疗。

（2）单纯皮肤脓肿：①难以引流的脓肿；②多部位脓肿；③脓肿周围出现蜂窝组织炎；④应考虑尽快切开和引流，不常规使用抗菌药。口服 TMP-SMX 四环素类（多西环素或米诺环素）和利奈唑胺，建议疗程 5~10 日。

（3）复杂皮肤软组织感染：①深部软组织感染；②外科伤口的感染；③较大的脓肿、蜂窝组织炎；④皮肤溃疡或烧伤部位的感染，应该外科清创治疗并联合抗菌药物（万古霉素、利奈唑胺、达托霉素）治疗。

2. 泌尿系统感染

（1）单纯泌尿系统感染：呋喃妥因、磷霉素、甲氧苄啶、复方新诺明等口服药物治疗。

（2）复杂泌尿系统感染：建议选用万古霉素、利奈唑胺抗感染治疗。

3. 菌血症　首先应寻找感染来源并评价严重程度，应用万古霉素、达托霉素、利奈唑胺治疗，疗程至少 2 周。对体内有植入假体、转移性感染灶或有发生感染性心内膜炎高危因素者,疗程应延长至4~6周。建议对血流感染者常规行超声心动图检查。

4. 感染性心内膜炎　首先应寻找感染来源并评价严重程度,对于成人感染性心内膜炎,应用万古霉素或达托霉素静脉治疗至少6周;对于有人工瓣膜的感染性心内膜炎,应用万古霉素静脉治疗并联合利福平(静脉或口服,每8个小时用0.6g),至少6周。

5. 肺炎　建议万古霉素或利奈唑胺静脉治疗。轻症患者,如对磷霉素、夫西地酸敏感,磷霉素或夫西地酸治疗,根据感染的严重程度治疗7~21天。

6. 眼部及中枢神经系统感染

(1)眼部浅部感染:夫西地酸、氯霉素或庆大霉素治疗。

(2)眼部深部感染及中枢神经系统感染:万古霉素单独或联合利福平治疗,对有脑室引流道、中枢神经系统有化脓灶或脓肿者,在抗耐甲氧西林金黄色葡萄球菌治疗同时,尽早考虑拔出引流道或进行脓肿切开引流。眼部感染一般需要局部给药。

7. 骨、关节感染　以外科综合治疗为基础,首选万古霉素静脉输注或联合静脉应用利福平治疗。

二、耐万古霉素肠球菌

(一)判断标准

耐万古霉素肠球菌对万古霉素耐药:耐万古霉素肠球菌(VRE)的耐药主要是细菌细胞壁黏肽链末端成分发生改变,使其对万古霉素的亲和力降低。

(二)感染与治疗

VRE引起的感染常见于各种肿瘤、泌尿系统疾病和脑梗死等重症患者,VRE的感染常与高死亡率相关,引起的感染主要为腹腔感染,其次为泌尿道感染、皮肤感染和血液感染,严重时可导致脓毒血症。目前认为有效治疗VRE引起感染的药物有利奈唑胺、奥利万星和达托霉素等。

三、产超广谱β-内酰胺酶细菌

(一)基本概念

产超广谱β-内酰胺酶(ESBLs)是由质粒介导的能水解青霉素类、氧亚氨基头孢菌素(包括第三、四代头孢菌素)及单环酰胺类氨曲南,且能被β-内酰胺酶抑制剂所抑制的一类β-内酰胺酶。产ESBLs细菌主要包括大肠埃希菌、克雷伯菌属(肺炎克雷伯菌、产酸克雷伯菌)、变形杆菌属等。

(二)判断标准

对第三代或第四代头孢菌素或氨曲南耐药或ESBLs检测阳性。基于ESBLs的特点,现有多种ESBLs表型检测方法,美国临床和实验室标准研究所(Clinical and Laboratory Standards Institute, CLSI)推荐的ESBLs初筛和表型确证试验、双纸片协同试验、E试验法、三维试验等。

(三)感染与治疗

治疗产ESBLs大肠埃希菌和肺炎克雷伯菌的有效药物:含酶抑制剂克拉维酸、舒巴坦、他唑巴坦的复方制剂对产ESBLs细菌均有抑制作用。治疗上可用碳青霉烯类抗生素(如厄他培南、亚胺培南、美罗培南、帕尼培南、比阿培南);β-内酰胺类抗生素 + 酶抑制剂(如头孢哌酮/舒巴坦和哌拉西林/他唑巴坦);头霉素类抗生素(如头孢西丁、头孢美唑和头孢米诺);氧头孢烯类抗生素(如拉氧头孢和氟氧头孢)。

四、耐碳青霉烯类抗菌药物肠杆菌科细菌

(一)基本概念

耐碳青霉烯类抗菌药物肠杆菌目细菌(CRE)包括产新德里金属 β-内酰胺酶(NDM)细菌和产丝氨酸碳青霉烯酶(如 KPC)的肠杆菌目细菌。碳青霉烯酶是指所有能明显水解亚胺培南、美罗培南等碳青霉烯类抗生素的 β-内酰胺酶,常见为 NDM 和 KPC。

产 NDM 细菌是一种对多种抗菌药物广泛耐药的细菌,主要为大肠埃希菌。该种细菌源于南亚地区,已在全球播散;属于肠杆菌目细菌,致病力与普通肠杆菌目细菌没有差别;由于产生 NDM 导致广泛耐药,为"泛耐药菌";主要导致医院感染的发生。

产 KPC 的细菌主要是肺炎克雷伯菌,其他肠杆菌目细菌中的产酸克雷伯菌、产气肠杆菌、大肠埃希菌、弗劳地枸橼酸杆菌和黏质沙雷菌。产 KPC 酶的肠杆菌科细菌对所有的 β-内酰胺类耐药。

(二)判断标准

对碳青霉烯类(亚胺培南、美罗培南、厄他培南等)全部耐药。

(三)感染与治疗

目前国内 CRE 治疗应用的主要抗菌药物:头孢他啶-阿维巴坦、替加环素、多黏菌素(多黏菌素 B 和多黏菌素 E)、氨基糖苷类、喹诺酮类。

国外 CRE 治疗应用的新抗菌药:① β-内酰胺酶抑制剂复合剂(如美罗培南-法硼巴坦、亚胺培南-瑞来巴坦、头孢洛林-阿维巴坦、氨曲南-阿维巴坦);②头孢菌素类(如头孢地尔);③四环素类(如依拉环素、替加环素);④氨基糖苷类(如普拉佐米星、安普霉素)。

五、耐碳青霉烯类鲍曼不动杆菌

(一)判断标准

鲍曼不动杆菌对碳青霉烯类(亚胺培南、美罗培南等)全部耐药。

(二)感染与治疗

鲍曼不动杆菌普遍生存于自然环境之中,也生存在病房之中,是革兰氏染色阴性菌中的一种。在住院患者的免疫系统遭受到破坏抑制时,平时生长在皮肤组织表面、消化系统等处的鲍曼不动杆菌大量繁殖增生,最后突破皮肤黏膜的屏障保护,从而引起下呼吸道、泌尿系统、创面等多个系统器官的感染,是一种条件致病菌。目前认为有效治疗耐碳青霉烯类抗菌药物鲍曼不动杆菌引起感染的药物有头孢哌酮舒巴坦、替加环素、多黏菌素和利福平等。

六、多重耐药/泛耐药铜绿假单胞菌

(一)判断标准

对头孢菌素(头孢他啶、头孢吡肟等)、抗假单胞菌碳青霉烯类(亚胺培南、美罗培南等)、β-内酰胺类/β-内酰胺酶抑制剂复合制剂(哌拉西林/他唑巴坦等)、氟喹诺酮类(环丙沙星、左氧氟沙星)、氨基糖苷类(阿米卡星等)五类抗菌药物中三类及三类以上全部耐药。易变为对所有抗菌药物全耐药。

(二)感染与治疗

治疗铜绿假单胞菌的有效药物:对铜绿假单胞菌抗菌活性较强的抗菌药有头孢哌酮/

舒巴坦、哌拉西林/他唑巴坦、头孢他啶、亚胺培南/西司他丁、阿米卡星等。

第三节 多重耐药菌感染的预防与控制

由多重耐药菌引起的感染呈现复杂性、难治性等特点,主要感染类型包括泌尿道感染、外科手术部位感染、医院获得性肺炎、血管导管相关血流感染等。近年来,多重耐药菌已经成为医院感染重要的病原菌。为降低发生医院感染的风险,保障医疗质量和医疗安全,进一步加强多重耐药菌医院感染预防与控制,做好多重耐药菌医院感染预防与控制工作显得尤为重要。

一、加强多重耐药菌医院感染管理

(一)重视多重耐药菌医院感染管理

医疗机构应当高度重视多重耐药菌医院感染的预防和控制,针对多重耐药菌医院感染的诊断、监测、预防和控制等各个环节,结合各自实际工作,制订并落实多重耐药菌感染管理的规章制度和防控措施。

(二)加强重点环节管理

医疗机构要采取有效措施,预防和控制多重耐药菌的医院感染。特别要加大对重症监护病房(ICU)、新生儿室、血液科病房、呼吸科病房、神经科病房、烧伤病房等重点部门以及长期收治在ICU的患者,或接受过广谱抗菌药物治疗或抗菌药物治疗效果不佳的患者,留置各种管道以及合并慢性基础疾病的患者等重点人群的管理力度,落实各项防控措施。

(三)加大人员培训力度

医疗机构要加强对医务人员医院感染预防与控制知识的教育和培训。提高医务人员对多重耐药菌医院感染预防与控制认识,强化多重耐药菌感染危险因素、流行病学以及预防与控制措施等知识培训,确保医务人员掌握正确、有效的多重耐药菌感染预防和控制措施。

二、强化预防与控制措施

(一)加强医务人员手卫生

严格执行《医务人员手卫生规范》(WS/T 313—2019)。医疗机构应当提供有效、便捷的手卫生设施,特别是在ICU、新生儿室、血液科病房、呼吸科病房、神经科病房、烧伤病房等多重耐药菌医院感染重点部门,应当配备充足的洗手设施和速干手消毒剂,提高医务人员手卫生依从性。医务人员在直接接触患者前后、进行无菌技术操作和侵入性操作前,接触患者使用的物品或处理其分泌物、排泄物后,必须洗手或使用速干手消毒剂进行手消毒。

(二)严格实施隔离措施

医疗机构应当对所有患者实施标准预防措施,对确定或高度疑似多重耐药菌感染患者或定植患者,应当在标准预防的基础上,实施接触隔离措施,预防多重耐药菌传播。

1. 尽量选择单间隔离,也可以将同类多重耐药菌感染患者或定植患者安置在同一房间。隔离房间应当有隔离标识。不宜将多重耐药菌感染或者定植患者与留置各种管道、有开放伤口或者免疫功能低下的患者安置在同一房间。多重耐药菌感染或者定植患者转诊之前应当通知接诊的科室,采取相应隔离措施。没有条件实施单间隔离时,应当实施床旁隔离。

2. 与患者直接接触的相关医疗器械、器具及物品如听诊器、血压计、体温表、输液架等要专人专用，并及时消毒处理。轮椅、担架、床旁心电图机等不能专人专用的医疗器械、器具及物品要在每次使用后擦拭消毒。

3. 医务人员对患者实施诊疗护理操作时，应当将高度疑似或确诊多重耐药菌感染患者或定植患者安排在最后进行。接触多重耐药菌感染患者或定植患者的伤口、溃烂面、黏膜、血液、体液、引流液、分泌物、排泄物时，应当戴手套，必要时穿隔离衣，完成诊疗护理操作后，要及时脱去手套和隔离衣，并进行手卫生。

（三）遵守无菌技术操作规程

医务人员应当严格遵守无菌技术操作规程，特别是在实施各种侵入性操作时，应当严格遵守无菌技术操作和标准操作规程，避免污染，有效预防多重耐药菌感染。

（四）加强清洁和消毒工作

医疗机构要加强多重耐药菌感染患者或定植患者诊疗环境的清洁、消毒工作，特别要做好ICU、新生儿室、血液科病房、呼吸科病房、神经科病房、烧伤病房等重点部门物体表面的清洁、消毒。要使用专用的抹布等物品进行清洁和消毒。对医务人员和患者频繁接触的物体表面（如心电监护仪、微量输液泵、呼吸机等医疗器械的面板或旋钮表面、听诊器、计算机键盘和鼠标、电话机、患者床栏杆和床头桌、门把手、水龙头开关等），采用适宜的消毒剂进行擦拭、消毒。被患者血液、体液污染时应当立即消毒。出现多重耐药菌感染暴发或者疑似暴发时，应当增加清洁、消毒频次。在多重耐药菌感染患者或定植患者诊疗过程中产生的医疗废物，应当按照医疗废物有关规定进行处置和管理。

三、合理使用抗菌药物

医疗机构应当认真落实抗菌药物临床合理使用的有关规定，严格执行抗菌药物临床使用的基本原则，切实落实抗菌药物的分级管理，正确、合理地实施个体化抗菌药物给药方案，根据临床微生物检测结果，合理选择抗菌药物，严格执行围手术期抗菌药物预防性使用的相关规定，避免因抗菌药物使用不当导致细菌耐药的发生。

医疗机构要建立和完善临床抗菌药物处方审核制度，定期向临床医师提供最新的抗菌药物敏感性总结报告和趋势分析，正确指导临床合理使用抗菌药物，提高抗菌药物处方水平。

四、建立和完善对多重耐药菌的监测

（一）加强多重耐药菌监测工作

医疗机构应当重视医院感染管理部门的建设，积极开展常见多重耐药菌的监测。对多重耐药菌感染患者或定植高危患者要进行监测，及时采集有关标本送检，必要时开展主动筛查，以及时发现、早期诊断多重耐药菌感染患者和定植患者。

（二）提高临床微生物实验室的检测能力

医疗机构应当加强临床微生物实验室的能力建设，提高其对多重耐药菌检测及抗菌药物敏感性、耐药模式的监测水平。临床微生物实验室发现多重耐药菌感染患者和定植患者后，应当及时反馈医院感染管理部门以及相关临床科室，以便采取有效的治疗和感染控制措施。患者隔离期间要定期监测多重耐药菌感染情况，直至临床感染症状好转或治愈方可解除隔离。

临床微生物实验室应当至少每半年向全院公布一次临床常见分离细菌菌株及其药敏情况,包括全院和重点部门多重耐药菌的检出变化情况和感染趋势等。

五、多重耐药菌感染暴发

对于 MDRO 导致的医院感染,医疗机构或其科室的患者中,短时间内发生 3 例及以上的同种 MDRO 感染,且药敏试验结果完全相同,可认为是疑似 MDRO 感染暴发;3 例及以上患者分离的 MDRO,经分子生物学检测基因型相同,可认为暴发。

(一)暴发调查

初步调查步骤包括初步评价、初步调查。在暴发原因尚未明确之前,可根据临床诊断及初步评价的结果,凭经验针对可能的传播途径采取措施。在暴发原因及传播方式的假设提出后,应采取有针对性的措施,评价其效果,并据此直接检验初步假设是否正确。深入调查的方法有病例对照研究、队列研究、干预试验、实验室检测等。医院感染暴发原因的假设最后均需通过干预措施的效果进行验证。

(二)暴发处置

识别感染和定植者至关重要。除常规临床标本检测发现 MDRO 感染者外,主动筛查是防范 MDRO 医院内传播,降低易感人群医院感染风险和改善预后的重要预防措施之一。防止医务人员传播 MDRO 的措施包括手卫生,穿戴隔离衣、手套和面罩等措施的应用。减少环境污染,可选择终末清洁、消毒,使用专用设备和分组医疗护理等。在 ICU,建议将相同 MDRO 感染 / 定植患者安置在一个相对独立的空间,与其他患者分开;护理人员也应独立轮班,实施分组护理。MDRO 感染暴发且采取常规措施仍难以控制时,可以考虑暂时关闭病房(区)。只有将病房(区)彻底关闭后才能对仪器、设备彻底消毒;同时对环境进行清洁消毒,对所有可能有 MDRO 污染的设备进行全面清洗、维护。发生 MDRO 医院感染暴发或疑似医院感染暴发时,按《医院感染暴发报告及处理管理规范》的要求及时、准确报告。

六、特殊防控措施

其他特殊防控措施包括去定植,可采用含氯己定的制剂进行擦浴;若鼻腔定植 MRSA,可使用黏膜用莫匹罗星去定植;对于其他部位,目前尚无有效去定植措施。去定植常在主动筛查之后进行。有报道,使用过氧化氢蒸气发生器进行熏蒸,能有效阻断耐碳青霉烯类不动杆菌属细菌在环境中的传播。

（黄　勋）

思考题

1. 科室发现多重耐药菌患者应采取哪些隔离措施?
2. 对多重耐药菌监测的重要性是什么?
3. 多重耐药菌医院感染管理与预防控制措施有哪些?

第二十一章　抗菌药物合理使用与管理

　　抗菌药物(antibacterial agents)指具杀菌或抑菌活性、主要供全身应用(如:口服、肌内注射、静脉注射、静脉滴注等,部分也可用于局部)治疗各种细菌性感染的药物,包括各种抗生素(antibiotics)、化学合成抗菌药物(如磺胺药、硝咪唑类、喹诺酮类、呋喃类等)、抗结核、抗真菌药物。其中抗生素指"在高稀释度下对一些特异微生物有杀灭或抑制作用的微生物代谢产物及其衍生物",部分抗生素具有抗肿瘤作用,不属于本章讨论内容。

　　抗菌药物是人类历史上最伟大的医药发现之一,由于抗菌药物的使用,长期肆虐人类的感染性疾病得到良好控制,但由于临床对抗菌药物的过于依赖和不合理使用导致细菌耐药性出现及治疗失败,耐药菌感染尤其多发于各种院内感染中,这已经成为人类所面临的严重公共卫生危机,需要积极应对,合理用药是最为重要的耐药控制手段。

第一节　抗菌药物合理使用的概念与意义

一、抗菌药物合理使用的基本概念

　　世界卫生组织对合理用药的定义:患者所用药物适合其临床需要,所用剂量及疗程符合患者个体病理生理状况,所耗经费对患者和社会均属最低。与其他药物相比较,抗菌药物有其自身的特殊性,一方面药物发挥作用的目标是病原体,而非人体组织结构;另一方面,病原体在长期演化过程中,形成了一系列对抗菌药物的抵抗作用,被称为耐药(resistance),有鉴于此,抗菌药物合理使用还必须考虑尽量避免细菌耐药的产生与播散。

　　按照国家卫生计生委发布《抗菌药物临床应用指导原则(2015年版)》,抗菌药物临床应用是否合理,基于以下两方面:有无抗菌药物应用指征;选用的品种及给药方案是否适宜。可见,抗菌药物合理使用最主要的内容在于严格控制适应证,必须明确抗菌药物只对细菌真菌感染治疗有效,个别患者可用于预防用药,非细菌真菌感染无须使用抗菌药物。

二、抗菌药物合理使用的价值与现状

(一)抗菌药物合理使用的价值

　　抗菌药物是临床应用的一大类重要药物,合理用药可以达到杀灭清除致病菌、治疗感染的目的,同时需要避免对人体产生不良反应,减少细菌耐药的发生。

　　青霉素G是第一个用于临床的抗生素,于1941年开始用于各种感染后,大幅减少了各种革兰氏阳性菌感染患者的病死率,对淋病、梅毒等性传播疾病的治疗也颇有成效。在青

霉素应用之初,由于其强大的抗菌活性和突出临床效果,被称为"魔弹(magic bullet)",并由此开创了人类历史上抗菌药物开发热潮,抗菌药物的应用为人类健康、预期寿命延长发挥了巨大的作用,具体价值体现在以下几个方面。

1. 抗菌药物的临床应用有效控制细菌性传染病流行 青霉素应用于临床后,显著改善了猩红热、白喉、淋病、流行性脑脊髓膜炎、破伤风、炭疽、钩体病等重大传染病患者的预后;之后开发应用的链霉素和各种抗结核药物对控制全球结核病流行发挥了不可替代的作用。

2. 抗菌药物的临床应用使感染性疾病的病死率得到显著降低 在20世纪20年代以前,各种细菌导致的严重感染病死率极高,葡萄球菌、大肠埃希菌等所致败血症病死率超过50%;肺炎是人类重要的致死性疾病,抗生素的应用已经彻底改变了肺炎链球菌肺炎的临床特征,发病率和患病人群结构已经彻底改变。由于抗菌药物的广泛应用,人类疾病构成已经不再以感染为主,医学模式也不再单纯是生物模式,抗菌药物对人类预期寿命的延长作出了重大贡献。

3. 抗菌药物对儿童健康发挥了积极作用 在抗菌药物发现以前,各种细菌性脑脊髓膜炎、败血症、肺炎是儿童常见疾病,严重感染的儿童存活率仅为10%左右。自抗菌药物进入临床应用以后,儿童各种严重感染预后得到显著改善,婴幼儿病死率和学龄前儿童死亡率大幅下降。

4. 抗菌药物保护孕产妇健康 在抗菌药物使用之前,产褥感染是孕产妇致死的主要原因,1935年英国的英格兰和威尔士地区的产妇死亡率为4‰左右,其主要原因之一是围产期化脓性链球菌所致产褥感染。随着各种抗菌药物的应用,上述地区的产妇死亡率自20世纪30年代中期开始便呈现出显著的下降趋势,到1970年左右,上述地区的产妇死亡率已趋近于零。

5. 抗菌药物是外科治疗得以安全开展的重要保证之一 在抗菌药物应用之前,即便是相对较小较简单的手术(如阑尾切除术),也可能因为术后感染威胁患者的生命。抗菌药物在预防术后感染方面功不可没,有研究指出,抗菌药物应用于临床后,术后感染的发生率由40%大幅减少到2%以下。现代外科之所以能进行器官移植、关节置换、脑部和心肺等大型手术,无不与抗菌药物对感染的预防有关。

(二)抗菌药物应用现状

抗菌药物种类多、应用面广,临床应用常常存在诸多影响因素。由于各国医疗保健体系差异,抗菌药物不合理应用表现存在较大差异。我国卫生行政管理部门自2011年开始在全国范围内实施抗菌药物临床应用专项整治,医疗机构抗菌药物应用不合理现象得到明显改善,但合理用药并非一蹴而成、一劳永逸的工作,需要持续不断推进,现阶段我国抗菌药物使用还存在以下主要问题。

1. 医院抗菌药物应用比例仍然偏高 从调查结果看,总体上我国医疗机构住院患者抗菌药物应用的比例在60%左右,每100名住院患者抗菌药物使用强度在40DDDs/d以上,不同时期、不同等级、不同类别的医院抗菌药物使用率和使用强度存在一定的差异。

2. 抗菌药物使用级别和联合用药比例偏高 我国临床抗菌药物主要应用种类为头孢菌素、头孢菌素复方制剂、氟喹诺酮类,属于卫生行政管理部门规定的特殊使用类药物也呈明显上升趋势,如碳青霉烯类、四代头孢菌素等。

3. 外科系统抗菌药物不合理应用情况多于内科系统 由于外科存在治疗性与预防性

应用抗菌药物,可能导致用药比例高于内科系统。

4. 忽视病原检查,盲目使用抗菌药物,随意性大　临床抗菌药物应用包括经验治疗(empiric therapy)与目标治疗(target therapy)。一般怀疑细菌感染时应先采集标本进行细菌学检查,再据患者临床情况开始经验性治疗,待获得细菌检查结果后调整抗菌药物开始目标治疗,同时每一次细菌学检查结果也为下一次经验治疗提供了参考依据。

第二节　抗菌药物临床应用基本原则

一、抗菌药物临床合理应用基本原则

(一)抗菌药物治疗应用基本原则

抗菌药物主要用于各种细菌真菌感染治疗,必须遵守以下原则。

1. 诊断为细菌(或抗菌药物治疗有效的其他病原微生物)感染者,方有指征应用抗菌药物　临床需要根据患者的症状、体征及血、尿常规等实验室检查结果,初步诊断为细菌感染者以及经病原检查确诊者方有指征应用抗菌药物;由真菌、结核分枝杆菌、非结核分枝杆菌、支原体、衣原体、螺旋体、立克次体及部分原虫等病原微生物所致的感染亦有指征应用抗菌药物。缺乏细菌及上述病原微生物感染的证据,诊断不能成立者,以及多数病毒性感染或非感染性疾病,均无指征应用抗菌药物。

2. 尽早查明感染病原,根据病原种类及药物敏感试验结果选用或调整抗菌药物　抗菌药物的选用原则上应根据病原菌种类及病原菌对抗菌药物敏感性而定。有条件的医疗机构,住院患者必须在开始抗菌治疗前,先留取相应的合格标本,立即送细菌培养,以尽早明确病原菌和药敏结果;门诊患者可以根据病情需要送细菌培养及药敏试验。危重患者在未获知病原菌及药敏结果前,可根据患者的发病情况、发病场所、原发病灶、基础疾病等推断最可能的病原菌,并结合当地细菌耐药状况先给予抗菌药物经验治疗,获知细菌培养及药敏结果后,对疗效不佳的患者根据药敏结果调整给药方案。

3. 按照药物的抗菌作用(药效学)及其体内过程(药代动力学)特点选择用药　各种抗菌药物的药效学和人体药动学特点不同,因此各有不同的临床适应证。临床医师应根据各种抗菌药物的上述特点,按临床适应证正确选用抗菌药物。

4. 抗菌药物治疗方案应综合患者病情、病理生理特点制订　根据感染部位、感染严重程度和患者的生理、病理情况制订抗菌药物治疗方案,包括抗菌药物的选用品种、剂量、给药次数、给药途径、疗程及联合用药等。

一般治疗重症感染(如血流感染、感染性心内膜炎等)和抗菌药物不易达到部位的感染(如中枢神经系统感染等),抗菌药物剂量宜较大(治疗剂量范围高限);而治疗单纯性下尿路感染时,由于多数药物尿药浓度远高于其血药浓度,则可应用较小剂量(治疗剂量范围低限)。轻症感染可接受口服给药者,应选用口服吸收完全的抗菌药物,不必采用静脉或肌内注射给药。重症感染、全身性感染患者初始治疗应予静脉给药,病情好转能口服时应及早转为口服给药。抗菌药物的局部应用宜尽量避免。

为保证药物在体内能发挥最大药效,杀灭感染灶病原菌,应根据药代动力学/药效学(PK/PD)原则给药。抗菌药物疗程因感染不同而异,一般宜用至体温正常、症状消退后72~96小时。特殊感染需较长疗程方能彻底治愈,并防止复发。

5. 抗菌药物的联合应用要有明确指征 单一药物可有效治疗的感染,不需联合用药,仅在下列情况时有指征联合用药:①病原菌尚未查明的严重感染,包括免疫缺陷者的严重感染;②单一抗菌药物不能控制的混合感染,考虑为两种或两种以上病原菌感染;③单一抗菌药物不能有效控制的重症感染;④需长程治疗,但病原菌易对某些抗菌药物产生耐药性的感染;⑤发挥抗菌药物的协同抗菌作用或者减少毒性大的抗菌药的剂量。

（二）抗菌药物预防性应用基本原则

1. 非手术患者抗菌药物预防应用的原则 非手术患者预防用抗菌药物需要严格掌握适应证。明确为单纯性病毒感染者不需预防性应用抗菌药物;对非感染所致昏迷、短期中性粒细胞减少、免疫缺陷等情况应用抗菌药物并无效果,相反可能导致菌群失调及耐药菌株产生。预防用药的目的在于防止一两种细菌引起的感染,不能无目的地联合选用多种药物预防多种细菌感染。有关内科疾病的预防用药还存在较多不同意见。对具有心脏病基础,特别是风湿性心脏病患者在进行各种侵袭性操作前,如拔牙、插尿管等,需要应用抗菌药物预防心内膜炎,这已成为临床常规,但缺乏研究证据。

2. 外科围手术期预防用药 围手术期用药主要目的在于预防手术切口部位感染,无法预防手术部位以外的感染。必须根据手术部位、可能致病菌、手术污染程度、手术创伤程度、手术持续时间、抗菌药物抗菌谱及半衰期等综合因素,合理选用抗菌药物。清洁手术时间较短者尽量不用抗菌药物。在预防应用抗菌药物的同时,必须重视无菌技术、手术技巧;消化道局部去污染一般选择口服不吸收抗菌药物。围手术期或外科感染预防用药以全身应用为主,不建议局部用抗菌药物。

按照国家卫生计生委发布《抗菌药物临床应用指导原则(2015年版)》,清洁切口一般不需要用抗菌药物预防,需要预防用药者一般选择效果确定、安全性高和性价比好的抗菌药物,在术前0.5~1小时内给药,或麻醉开始时给药,使手术切口暴露时局部组织中已达到足以杀灭手术过程中入侵切口细菌的药物浓度。如果手术时间超过3小时,或失血量大(>1 500mL),可手术中追加第2剂。抗菌药物的有效覆盖时间应包括整个手术过程和手术结束后4小时,总的预防用药时间不超过24小时,个别情况可延长至48小时。

二、针对耐药控制的抗菌药物临床应用策略

细菌耐药是严重威胁人类安全的重大公共卫生挑战,医院感染常常是耐药菌感染的主要类型,耐药菌感染控制也是医院感染控制的重要组成部分,在耐药菌感染控制策略中,以下抗菌药物应用策略在一定条件下具有现实价值。

（一）转换治疗

在患者感染重,无法口服药物时先予静脉给药,待病情改善即改为口服给药,此为转换治疗(switch therapy),也称作序贯治疗(sequential therapy)。转换治疗的目的是减少注射治疗,缩短住院时间,节约医疗费用,减少医院感染机会,患者能早日回归家庭和社会,耐药菌获得与感染机会减少。

（二）优化给药方案

根据抗菌药物药代动力学/药效学(pharmacokinetics/pharmacodynamics, PK/PD)原理优化给药方案。

1. 抗菌药物PK/PD综合考虑药物、宿主和病原菌的相互关系,可以更全面地对药物进行评价,所得结果更符合临床实际,按照PK/PD原则用药能获得更优治疗效果,更少的耐药

机会。

2. 按照 PK/PD 特征,抗菌药物分为浓度依赖性和时间依赖性抗菌药物。浓度依赖性抗菌药物浓度越高,杀菌速度和程度越大,临床可以大剂量长间歇给药。AUC/MIC(药时曲线下面积 / 最小抑菌浓度)和 C_{max}/MIC(峰浓度 / 最小抑菌浓度)是预测疗效的主要指标,对每日一次给药者,该参数可简化为 C_{max}/MIC。此类药物有氨基糖苷类、氟喹诺酮类、达托霉素、酮内酯类、甲硝唑和两性霉素 B。一般氟喹诺酮类药物取得治疗效果的 AUC/MIC 应该在 125 以上。时间依赖性抗菌药物需保证足够的有效药物浓度时间才能获得足够杀菌效果,预测该类药的主要指标是药物浓度超过 MIC 的时间与给药间歇的比例(%T>MIC)。此类抗菌活性的药物有 β-内酰胺类、大部分大环内酯类、林可霉素、氟胞嘧啶等。一般青霉素、头孢菌素、碳青霉烯类需要的目标 %T>MIC 分别为 40%、50%、30%(表 21-1)。

表 21-1　各种抗菌药物的 PK/PD 特征

抗菌药物类别	PK/PD 参数	药物
时间依赖性 (短 PAE)	T>MIC	青霉素类、头孢菌素类、氨曲南、碳青霉烯类、大环内酯类(除阿奇霉素外)、林可霉素类、氟胞嘧啶
时间依赖性 (长 PAE)	AUC_{0-24h}/MIC	阿奇霉素、链阳霉素、四环素、万古霉素、替考拉宁、氟康唑、噁唑烷酮类、奎奴普丁 / 达福普汀、唑类抗真菌药物
浓度依赖性	AUC_{0-24h}/MIC 或 C_{max}/MIC	氨基糖苷类、氟喹诺酮类、达托霉素、酮内酯类、甲硝唑、两性霉素 B,棘白菌素

（三）降阶梯治疗

临床研究发现,重症感染初始经验性治疗不恰当或不及时,病死率显著增高,导致患者治疗失败的原因包括病原覆盖不够、给药时间延迟等;为此提出对重症感染临床诊断建立后 1 小时内开始经验性抗菌治疗,所选择抗菌药物需要覆盖导致感染最可能的 3~4 种主要病原菌,在抗菌治疗开始前必须留取病原学诊断标本,并及时接种。待 48~72 小时后获得病学诊断报告,结合临床治疗反应重新进行一次病情评价,若病原学诊断结果具有较高特异性或者能确认诊断时,则可将最初的广谱治疗方案修改为针对性的窄谱抗菌药物,谓之"降阶梯治疗"(de-escalation therapy),也称"流线型治疗"(streamline therapy)。

降阶梯治疗策略是为改善预后采用广谱联合治疗与为避免耐药而尽可能缩短广谱抗菌药物使用时间二者之间的一个平衡点或妥协方案,也是基于目前病原学诊断时间滞后而采取的抗感染化疗两阶段(从经验治疗向目标治疗转化)设计。

降阶梯治疗提出以来一直存在争议,一般在卫生保健相关性肺炎、重症医院获得性肺炎和呼吸机相关肺炎患者降阶梯治疗的益处有:能提高治疗的合理性,缩短疗程,减少多耐药菌感染复发和万古霉素耐药肠球菌定植,降低病死率。降阶梯治疗具有一定适用范围,不可泛滥,推荐结合当地病原体及耐药情况制定降阶梯治疗策略。

（四）短程治疗

抗感染治疗疗程始终是备受关注的问题,抗菌药物暴露时间过长是造成耐药选择性压力增加的重要因素,疗程过短可能导致感染治疗失败或复发。在社区肺炎、尿路感染、复杂性腹腔感染、心内膜炎、血流感染以及伤寒都有有关短程治疗(short duration therapy)的研究报道。短程治疗的必要条件是宿主免疫机制健全、单一敏感菌感染、不存在影响抗菌药物作用的局部组织因素(如过低 pH、脓肿形成或包裹)以及选择快速起效和穿透强的杀菌剂。短程治疗策略可能尚需要更多的研究以确定各类感染的应用指征和最适当的短程疗法应用天数。但无论如何，缩短抗菌药物暴露时间以减少耐药值得重视。

（五）循环用药策略

临床研究和长期细菌耐药监测发现，细菌耐药与抗菌药物使用直接相关，耐药细菌脱离接触抗菌药物后，细菌可以恢复对抗菌药物的敏感性；同时当细菌耐药上升到一定程度后，脱离接触抗菌药物，耐药率不再上升或呈下降趋势。关于 ICU 实施循环用药策略（antibiotic rotation）的研究显示能降低耐药率，也有阴性结果的不少研究报道，仍然存在争议。目前倾向性的观点是它在某种意义上符合抗菌药物选择多样化的要求，可以有助于整体上减少耐药，但远期效果尚未确定。在实践上循环用药的周期、药物轮换的选择与顺序、耐药机制相同的不同品种如何安排，以及涉及降低耐药的机制等许多疑问目前尚不能回答。

（六）处方多样化策略

处方多样性策略（antibiotic diversity）是耐药控制策略之一，意指同一病房、单元患者在同一时间段内分别应用不同种类抗菌药物，感染细菌有机会同等接触不同类别抗菌药物，避免耐药发生。但该方法操作性较差。

第三节　抗菌药物临床应用管理

抗菌药物合理使用是一个系统工程，既涉及专业技能，也涉及管理规范，还与社会、患者等息息相关。就抗菌药物合理使用管理而言，发达国家已经开展大量卓有成效的研究和实践，形成了一套理论体系和实施规范，这一套规范被称为 antimicrobial stewardship program（AMS 或 ASP）鉴于国内具体实际和管理体系，这一类工作被称为"抗菌药物临床应用管理"。

一、抗菌药物临床应用管理概念

抗菌药物临床应用管理是指医疗机构为改善疾病结局、保证良好成本/效益比而实施的优化抗菌治疗，以及为减少药物不良反应或不良后果（包括耐药）所做的努力及其措施，它涵盖抗菌药物政策、合理使用策略、细菌耐药监测和感染控制等。AMS 实际为专业的抗菌药物合理应用管理体系，是全球各国在临床抗菌药物合理使用管理方面的普遍做法，也是 WHO 推荐成员国应当采取的措施。由于 AMS 的实施必须结合各自医疗机构的实际情况，实施个性化的管理策略，由此导致不同医疗保健体系下的具体操作差异。不同国家和地区对 AMS 的定义也存在一定差异。

WHO 对 AMS 定义为：医疗机构或者医疗系统实施的促进抗菌药物合理使用的循证干预策略。

美国感染病学会的定义为：旨在通过优化抗菌药物给药方案（包括给药剂量、途径和疗程）以促进和量化抗菌药物合理使用的协同干预。

澳大利亚医疗安全与质量委员会定义为：采用系统性的协同方法，优化抗菌药物使用，以达到改善患者预后、确保性价比的治疗，同时减少抗感染治疗的不良后果与细菌耐药。

英国 NICE 将 AMS 定义为：医疗机构和医疗体系促进与监测抗菌药物的合理使用，以保障抗菌药物将来可用的方法。

英国抗微生物化疗学会定义：以对患者和将来的患者最小的损害为目标，对具有适应证（诊断）的患者，在准确时机，选择恰当抗菌药物，通过恰当途径给予恰当的剂量。

无论定义如何，抗菌药物管理的目的都在于合理使用抗菌药物，提高医疗质量、控制医疗支出、减少药物不良反应和避免细菌耐药等；是医疗机构与整个卫生系统都需要实施的管理策略。这是一个涉及多学科的管理体系，需要医疗机构管理者的支持，以感染、药学、微生物和感染控制专家为主体，同时需要临床各专业人员的参与。

二、抗菌药物临床应用管理系统建设

抗菌药物临床应用管理目的在于改善患者预后、避免细菌耐药、减少药物不良反应和节约医疗费用。围绕这些目的，医疗机构需要建立完善的抗菌药物临床应用管理体系，这个体系包括管理团队、工作团队、条件保障和具体行动计划（图21-1）。

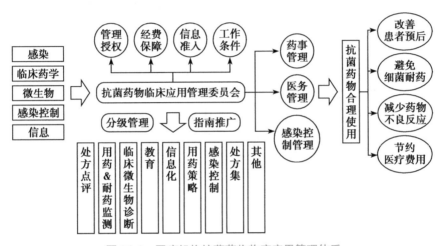

图 21-1　医疗机构抗菌药物临床应用管理体系

1. **把抗菌药物临床应用管理纳入医疗质量与患者安全重要组成部分**　医疗机构在制定医疗质量和患者安全管理策略时，必须把抗菌药物临床应用管理纳入其中，并明确管理重点和优先领域，在具体实施层面提出具体要求，结合自身情况开展针对性管理工作。在人员和物质条件方面给予充分保障。

2. **注重抗菌药物临床应用管理团队建设**　医疗机构需要建立专业管理团队，人员包括感染专家、临床药师、微生物专家、感染控制人员以及信息技术专家等，专业人员各司其职、相互协作，实现对抗菌药物合理使用的促进工作。

3. **医疗机构必须提供必要的资源支持**　抗菌药物临床应用管理是一项专业管理的系统工程，需要医疗机构管理者高度重视和授权，建立专业管理团队，开展持续管理工作，同时需要给管理团队提供必要条件保障。

三、抗菌药物临床应用管理主要策略

AMS核心策略为抗菌药物分级管理或处方集限定（formulary restriction），即基于抗菌药物广泛使用和专业要求之间的矛盾，为使合理用药与临床需求取得协调，医疗机构实施抗菌药物分类管理，一般按照抗菌药物临床疗效、安全性、耐药性、价格等分为不同级别，再根据临床医师的职称、专业等授予不同级别抗菌药物使用权限的一种策略；通过该策略，使临床常见感染治疗不受影响,而对重要抗菌药物的使用加以限制和保护。我国卫生管理部门把抗菌药物分为非限制级、限制级和特殊使用级三类。

推行分级管理策略,需要有具体措施不断推进并发现存在的问题,加以干预解决。抗菌药物临床应用管理干预策略较为多样,从抗菌药物处方到患者预后各个环节都可以采取不同的干预措施。从干预策略的实施过程可以分为主动策略(active strategies)与被动策略(passive strategies),被动策略主要指一些管理政策和专业文件,如指南、教育、处方集限定等措施,这些措施容易制定,但如果没有主动策略的协同,常常收效甚微。如处方者教育,虽然可以多样化,但常常效果不明显,如果开展针对某一问题的教育,联合评估反馈,处方者的行为改进较为明显;同样医疗机构常常利用信息系统限定每一位处方者的权限,但在实际工作中可能会出现低权限医师,在未获授权的情况下,使用高权限医师权限开具限制级甚至特殊级别药物,为此必须联合处方审核与反馈情况把分级管理策略落到实处。

(肖永红)

思考题

1. 抗菌药物合理使用的基本原则是什么?
2. 抗菌药物临床应用管理的定义和目的是什么?
3. 减少和控制细菌耐药的抗菌药物应用策略有哪些?

第二十二章 特殊病原体医院感染

特殊病原体医院感染是指一些病原体可引起特定类型的感染，如结核病及非结核分枝杆菌病。而另外一些特殊病原体引起的医院感染需要采取除一般措施之外特别的防控措施。针对特殊病原体医院感染应制定个性化的防控措施。

第一节 结核及其他分枝杆菌医院感染

分枝杆菌属包括多种细菌，根据其生物学特性和致病性可分为结核分枝杆菌复合群（mycobacterium tuberculosis complex, MTBC）、非结核分枝杆菌（non-tuberculous mycobacteria, NTM）和麻风分枝杆菌（mycobacterium leprea, ML）三类。结核病（tuberculosis）是由结核分枝杆菌（mycobactcrium tubcrculosis）引起的以呼吸道传播为主的慢性传染病。以肺部感染为主，常可累及多处器官及组织。由于众多因素，包括艾滋病的流行、耐药结核菌株的出现以及公共卫生基础设施的薄弱，结核病在全球有死灰复燃的趋势。控制感染是切断结核病医院内传播的重要预防措施。NTM 大部分为条件致病菌，仅少部分对人体致病。NTM 病是指人体感染了 NTM，并引起相关组织、器官的病变。近年来，NTM 病呈快速增多趋势，已成为威胁人类健康的重要公共卫生问题之一。NTM 导致的医院感染暴发屡有报道。

一、结核病

结核病是由感染结核分枝杆菌引起，以受感染组织肉芽肿形成和迟发型超敏反应为特征。结核分枝杆菌可通过呼吸道、消化道和破损的皮肤黏膜进入机体，侵犯多种组织器官，引起相应器官的感染，其中肺结核病最常见。

（一）病原学

结核分枝杆菌是人类结核病的主要病原体，它是结核分枝杆菌复合群中的一个亚种。结核分枝杆菌生长缓慢，需要在适宜培养环境，特殊的培养基上培养 2~6 周后才能出现肉眼可见的菌落。结核分枝杆菌易发生形态、菌落、毒力及耐药性变异。卡介苗（Bacille Calmette-Guerin, BCG）就是将牛型结核分枝杆菌在含有甘油、胆汁、马铃薯的培养基中经 13 年 230 次传代而获得的减毒疫苗，现广泛用于预防接种。耐多药结核分枝杆菌（MDR-TB）是指结核分枝杆菌至少同时对异烟肼和利福平耐药；广泛耐药结核分枝杆菌（XDR-TB）是指在耐多药的基础上，同时对氟喹诺酮类药物产生耐药性，并且对二线注射类抗结核药物（如卡那霉素、阿米卡星以及链霉素等）也产生耐药性。

（二）流行病学

1. 传染源 开放性肺结核患者是结核传播的主要来源。

2. 传播途径　主要为经空气传播，患者通过咳嗽、打喷嚏或说话产生飞沫核，其中含有结核分枝杆菌长时间悬浮在空气中，人体一旦吸入后这些具传染性的微粒可直达肺泡。多种因素决定了暴露于结核病患者环境中的人群吸入感染性飞沫和感染结核病的概率。患者污染物传播机会较少，其他罕见的传播途径有经带菌牛奶消化道传播、母婴间垂直传播、经皮肤伤口传播等。

3. 易感人群　人群普遍易感。接种过卡介苗或自然感染后可获得特异性免疫。生活贫困、营养不良、居住拥挤等社会经济落后人群是结核病高发人群。婴幼儿、青春后期、成人早期及老年人发病率较高。慢性疾病、免疫抑制、接受免疫抑制剂治疗者尤为高发。

（三）分类

按照《结核病分类标准》（WS 196—2017），将结核病分为以下5种：

1. 原发型肺结核为原发结核感染所致的临床病症，包括原发综合征及胸内淋巴结核。

2. 血行播散型肺结核包括急性血行播散型肺结核（急性粟粒型肺结核）及亚急性、慢性血行播散型肺结核。

3. 继发性肺结核是肺结核中的一个主要类型，包括浸润性、纤维空洞及干酪性肺炎等。

4. 结核性胸膜炎临床上已排除其他原因引起的胸膜炎，包括结核性干性胸膜炎、结核性渗出性胸膜炎、结核性脓胸。

5. 其他肺外结核按部位及脏器命名，如：骨关节结核、结核性脑膜炎、肾结核、肠结核等。

（四）诊断

1. 病史　肺结核症状及体征虽无特异性，但对肺结核的诊断有重要参考意义。肺结核接触史亦有重要诊断价值。

2. 肺结核的影像学诊断　胸部X线片是诊断肺结核的重要依据，但是肺结核的胸部X线表现并无特征性改变，需注意与其他肺部疾病鉴别。胸部CT扫描不但可早期发现结核病变，而且可对病灶的部位、范围、性质、发展情况和效果作出诊断。

3. 肺结核的实验室诊断　免疫学检查有助于结核病的诊断和鉴别诊断。细菌学检查是肺结核诊断的确切依据。

（五）防控原则

预防与控制结核病的最佳方法是快速诊断和隔离感染病例，并进行适当的治疗，直到他们无传染性（通常适当治疗后2~4周）并且疾病得到治愈。其他策略包括BCG接种和积极治疗那些易发展为活动性结核高风险的潜伏结核感染（LTBI）患者。

预防结核分枝杆菌在医疗机构中传播的措施包括行政管理、环境控制和个人防护，其主要目的是防止医院内人群的传播和保护医务人员。行政管理和环境措施旨在降低院内传播的风险，包括患者、医务人员和探视者。每个医疗机构必须制定预防结核分枝杆菌院内传播的制度和流程，通过快速鉴定、隔离、诊断和规范化治疗等措施来降低疑似和具有潜在传染性患者的暴露率。结核病患者多需在专科医院接受规范化的治疗，对确诊结核病患者须采取空气隔离措施。环境措施包括隔离病室通风和紫外线照射消毒，有条件的宜将活动性肺结核患者安置在专科医院的负压病房。个人防护旨在保护医务人员，减少对其传播风险或感染后降低疾病发生的风险。主要措施包括对医务人员开展结核病诊断和治疗的培训；培训医务人员正确使用个人防护用品，特别是医用防护口罩。对可能接触已知或未预料到的结核病病例的人员，如感染科医护人员和实验室人员进行定期筛查。

二、非结核分枝杆菌病

非结核分枝杆菌（non-tuberculous mycobacteria, NTM）是指除结核分枝杆菌复合群和麻风分枝杆菌以外的一大类分枝杆菌的总称，迄今为止，共发现 NTM 菌种 190 余种，其中大部分为条件致病菌，仅少部分对人体致病。NTM 病是指人体感染了 NTM，并引起相关组织、器官的病变。近年来，NTM 病呈快速增多趋势，已成为威胁人类健康的重要公共卫生问题之一。NTM 引起的医院感染暴发事件屡见不鲜，多由使用的水源或溶媒受污染、消毒剂浓度配制错误、医疗器械清洁消毒不到位、重复使用一次性医疗用品等引起。

（一）病原学

根据 NTM 的生长速度，《伯杰氏系统细菌学手册》（*Bergy's Manual of Systematic Bacteriology*）将其分为快速生长型和缓慢生长型两大类。Runyon 分类法根据该类菌群在试管内的生长温度、生长速度、菌落形态及色素产生与光反应的关系等将其分为 4 组，前 3 组实际上为缓慢生长分枝杆菌，而第 4 组则为快速生长分枝杆菌。引起医院感染暴发的多为快速生长型 NTM。

随着分子生物学的发展，不断有新的菌种被发现，亲缘关系密切的菌种被鉴定出来，使得 NTM 菌种分类更加细化和完善。

（二）流行病学

NTM 广泛存在于水、土壤、灰尘等自然环境中，人和某些动物均可感染。NTM 病的发病率和患病率在一些国家和地区呈增加趋势。NTM 病的危险因素包括宿主因素、药物因素和环境因素。有肺部基础疾病和免疫受损的人群易患 NTM 肺病。胃食管反流、类风湿关节炎、维生素 D 缺乏症及营养不良等也是 NTM 病的危险因素。有些药物，包括免疫抑制剂、阿奇霉素、某些吸入性抗生素、质子泵抑制剂等可使患者易患 NTM 病。在某些土壤、水源和灰尘中可能含有 NTM，是 NTM 病的重要传播途径。

（三）临床类型

NTM 病为全身性疾病，主要侵犯肺组织，但全身各个器官系统皆可罹患。NTM 病具有与结核病相似的临床表现，包括全身中毒症状和局部损害。NTM 病因感染菌种、受累组织和器官不同，其临床表现各异。NTM 病包括：①NTM 肺病；②NTM 淋巴结病；③NTM 皮肤病；④播散性 NTM 病；⑤其他 NTM 病，如骨关节炎症、泌尿生殖系统感染、眼部感染和胃肠道疾病等。

（四）诊断

NTM 病的诊断应通过临床表现、影像学表现、病原学及病理检查结果进行综合判断，诊断分为疑似 NTM 病和 NTM 病。需要强调的是，无论 NTM 肺病、肺外 NTM 病或播散性 NTM 病，均须进行 NTM 菌种鉴定及药敏试验。NTM 病易被误诊，临床应高度警惕。

（五）防控原则

1. 加强健康教育，了解 NTM 病的危害和传播方式，养成良好的卫生习惯。及时发现和治愈传染源，减少与 NTM 病患者的接触，做好人际传播的防护。增加机体抵抗力，降低对 NTM 的易感性。

2. 防止医院内 NTM 感染至关重要，关键是要做好医院用水和医疗器械的消毒工作。消毒液的配制必须严格按要求进行，规范操作。医疗器械消毒后最好采用灭菌水冲洗，以防止二次污染。对留置中心导管的患者,特别是骨髓移植接受者,应避免让自来水接触或污染其导管。自动内镜冲洗仪器及人工清洗均应避免直接使用自来水。侵入性操作和外科手术等均应严格按规章制度执行,必须严格遵守无菌操作规程。

3. 应密切关注城市饮用水中 NTM 污染问题,严格对饮用水进行消毒处理,预防 NTM 从环境传播到人。

第二节 其他特殊病原体医院感染

感染性病原体分为微生物和寄生虫两大类。引起社区感染的多为经典的病原体,如金黄色葡萄球菌、伤寒沙门菌、流行性感冒病毒等;引起医院感染的病原体除了经典的病原体之外,更常见的是条件致病菌,如大肠埃希菌、肺炎克雷伯菌、铜绿假单胞菌、鲍曼不动杆菌等。近年来陆续出现一些新的病原体,不仅可以引起社区感染,也可以引起医院感染,如新型冠状病毒。本节主要叙述特殊病原体引起的医院感染,或是病原体感染需要采取特殊的防控措施。

一、呼吸道病毒感染

呼吸道病毒是指侵犯呼吸道并导致呼吸道病变或以呼吸道途径感染而引起呼吸道以外组织器官病变的病毒。病毒性呼吸道感染是住院的常见原因,这些感染性疾病常出现医院内暴发。虽然急性呼吸道病毒感染引起死亡的人数在逐年下降,但是急性呼吸道感染仍然是一个重大的社会负担。由于疫苗研制困难和抗病毒药物研发缓慢,因此,采取非药物干预措施对控制急性呼吸道病毒在社区和医院内传播至关重要。

(一)病原学

引起呼吸道疾病的病毒有很多科属,包括正黏病毒科(流感病毒),副黏病毒科(副流感病毒、呼吸道合胞病毒、麻疹病毒、腮腺炎病毒),冠状病毒科(严重急性呼吸综合征 - 冠状病毒,新型冠状病毒),腺病毒科(腺病毒)和小 RNA 病毒科(人鼻病毒)等。这些病毒可感染呼吸道的不同部位,引起各种症状,从上呼吸道流涕和咽痛,到下呼吸道的毛细支气管炎和肺炎。临床症状的严重程度可从亚临床继续发展到严重的发病和死亡。同样的病毒在不同的个体可能有不同的临床表现,宿主自身因素与免疫状态在病程进展中发挥重要的作用。

(二)流行病学

大多数呼吸道病毒感染有明显的季节性。不同地区,特别是不同气候条件下病原体随季节变化可能会有所不同。

1. **传染源** 呼吸道病毒感染者是主要的传染源。

2. **传播途径** 经呼吸道飞沫和密切接触传播是主要的传播途径。在相对封闭的环境中可经气溶胶传播。接触被病毒污染的物品后也可造成感染。

3. **易感人群** 人群普遍易感。人感染后可产生一定的免疫力,但由于病毒型别多且抗原易发生变异,感染呼吸道病毒后易再次感染。

(三)诊断

临床诊断不能准确区分这些不同的病原体感染。明确诊断需要实验室检测。与传统的病毒培养或抗原检测相比,近年来随着呼吸道病毒分子检测技术的广泛使用,不仅缩短了检验时间,同时提高了分析灵敏度和特异性。然而,病原体的最终诊断在患者管理中并非必需的,首要任务是采取对症治疗,并针对呼吸道病毒的流行病学特征,采取以飞沫隔离为主的防控措施。

（四）防控原则

预防和控制呼吸道病毒感染的措施包括一般措施和特殊措施。

1. 一般措施

（1）门诊应设立预检分诊:对有急性呼吸道特殊症状和体征的患者进行筛查和流行病学史问询。指导有发热及有呼吸道感染症状和体征的患者正确佩戴口罩,并引导至发热门诊排查。

（2）早期识别感染病例,并及时采取隔离措施:做到早发现、早报告、早诊断、早隔离、早治疗,有效切断确诊患者、疑似患者和无症状感染者传染他人,避免引起更大范围的流行或医院感染暴发。

（3）当医务人员接近咳嗽患者并有显著的感染风险时,应采取标准预防,佩戴医用外科口罩或医用防护口罩,以及护目镜或防护面屏等个人防护用品。严格进行手卫生。

（4）加强患者和陪护的宣教和培训:教育和培训患者及陪护人员提高手卫生意识,注重"咳嗽礼仪"。在呼吸道疾病流行季节,应加强室内通风,减少聚集,保持适当的社交距离,出入特定场所应佩戴医用口罩,减少交叉感染。

2. 特殊措施

（1）在标准预防的基础上,针对急性病毒性呼吸道传染病还应采取飞沫隔离和接触隔离。对特殊感染者(如新型冠状病毒感染者)应采取集中隔离措施。必要时,还应对感染者的密切接触者以及密切接触者的密切接触者采取集中医学观察措施。

（2）人群接种疫苗可预防或减少相关呼吸道病毒感染。

二、朊病毒感染

朊病毒(prion)是一种可自我复制并具有感染性的蛋白质。不同的朊病毒株表现出不同的生物学特性,这些特征是可表观遗传的。PrP 朊病毒引起绵羊和山羊的瘙痒症、疯牛病,以及人类的中枢神经系统退行疾病,如克雅病(Creutzfeldt-Jakob disease, CJD)。

（一）病原学

朊病毒是唯一已知不含核酸的可传播的病原体。朊病毒通过与朊病毒蛋白(PrPc)的正常细胞亚型结合并刺激 PrPc 转化为致病亚型 PrPsc 来繁殖。PrP 中的 α-β 结构转变是这组朊病毒疾病的基础。

朊病毒对常见的灭活程序有极强的抵抗力。能使核酸灭活的物理方法,如煮沸、紫外线照射、电离辐射和化学方法,如核酸酶、羟胺(核酶修饰剂)、锌离子作用,均对其无影响,但用蛋白酶 K 及蛋白变性剂处理,则可降低或灭活其感染性。

（二）流行病学

1. 传染源　感染朊病毒的动物和人均可成为传染源。

2. 传播途径　朊病毒主要是通过消化道传播,进食感染宿主的组织或其加工物,尤其是脑组织,可以导致朊病毒的传播。医源性 CJD 可通过器官移植(角膜、脊髓、硬脑膜)、垂体来源激素(生长激素、促性腺激素)的应用、接触污染的手术器械等意外传播。而输血及血制品能否传播 CJD 亦引起人们的关注。

3. 易感人群　人群对朊病毒普遍易感。

（三）诊断

朊病毒病的早期诊断十分困难，至今尚无理想的生前诊断方法，绝大部分病例经死后病理检查才获得诊断。

（四）防控原则

由于朊病毒病的长潜伏性及患者在该期无任何临床表现，要想在潜伏期检测出感染者是相当困难的。鉴于目前尚无治疗朊病毒病的有效措施，预防就显得尤为重要。针对疾病传播的不同环节可采取适当的预防措施，主要包括：①宰杀患病动物和可疑患病动物，并对动物尸体进行妥善处理。②凡接触临床疑似 CJD 的医务人员，特别是进行脑科手术的外科医生或病理解剖医生，均须特别注意个人防护及消毒。③任何神经系统退行性疾病，接受垂体来源激素治疗，有 CJD 家族史的患者都不能捐献器官、组织或体液，可能感染 CJD 因子的患者的血液、组织或器官不得用于生物制品的生产。④疑似或确诊朊病毒感染的患者宜选用一次性医疗器械、器具和物品，使用后应进行双层密闭封装焚烧处理；对于接触了确定或怀疑朊病毒病组织的器械，采取严格的消毒措施。⑤禁止向动物饲料中添加牛、羊等骨肉粉，以避免朊病毒进入食物链。⑥禁止从有朊病毒感染的国家和地区进口牛肉及其制品等，对怀疑有朊病毒污染的动物或制品必须进行严格的检疫。

三、军团菌感染

军团菌为革兰氏阴性杆菌，与人类感染有关的主要为嗜肺军团菌肺炎（军团病），主要经气溶胶途径的呼吸道传播。感染多发生在与空调有关的环境，主要临床类型有军团病和庞提阿克热。

（一）病原学

军团菌为革兰氏阴性杆菌，为细胞内寄生菌。军团菌不仅可在自然水中存在，而且可在人造供水系统与设备中生长，因而由管道系统及冷却塔的污染水形成的气溶胶是最常见的感染源，多发生在与空调有关的环境。

（二）流行病学

军团菌通过多种途径感染人，但主要经过呼吸道吸入带菌的气溶胶感染。吸入军团菌后是否发病取决于细菌毒力和机体抵抗力。吸烟或有慢性阻塞性肺部疾病、过度饮酒、使用空调设施、使用肾上腺糖皮质激素或使用其他免疫抑制剂、年老均为易感因素，肝硬化患者容易感染军团菌。

（三）诊断

军团病的诊断有赖于临床表现、军团菌培养、军团菌尿抗原或血清抗体检测和胸部影像学检查。由于军团病不存在带菌状态，培养阳性即可确定诊断。庞提阿克热须根据临床表现、血清学依据作出诊断，能自环境中分离出细菌则更为可靠。

（四）防控原则

1. 医院饮用水系统的消毒是预防医院获得性军团病的有效预防措施。
2. 医疗机构应加强对空调系统，特别是管道、出风口和回风口等部位的清洁和消毒。
3. 感染控制人员应监督消毒技术的选择，并提供循证标准。

四、厌氧性细菌感染

厌氧性细菌（anaerobic bacterium），简称厌氧菌，是指一大群生长和代谢不需要氧气，利用发酵获取能量的细菌的总称。根据能否形成芽孢,可将厌氧性细菌分为两大类:有芽孢的厌氧芽孢梭菌属和无芽孢厌氧菌。在临床上由无芽孢厌氧菌引起的医院感染很常见。

(一)病原学

厌氧芽孢梭菌属在临床上常见的有破伤风梭菌、产气荚膜梭菌、肉毒梭菌及艰难梭菌,主要分布在土壤、人和动物肠道,多数为腐生菌,少数为致病菌,主要引起外源性感染。对热、干燥和消毒剂均有强大的抵抗力。在适宜条件下,芽孢发芽形成繁殖体,产生强烈的外毒素,引起人类和动物致病。无芽孢厌氧菌则包括多个属的球菌和杆菌,寄生于人和动物的体表及与外界相通的腔道内,如呼吸道、消化道和泌尿生殖道等,大多为人体正常菌群的成员。在某些特定状态下(如寄居部位改变,宿主免疫力下降和菌群失调),这些厌氧菌作为机会致病菌可导致内源性感染。在临床上,无芽孢厌氧菌的感染率达 90% 以上,且以混合感染多见。

(二)感染类型

厌氧芽孢梭菌属在人类主要引起破伤风、气性坏疽、食物中毒、创伤感染中毒和伪膜性肠炎等严重疾病。无芽孢厌氧菌引起的内源性感染类型包括败血症、中枢神经系统感染、口腔感染、呼吸道感染、腹盆腔感染和女性生殖道感染等。

(三)防控原则

1. 正确处理伤口,及时清创扩创,防止厌氧微环境的形成。

2. 气性坏疽患者使用后的诊疗器械应先消毒,后清洗,再灭菌。手术室或换药室的物体和环境表面应采用 0.5% 过氧乙酸或 500mg/L 含氯消毒剂擦拭消毒。手术结束、患者出院、转院或死亡后应进行严格的终末消毒。患者用过的床单、被罩、衣物等单独收集,需重复使用时应专包密封,标识清晰,压力蒸汽灭菌后再清洗。

3. 加强抗菌药物管理,正确选用抗菌药物。

4. 按免疫程序接种百白破三联疫苗。

五、深部真菌感染

真菌(fungus)是一大类真核细胞型微生物。近年来,由于抗菌药物、抗肿瘤药物以及免疫抑制剂等广泛使用,器官移植、介入性诊疗技术的发展,艾滋病、糖尿病、恶性肿瘤等引起机体免疫功能低下等原因,导致真菌病的发病率呈明显上升趋势。深部真菌病是真菌引起的真皮以下皮肤、黏膜和内脏的感染,往往是继发性感染,其中相当一部分是医院感染。

(一)病原学

真菌属于真核生物,按其形态可分为单细胞和多细胞两大类。单细胞真菌主要为酵母菌和酵母样真菌,临床常见的有念珠菌属和新生隐球菌。念珠菌属常见致病的菌种的有白念珠菌、热带念珠菌、克柔念珠菌、光滑念珠菌、近平滑念珠菌等,其中白念珠菌是最常见的致病菌。多细胞真菌由菌丝和孢子组成,称丝状真菌或霉菌,多细胞真菌的菌丝和孢子随真菌种类不同而形态不同,是鉴别真菌的重要依据。临床上常见的丝状真菌有曲霉(烟曲霉、黄曲霉、黑曲霉等),毛霉(根霉属、犁头霉菌属、毛霉属和根毛霉属等),多为机会致病菌。

(二)流行病学

真菌在自然界分布广泛,种类繁多。除广泛分布于自然界外,白色念珠菌是人体皮肤、口腔、消化道和阴道的正常菌群。从污染的空气中吸入曲霉的分生孢子是曲霉感染的主要形式。接受造血干细胞移植、恶性血液病、实体瘤化疗,长时间、广谱使用抗菌药物患者是深部真菌病感染的易感人群。

（三）感染类型

深部真菌感染可分为内源性感染和外源性感染两大类。内源性感染是由于人体正常菌群失调或机体的抵抗力下降所导致的真菌感染,如念珠菌引起的各种念珠菌病,曲霉引起侵袭性曲霉病,毛霉菌引起的毛霉病。绝大多数医院内真菌感染都为内源性感染。外源性感染是由于人体接触外界的真菌而感染,如新生隐球菌病。

（四）防控原则

1. 合理使用抗菌药物,减少抗菌药物滥用所致的二重真菌感染,同时针对深部真菌内源性感染的高危人群进行预防性使用抗真菌药物。

2. 医院应做好环境的清洁消毒与房间通风,控制室内真菌的暴露。

3. 在任何医院拆迁、建设和改造之前应评估,采取必要的防护措施,避免对高危人群可能造成的影响。

（陈建森）

思考题

1. 结核病的流行病学特点和防控原则是什么?

2. 呼吸道病毒感染的流行病学特点和防控原则是什么?

推荐阅读

图书

[1] 徐秀华. 临床医院感染学[M]. 2版. 长沙：湖南科学技术出版社，2005.

[2] 李六亿，吴安华，付强. 传承·创新·展望中国医院感染管理卅年（1986—2016）[M]. 北京：北京大学医学出版社，2016.

[3] 杨华明. 现代医院消毒学[M]. 3版. 北京：人民军医出版社，2013.

[4] 王力红，朱仕俊. 医院感染学[M]. 北京：人民卫生出版社，2014.

[5] 任南. 实用医院感染监测方法学[M]. 长沙：湖南科学技术出版社，2012.

[6] 郝少军. 现代医院感染管理与控制[M]. 北京：人民军医出版社，2010.

[7] 宗志勇，尹维佳，乔甫. 医院感染防控手册[M]. 成都：四川大学出版社，2021.

[8] 王羽. 医院感染管理办法释义及适用指南[M]. 北京：中国法制出版社，2006.

期刊

[1] 黄勋，邓子德，倪语星，等. 多重耐药菌医院感染预防与控制中国专家共识[J]. 中国感染控制杂志，2015，14（01）：1-9.

[2] 李六亿，徐艳，贾建侠，等. 医院感染管理的风险评估分析[J]. 中华医院感染学杂志，2016，26（11）：2607-2610.

[3] 任南，文细毛，付陈超，等. 中国医院感染监测工作的发展及变化趋势[J]. 中国感染控制杂志，2016，15（09）：642-647.

[4] 编写专家组. β-内酰胺类抗生素／β-内酰胺酶抑制剂复方制剂临床应用专家共识（2020年版）[J]. 中华医学杂志，2020，100（10）：738-747.

[5] 中华预防医学会医院感染控制分会，中华医学会感染病学分会，中华预防医学会感染性疾病防控分会. 中国丙型病毒性肝炎医院感染防控指南（2021年版）[J]. 中国感染控制杂志，2021，20（06）：487-493.

[6] 中华预防医学会医院感染控制分会. 中国艰难梭菌医院感染预防与控制指南[J]. 中华医院感染学杂志，2018，28（23）：3674-3680.

[7] 中华医学会呼吸病学分会感染学组. 中国成人医院获得性肺炎与呼吸机相关性肺炎诊断和治疗指南（2018年版）[J]. 中华结核和呼吸杂志，2018，41（4）：255-280.

[8] 中华预防医学会医院感染控制分会第四届委员会重点部位感染防控学组. 术后肺炎预防和控制专家共识[J]. 中华临床感染杂志，2018，11（1）：11-20.

[9] KLOMPAS M, BRANSON R, EICHENWALD E C, et al. Strategies to prevent ventilator-associated pneumonia in acute care hospitals：2014 Update[J]. Infect Control Hosp Epidemiol, 2014, 35（8）：915-936.

[10] LEAPER D J, EDMISTON C E. World Health Organization：global guidelines for the prevention of surgical site infection[J]. Journal of Hospital Infection, 2017, 95（2）：135-136.